의료관광 일본어 **통역·번역을 위한 필수 참고서**

메디컬 일본어

김수성·윤연숙 공저
김풍택 감수

어문학사

머리말

최근 우리나라는 국제의료관광시대를 맞이하여 여러 나라 사람들이 치료나 치유를 목적으로 국내 의료기관을 방문하고 있으며 해마다 외국인 환자 수가 급속히 증가하고 있다. 그야말로 세계 무대에서 우리나라 의료서비스의 브랜드 가치를 더욱더 높이기 위해 치열한 경쟁을 하고 있다.

의료관광(Medical Tourism)이란 의료서비스와 휴양, 레저, 문화 활동 등이 결합한 새로운 관광을 말한다. 또한, 의료 대기시간의 단축, 저렴한 의료비용, 다양한 의료행위 및 치료행위에 대한 높은 만족도, 요양기간 동안 쇼핑 및 관광 등의 장점을 기반으로 최근 몇 년간 싱가포르, 인도, 태국, 말레이시아 등의 아시아 국가와 요르단을 비롯한 중동 국가, 벨기에, 폴란드, 스페인 등의 유럽 및 멕시코, 코스타리카, 브라질 등 남미 국가에서 널리 행해지고 있으며, 그 대상국은 미국, 캐나다, 러시아, 중국, 일본, 몽골, 사우디아라비아, 서유럽 국가 등 점차 그 폭이 커지고 있다.

다시 말해서, 의료서비스는 이제 단순히 자국민만을 대상으로 하는 행위가 아니라, 전 세계 모든 국가 및 그 국민을 대상으로 하는 글로벌 비즈니스가 되었다. 그야말로 의료산업은 전 세계인의 건강을 돌보아주고 사회의 안녕과 국가의 존립 기반을 튼튼하게 다져주는 가장 기본적인 기능을 하고 있다. 또한, 한 걸음 더 나아가 생명공학, 의학 및 의공학, 의약품 개발 등 관련 분야 학문의 높은 질적 성장을 견인하고 관광산업과 연계함으로써 국가의 경제적 부 창출에도 이바지하고 있는 것이다.

무엇보다도 글로벌 비즈니스로서 이러한 의료서비스의 경쟁력 강화를 위해서는 유창한 외국어 구사뿐만 아니라 문화적 특수성을 이해하고, 나아가 일반적인 의료 지식을 충분히 갖춘 의료 전문 통역사의 양성이 이루어져야 한다. 단순히 용어 전달만 하는 통역으로는 한계에 부딪히기 쉽고, 의료통역의 오류로 인해 외국인 환자의 정확하고 안전한 의료서비스를 보장하기 어려울 것이다.

따라서 본서는 의료통역에서 가장 기본이 되는 각종 검사 부분을 중심으로 다루면서 외국인 환자나 외국인 환자 가족에게 의학적 상황에 대한 의료진의 설명을 충분히 전달할 수 있도록 알차게 구성하였다. 특히 국제의료관광 분야에 종사하는 의료코디네이터, 의료통역사를 비롯한 의료 관련 시설에서 종사하는 간호사, 간호조무사, 재활치료사, 요양보호사, 그리고 의료통역에 관심이 있는 일반인에게도 좋은 지침서가 되길 기대한다.

끝으로 오랫동안 본서의 공동 집필에 참여해 주신 국제통역·번역사 윤연숙 선생님께 심심한 감사를 드리며, 집필과정 내내 아낌없는 격려와 조언 그리고 감수를 맡아주신 의학전문의 김풍택 박사님 그리고 본서 출판을 기꺼이 허락해 주신 출판사 관계자 여러분께 진심으로 감사의 마음을 전하고 싶다.

2013년 1월 1일
저자 김수성 씀

차례

● 머리말   2

Part 1. 血液検査 혈액검사 · 8

1. 生化学検査 생화학검사   10
2. 血球算定検査 혈구산정검사   121
3. 炎症反応検査 염증반응검사   154
4. 血糖検査 혈당검사   169
5. 甲狀腺機能検査 갑상샘기능검사   190
6. 癌検査 암검사   197

Part 2. X線検査 X선검사 · 206

1. X線検査 X선검사   208
2. CT検査 컴퓨터단층촬영검사   214
3. MRI検査 자기공명영상검사   220
4. PET検査 양전자방사단층촬영검사   228
5. SPECT検査 단일광자단층촬영검사   234

Part 3. 尿検査 요검사 · 240

1. 尿蛋白 요단백   242
2. 尿糖 요당   252
3. 尿潜血反応 요잠혈반응   255
4. 尿ウロビリノーゲン 요우로빌리노겐   257
5. 尿比重 요비중   259

Part 4. 心電図検査 심전도검사 · 264

1. 12誘導心電図検査 12유도심전도검사   266
2. 心室ホルター検査 심실홀터검사   268
3. イベント心電図検査 이벤트심전도검사   269
4. 運動負荷心電図検査 운동부하심전도검사   270

Part 5. 疾患一覽 질환일람 · 278

1. 腦·神經系の疾患 뇌·신경계 질환	280
2. 癌 암	284
3. 腎臟·尿路の疾患 신장·요로 질환	292
4. 目の疾患 눈 질환	296
5. 胃腸·食道の疾患 위장·식도 질환	300
6. 肝臟·膽囊·膵臟の疾患 간장·담낭·췌장 질환	306
7. 心臟·血管の疾患 심장·혈관 질환	310
8. 肺·氣管支の疾患 폐·기관지 질환	319
9. 血液·造血器の疾患 혈액·조혈기 질환	324
10. 骨·關節·筋肉の疾患 뼈·관절·근육 질환	330
11. 耳鼻咽喉の疾患 이비인후 질환	337
12. 皮膚の疾患 피부 질환	341
13. 內分泌系の疾患 내분비계 질환	343
14. 代謝系の疾患 대사계 질환	348

15. 女性特有の疾患 여성 특유 질환 350
16. 膠原病・免疫の疾患 교원병・면역 질환 354
17. 精神の疾患 정신 질환 358
18. その他の疾患 그 밖의 질환 362

● 의료용어집 – 히라가나순(ひらがな順) 364
● 의료관련단위 393
● 색인 394

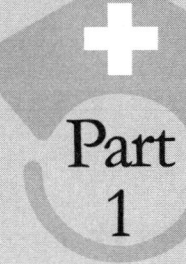

Part 1

血液檢査
혈액검사

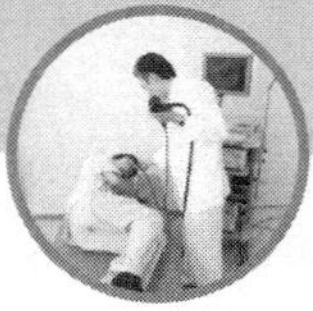

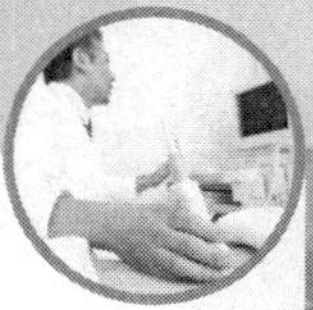

혈액검사란 혈액을 채취하고 채취한 혈액으로 병의 상태 등을 조사하는 임상검사의 하나입니다. 그 종류로는 생화학검사, 혈구산정검사, 염증반응검사, 혈당검사, 갑상샘기능검사, 암검사 등이 있습니다.

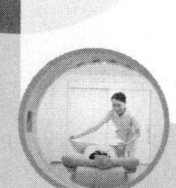
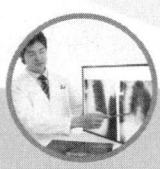

生化学検査 せいかがくけんさ
생화학검사

(1) 総タンパク質 そうたんぱくしつ T.P(total protein) 총단백질

総タンパク質とは、血液中に含まれる様々な種類のタンパク質の総量を示します。主なものとして、アルブミンや免疫グロブリンが含まれています。一般的にこの総タンパク質は肝機能や腎機能の検査における血液検査で用いられます。

총단백질이란 혈액 중에 포함된 여러 종류의 단백질 총량을 나타냅니다. 주성분으로 알부민[1]과 면역글로불린이 포함되어 있습니다. 일반적으로 이 총단백질은 간 기능이나 신장 기능 검사를 위한 혈액검사에서 이용됩니다.

一般的にたんぱく質とは、すべての生物の体を構成する高分子有機物として数多くのアミノ酸 (amino acid) の連結体です。生物の体の構成成分として、または細胞内の各種化学反応の触媒物質として重要です。そしてタンパク質の大部分は肝細胞で合成され

---

[1] 간에서 생성되는 알부민은 혈액 내 삼투압 조절 등을 담당하는 혈청단백질로 저단백증이나 영양부족, 간 기능 저하 환자에게 투여된다.

ます。そのため、肝機能低下時には総タンパク質は低下します。主に、栄養上の状態や全身機能の状態を把握する為の検査や、肝機能や腎機能の病状の把握、脂質異常症の検査などに用いられます。また、タンパク質は生命を維持するに当たって必ず必要な栄養成分です。これを構成しているのは20種類からなるアミノ酸、そのうち9種類は人体で精製できないもので、必須アミノ酸と呼ばれています。

일반적으로 단백질이란 모든 생물의 몸을 구성하는 고분자 유기물로 수많은 아미노산(amino acid)의 결합체입니다. 모든 생물의 몸을 구성하는 성분으로 그리고 세포 내의 각종 화학반응의 촉매물질로서 중요하며, 단백질 대부분은 간세포에서 합성됩니다. 그러므로 간 기능 저하 시 총단백질은 저하됩니다. 주로 영양 상태나 전신 기능 상태를 파악하기 위한 검사나 간 기능과 신장 기능에 대한 병의 상태 파악, 이상지질혈증검사 등에 이용됩니다. 또한, 단백질은 생명을 유지하기 위해 반드시 필요한 영양 성분입니다. 단백질은 20종류의 아미노산으로 구성되어 있으며, 그중 9종류는 인체에서 정제할 수 없는 것으로 필수아미노산[2]이라고 불리고 있습니다.

---

2 * 필수(완전)아미노산: 인체에서 합성되지 않으므로 반드시 음식(식품)으로 섭취해야 한다. 부족할 경우 결핍 증상이 나타난다. 9가지 필수 아미노산은 히스티딘, 이소류신, 류신, 리신, 메티오닌, 페닐알라닌, 트레오닌, 트립토판, 발린이다.
* 불필수아미노산: 인체에서 합성되는 아미노산으로 알라닌, 아르기닌, 아스파라긴, 아스파르트산, 시스테인, 글루탐산, 글루타민, 글리신, 프롤린, 세린, 티로신 등이 있다.

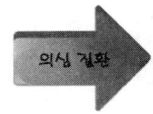 의심 질환

総タンパク質検査で疑われる疾患
총단백질검사에서 의심되는 질환

● TPの数値が過度に低い場合疑われる病気
　TP의 수치가 과도하게 낮은 경우 의심되는 병

- 低タンパク血症 ていたんぱくけっしょう　hypoproteinemia　저단백혈증
- 肝障害 かんしょうがい　liver trouble　간 장애
- 浮腫 ふしゅ　edema　부종
- 栄養不良 えいようふりょう　malnutrition　영양불량
- ネフローゼ症候群 ねふろーぜしょうこうぐん　nephrotic syndrome　네프로시스증후군(신장증후군)

참고 네프로시스증후군(신장증후군)이란?
네프로시스증후군(신장증후군)이란 신장사구체(신장모세혈관구)의 장애로 발병하는 질환이다. 고도의 단백뇨나 저단백혈증을 증상으로 들 수 있다. 만성화되기 쉽고 증상 또한 호전과 악화를 거듭한다.

● TPの数値が過度に高い場合疑われる病気
　TP의 수치가 과도하게 높은 경우 의심되는 병

- 高タンパク血症 こうたんぱくけっしょう　hyperproteinemia　고단백혈증
- 悪性腫瘍 あくせいしゅよう　malignant tumor　악성종양
- 多発生骨髄腫 たはつせいこつずいしゅ　multiple myeloma　다발성골수종

- 肝硬変　かんこうへん　liver cirrhosis　간경변증
- 慢性肝炎　まんせいかんえん　chronic hepatitis　만성간염
- 脱水症　だっすいしょう　dehydration　탈수증

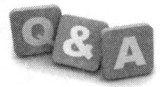

Q : 総蛋白とはどういうことですか。
총단백질이란 어떤 것입니까?

A : 総蛋白とは栄養状態を維持するアルブミンと免疫防御に働くグロブリンを合わせた物質のことです。
총단백질이란 영양 상태를 유지하는 알부민과 면역 방어 기능을 하는 글로불린을 합친 물질을 말합니다.

Q : 健康診断で総蛋白検査を受ける際、どれくらいの採血が行われますか。
건강진단에서 총단백질검사를 받을 때 어느 정도 채혈합니까?

A : 健康診断で総蛋白を測る場合、注射器で血液を採取します。血液は血清蛋白以外にも、血球検査、肝機能、血中脂質など、合計30項目以上の検査で使われるため注射器2本分以上の血液が必要となります。
건강진단에서 총단백질을 측정할 때는 주사기로 혈액을 채취함

니다. 혈액은 혈청단백질 이외에도 혈구검사, 간 기능, 혈중 지질 등 합계 30항목 이상의 검사에서 사용되므로 주사기 두 개분 이상의 혈액이 필요합니다.

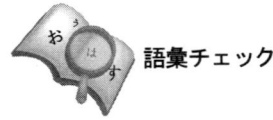 語彙チェック

- 血液検査　けつえきけんさ　혈액검사
- 採取　さいしゅ　채취
- 病状　びょうじょう　병의 상태
- 臨床検査　りんしょうけんさ　임상검사
- 種類　しゅるい　종류
- 生化学検査　せいかがくけんさ　생화학검사
- 血球算定検査　けっきゅうさんていけんさ　혈구산정검사
- 炎症反応検査　えんしょうはんのうけんさ　염증반응검사
- 血糖検査　けっとうけんさ　혈당검사
- 甲状腺機能検査　こうじょうせんきのうけんさ　갑상샘기능검사
- 癌検査　がんけんさ　암검사
- 肝臓　かんぞう　간장
- 胆嚢　たんのう　담낭
- 脾臓　ひぞう　비장
- 総タンパク質　そうたんぱくしつ　총단백질
- 総量　そうりょう　총량

- アルブミン　あるぶみん　알부민
- 免疫グロブリン　めんえきぐろぶりん　면역글로불린
- 肝機能　かんきのう　간 기능
- 腎機能　じんきのう　신장 기능
- 生物　せいぶつ　생물
- 高分子有機物　こうぶんしゆうきぶつ　고분자유기물
- アミノ酸　あみのさん　아미노산
- 連結体　れんけつたい　연결체, 결합체
- 成分　せいぶん　성분
- 細胞内　さいぼうない　세포 내
- 化学反応　かがくはんのう　화학반응
- 触媒物質　しょくばいぶっしつ　촉매물질
- 肝細胞　かんさいぼう　간세포
- 合成　ごうせい　합성
- 低下　ていか　저하
- 栄養　えいよう　영양
- 状態　じょうたい　상태
- 全身機能　ぜんしんきのう　전신 기능
- 把握　はあく　파악
- 脂質異常症　ししついじょうしょう　이상지질혈증
- 生命　せいめい　생명
- 維持　いじ　유지
- 必要　ひつよう　필요
- 栄養成分　えいようせいぶん　영양성분

- 人体　じんたい　인체
- 精製　せいせい　정제
- 必須　ひっす　필수
- 異常　いじょう　이상
- 原因　げんいん　원인
- 過少　かしょう　과소
- 過大　かだい　과대
- ネフローゼ症候群　ねふろーぜしょうこうぐん　네프로시스 증후군(신장증후군)
- 腎糸球体　じんしきゅうたい　신장사구체
- 障害　しょうがい　장애
- 発症する　はっしょうする　발병하다. 병의 증세가 나타나다
- 蛋白尿　たんぱくにょう　단백뇨
- 低蛋白血症　ていたんぱくけっしょう　저단백혈증
- 慢性化　まんせいか　만성화
- 程度　ていど　정도

(2) アルブミン あるぶみん Alb(albumin) 알부민[3]

アルブミンとは、単純タンパク質の一種で、血液に含まれているアルブミンは「血清アルブミン」とも呼ばれます。血液中の総タンパクの内50%程度はこの血清アルブミンが占めており、血液の浸透圧調整や体外物質の保持・運搬機能を担っています。

알부민이란 단순 단백질의 일종으로 혈액에 포함되어 있는 알부민은 '혈청알부민(serum albumin)'이라고도 합니다. 혈액 속 총단백질의 50% 정도는 이 혈청알부민이 차지하며, 혈액의 삼투압 조정이나 체외물질의 유지·운반 기능을 담당합니다.

アルブミンは肝臓で生合成されることから、臨床検査においては肝機能の状態を診断するための数値として血液検査で検査される項目です。アルブミンの濃度が低下している場合、肝臓障害や栄養失調などを疑うことができます。また、アルブミンと同様に血液中のタンパク質の内多くを占めるグロブリン濃度との比である、「アルブミン/グロブリン比 (A/G比)」についても重要な肝機能検査の項目とされています。

알부민은 간장에서 생합성 되며 임상검사에서는 간 기능 상태를 진단하기 위한 수치로 혈액검사에서 검사하는 항목입니다. 알부민의 농도가 저하될 경우 간 장애나 영양실조 등을 의심할 수 있습니다. 또한, 알부민과 마찬가지로 혈중 단백질에서 다수를 차지하는 글로

---

[3] 생체세포(生體細胞)나 체액 중에 널리 분포되어 있는 단순 단백질로 글로불린과 함께 세포의 기초물질을 구성하며, 동·식물의 조직 속에 널리 존재한다. 동물성 알부민에는 달걀의 오브알부민, 혈청알부민, 젖의 락토알부민, 간 및 근육 속의 알부민(미오겐) 등이 있으며, 식물성 알부민에는 루코신(보리씨)·레구멜린(완두콩)·리신(피마자씨) 등이 있다. (출처 : 두산백과)

불린(globulin) 농도와의 비율인 '알부민/글로불린비(A/G비)'도 중요한 간 기능검사의 항목입니다.

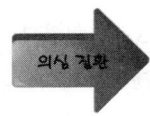 A/G比の異常により疑われる病気
알부민/글로불린비 이상에 의해 의심되는 질환

● アルブミン減少による場合
알부민 감소에 의한 경우

① 栄養不足性　えいようぶそくせい　malnutrition　영양부족성
  • 栄養摂取不足　えいようせっしゅぶそく　undernutrition　영양섭취부족
  • 腸吸収不良症候群　ちょうきゅうしゅうふりょうしょうこうぐん　malabsorption syndrome　장흡수불량증후군

② 肝障害性　かんしょうがいせい　hepatopathic　간 장애성
  • 急性肝炎　きゅうせいかんえん　acute hepatitis　급성간염
  • 肝硬変　かんこうへん　liver cirrhosis(LC)　간경변증

③ 蛋白漏出性　たんぱくろうしゅっせい　단백질누출성
  • ネフローゼ症候群　ねぷろーぜしょうこうぐん　nephrotic syndrome　네프로시스증후군(신장증후군)
  • 蛋白漏出性胃腸症　たんぱくろうしゅっせいいちょうしょう　protein-losing gastroenteropathy　단백질누출성위장병

④ 代謝亢進性 たいしゃこうしんせい hypermetabolism 대사항진성
- 甲状腺機能亢進症 こうじょうせんきのうこうしんしょう hyperthyroidism 갑상샘기능항진증

● グロブリンの上昇による場合
글로불린 상승에 의한 경우

① 多クローン性 たくろーんせい 다클론성
- 自己免疫疾患 じこめんえきしっかん autoimmune disease 자가면역 질환
- 慢性炎症性疾患 まんせいえんしょうせいしっかん anemia of chronic disease 만성염증성 질환
- 肝硬変 かんこうへん liver cirrhosis(LC) 간경변증
- 悪性腫瘍 あくせいしゅよう malignant tumor 악성종양
- 感染症 かんせんしょう infection symptoms 감염증

② 単クローン性 たんくろーんせい 단클론성
- 多発性骨髄腫 たはつせいこつずいしゅ multiple myeloma 다발성골수종
- マクログロブリン血症 まくろぐろぶりんけっしょう macro globulin 매크로글로불린혈증
- 低アルブミン症 ていあるぶみんしょう hypoalbuminosis 저알부민증
- 肝機能障害 かんきのうしょうがい liver dysfunction 간 기능 장애

- 栄養失調 えいようしっちょう malnutrition 영양실조
- ネフローゼ症候群 ねふろーぜしょうこうぐん nephrotic syndrome 네프로시스증후군(신장증후군)⁴

참고 클론(clone)이란 무엇일까?

개체, 세포, 유전자를 가리키는 용어로 사용되고 있지만, 어느 경우나 동일한 한 개에서 기원하여 복사된 것과 같은 균일한 생물적 집단을 의미한다.

한 개의 클론에서 유래되면 단클론성, 여러 개의 클론에서 유래하는 것은 다클론성이라 한다. 클론성을 증명하는 방법으로는 '염색체 분석(染色体分析, chromosome analysis)', 여러 가지 유전자를 각각 포함하는 DNA 단편 중 어느 쪽의 단편에 특정한 유전자가 포함되어 있는가를 알아내는 '서던흡입법(サザンブロッティング, southern blotting)', DNA 중합효소를 이용하여 DNA의 양을 증폭시키는 기술인 'PCR법(polymerase chain reaction)' 등이 있다.

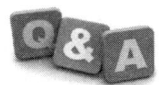

Q: アルブミンの健康診断結果で低い値の場合何が分かりますか。
건강 진단 결과에서 알부민의 수치가 낮을 때 무엇을 알 수 있습니까?

---

4 신뇨세관(腎尿細管)의 변성(變性)에 의해 온몸이 붓고 단백뇨가 심하며 소변의 양이 매우 적어지는 신장병을 말한다.

A : アルブミンの健康診断結果で低い値の場合、低タンパク血症、ネフローゼ、肝硬変、肝障害、慢性炎症などを疑うことができます。
건강 진단 결과에서 알부민 수치가 낮으면 저단백혈증, 네프로시스, 간경변증, 간 장애, 만성염증 등을 의심할 수가 있습니다.

Q : アルブミンの主な役割は何ですか。
알부민의 주된 역할은 무엇입니까?

A : アルブミンは、主にいろいろな物質の運搬と血中の膠質浸透圧の維持という目的がほとんどである。
알부민은 주로 여러 물질의 운반과 혈중 교질삼투압[5]을 유지하는 역할이 대부분입니다.

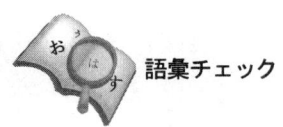 語彙チェック

□ 単純　たんじゅん　단순
□ 血清　けっせい　혈청
□ 程度　ていど　정도
□ 占める　しめる　차지하다

---

[5] 단백질에 의한 삼투압. 단백질은 분자량이 크기 때문에 상대적으로 삼투압은 작고 혈장교질삼투압은 전삼투압의 0.5%에 지나지 않는다. 그러나 이것이 모세혈관 내에 수분을 보유하는 데에 중요한 역할을 하고 있어 혈장단백질 농도가 저하되면 부종을 일으키기 쉽다. (출처 : 네이버지식백과, 영양학사전, 채범석, 김을상, 1998. 3. 15)

- 浸透圧　しんとうあつ　침투압, 삼투압
- 調整　ちょうせい　조정
- 体外物質　たいがいぶっしつ　체외물질
- 保持　ほじ　보유, 유지
- 運搬　うんぱん　운반
- 生合成　なまごうせい　생합성
- 臨床検査　りんしょうけんさ　임상검사
- 状態　じょうたい　상태
- 診断　しんだん　진단
- 数値　すうち　수치
- 濃度　のうど　농도
- 低下　ていか　저하
- 肝臓障害　かんぞうしょうがい　간 장애
- 栄養失調　えいようしっちょう　영양실조
- 重要　じゅうよう　중요
- 肝機能　かんきのう　간 기능
- 項目　こうもく　항목
- 栄養不足性　えいようぶそくせい　영양부족성
- 栄養摂取不足　えいようせっしゅぶそく　영양섭취부족
- 腸吸収不良症候群　ちょうきゅうしゅうふりょうしょうこうぐん　장흡수불량증후군
- 急性肝炎　きゅうせいかんえん　급성간염
- 蛋白漏出性　たんぱくろうしゅっせい　단백질누출성
- ネフローゼ症候群　ねぷろーぜしょうこうぐん　네프로시스 증후군(신장증후군)

- 蛋白漏出性胃腸症　たんぱくろうしゅっせいいちょうしょう　단백질누출성위장병
- 代謝亢進性　たいしゃこうしんせい　대사항진성
- 甲状腺機能亢進症　こうじょうせんきのうこうしんしょう　갑상샘기능항진증
- 上昇　じょうしょう　상승
- 自己免疫疾患　じこめんえきしっかん　자가면역 질환
- 慢性炎症性疾患　まんせいえんしょうせいしっかん　만성염증성 질환
- 肝硬変　かんこうへん　간경변증
- 悪性腫瘍　あくせいしゅよう　악성종양
- 感染症　かんせんしょう　감염증
- 多発性骨髄腫　たはつせいこつずいしゅ　다발성골수종
- マクログロブリン血症　まくろぐろぶりんけつしょう　매크로글로불린혈증
- 低アルブミン症　ていあるぶみんしょう　저알부민증
- 肝機能障害　かんきのうしょうがい　간 기능 장애
- 栄養失調　えいようしっちょう　영양실조
- 増減　ぞうげん　증감
- 把握　はあく　파악
- 生体　せいたい　생체
- 有無　うむ　유무
- 推測　すいそく　추측

(3) コリンエステラーゼ　こりんえすてらーぜ　ChE(choline esterase)
콜린에스테라아제[6]

コリンエステラーゼとは、肝臓や血清中に存在し、コリンエステル類を分解する酵素です。血液検査で検査する場合、「ChE」と表示されることが多いです。主に肝機能を診断する検査で利用されます。

콜린에스테라아제란 간장이나 혈청 안에 존재하고, 콜린에스테르(choline ester)류를 분해하는 효소입니다. 혈액검사를 할 경우 'ChE'로 표시되는 경우가 많으며, 주로 간 기능을 진단하는 데 이용됩니다.

人間にはアセチルコリンを分解する「アセチルコリンエステラーゼ」と「コリンエステル」などの様々なエステルを分解する「コリンエステラーゼ」が存在します。コリンエステラーゼは肝臓や脾臓に多く存在し、血液検査では、後者のコリンエステラーゼを検査します。

인간에게는 아세틸콜린(acetylcholine)을 분해하는 '아세틸콜린(acetylcholine)에스테라아제'와 '콜린에스테르(choline ester)' 등 다양한 에스테르(ester)를 분해하는 '콜린에스테라아제'가 존재합니다. 콜린에스테라아제는 간장이나 비장에 많이 존재하고, 혈액검사에서는 후자인 콜린에스테라아제를 검사합니다.

---

[6] 콜린에스테르를 가수분해하는 효소와 기질에 대한 특이성으로 콜린에스테라아제 I과 II로 분류된다. 콜린에스테라아제I은 적혈구·신경조직·흉선 외에 전기 가오리의 전기기관, 오징어의 간 등에 존재하며, 콜린에스테라아제 II는 혈청·이자, 그 밖의 조직에서도 발견된다.

血清中に存在するコリンエステラーゼの大部分は肝臓で作られていますので、肝機能を反映する物質として臨床検査で利用されます。コリンエステラーゼの値が高い場合には「ネフローゼ症候群」「脂肪肝」、低い場合には「肝硬変」「肝炎」「肝臓癌」などが疑われます。

혈청 안에 존재하는 콜린에스테라아제의 대부분은 간장에서 만들어지므로 간 기능을 반영하는 물질로 임상검사에 이용됩니다. 콜린에스테라아제의 수치가 높으면 '네프로시스증후군(신장증후군, nephrotic syndrome)', '지방간', 낮으면 '간경변증', '간염', '간암' 등을 의심할 수 있습니다.

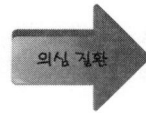

コリンエステラーゼの異常で疑われる疾患
콜린에스테라아제 이상으로 의심되는 질환

- ネフローゼ症候群　ねふろーぜしょうこうぐん　nephrotic syndrome　네프로시스증후군(신장증후군)
- 脂質異常症　ししついじょうしょう　hyperlipidemia　이상지질혈증
- 低タンパク血症　ていたんぱくけっしょう　hypoproteinemia　저단백혈증
- 浮腫　ふしゅ　edema　부종
- 脂肪肝　しぼうかん　fatty liver　지방간
- 肝硬変　かんこうへん　liver cirrhosis (LC)　간경변
- 肝炎　かんえん　hepatitis　간염
- 肝臓癌　かんぞうがん　liver cancer　간암

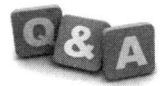

Q : コリンエステラーゼ (ChE) を検査すれば何がわかるのですか？
콜린에스테라아제를 조사하면 무엇을 알 수 있습니까?

A : 脂肪肝やネフローゼ症候群、甲状腺機能亢進症、糖尿病、原発性肝癌などの場合は数値が上昇しますので、これらの病気を調べる際に有用です。
지방간과 네프로시스증후군(신장증후군), 갑상샘기능항진증, 당뇨병, 원발성간암 등의 경우는 수치가 상승하므로 이러한 병을 조사할 때 유용합니다.

Q : コリンエステラーゼが肝機能の臨床検査で利用される理由は何ですか。
콜린에스테라아제가 간 기능 임상검사에 이용되는 이유는 무엇입니까?

A : 血清中に存在するコリンエステラーゼの大部分は肝臓で作られているからです。
혈청 안에 존재하는 콜린에스테라아제의 대부분이 간장에서 만들어지고 있기 때문입니다.

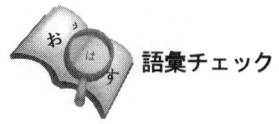 **語彙チェック**

- コリンエステラーゼ　こりんえすてらーぜ　콜린에스테라아제
- 酵素　こうそ　효소
- 診断　しんだん　진단
- アセチルコリン　あせちるこりん　아세틸콜린
- アセチルコリンエステラーゼ　あせちるこりんえすてらーぜ
  아세틸콜린에스테라아제
- コリンエステル　こりんえすてる　콜린에스테르

(4) 乳酸脱水素酵素　にゅうさんだっすいそこうそ　LDH(lactate dehydrogenase) 유산탈수소효소[7]

乳酸脱水素酵素とは、乳酸をピルビン酸に酸化したり、逆にピルビン酸を乳酸に還元する際の、化学反応触媒となる酵素です。生理学上「LDH」と略される場合が多いです。

유산탈수소효소란 유산을 피루브산으로 산화하거나, 반대로 피루브산을 유산으로 환원할 때 화학반응의 촉매제 역할을 하는 효소입니다. 생리학상 'LDH'로 줄여서 사용하는 경우가 많습니다.

---

[7] LDH는 lactate dehydronase라는 당 분해 과정의 마지막 단계에 작용하는 효소의 이름이다. 이 LDH는 간, 근육, 골격, 뇌, 신장, 적혈구, 심장 등에 많이 분포하는 효소이므로 이러한 장기에 염증이 있을 때에는 LDH가 올라갈 수 있다.

乳酸脱水素酵素は逸脱酵素として、臨床検査(血液検査)では重要な検査項目の一つで、主に肝臓障害を把握する為の検査の一つとされます。ただし、心筋梗塞や溶血、感染症などでも乳酸脱水素酵素の上昇が見られるため、一概に乳酸脱水素酵素の値が正常値から外れているといってもすぐに肝臓障害と診断できるわけではないです。また、他の血液検査の診断項目であるASTやALTが正常で、乳酸脱水素酵素のみが上昇している場合は悪性腫瘍の可能性も診断できます。

유산탈수소효소는 일탈효소로서 임상검사(혈액검사)에서는 중요한 검사 항목의 하나로 주로 간 장애를 파악하기 위한 검사의 하나입니다. 단, 심근경색이나 용혈, 감염에 의해서도 유산탈수소효소가 상승할 수 있기 때문에 유산탈수소효소의 값이 정상값에서 벗어났다고 해도 바로 간 장애로 진단할 수는 없습니다. 또한, 다른 혈액 검사의 진단 항목인 AST(aspartate aminotransferase)나 ALT(GOT, glutamic oxalacetic transaminase)가 정상이고, 유산탈수소효소만이 상승할 경우는 악성종양으로 진단할 수도 있습니다.

乳酸脱水素酵素の異常の異常で疑われる疾患
유산탈수소효소 이상으로 의심되는 질환

- 肝臓機能障害 かんぞうきのうしょうがい liver dysfunction 간 기능 장애[8]

---

[8] 간장이 어떠한 장애에 의해 정상적으로 기능하지 않게 되는 것을 말한다. 혈액 중의 GOT, GPT, γ-GTP, LDH, 콜린에스테라아제 등의 값으로 장애 정도를 판단한다. 가벼운 간 기능 장애는 자각 증상이 없는 경우가 많지만, 악화되면 식욕부진·전신 권태감·황달 등의 증상이 나타난다. 내버려두면 간염·간·간암 등으로 진행될 우려가 있다.

- 悪性腫瘍 あくせいしゅよう　malignant tumor　악성종양

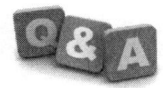

Q : LDH (乳酸脱水素酵素) の検査で何が分かりますか。
　　 LDH(유산탈수효소)검사로 무엇을 알 수 있습니까?

A : 肝臓、心筋 (心臓の筋肉)、骨格筋などの障害を推測できますし、血清LDH活性とアイソザイム分析結果から障害された臓器と障害の程度を推測できます。
　　 간장, 심근(심장 근육), 골격근 등의 장애를 추측할 수 있고, 혈청 LDH 활성과 아이소자임(Isozyme) 분석결과로 장애가 있는 장기와 장애의 정도를 추측할 수 있습니다.

Q : どのような時に検査が行われますか。
　　 어떠한 때에 검사합니까?

A : 肝障害、心疾患、溶血性疾患などが疑われるときです。
　　 간 장애, 심장 질환, 용혈 질환 등이 의심될 때입니다.

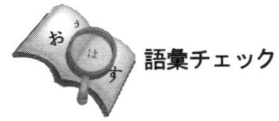 語彙チェック

- 乳酸脱水素酵素　にゅうさんだっすいそこうそ　유산탈수소효소
- ピルビン酸　ぴるびんさん　피루브산
- 酸化　さんか　산화
- 還元　かんげん　환원
- 化学反応　かがくはんのう　화학반응
- 触媒　しょくばい　촉매
- 逸脱酵素　いつだつこうそ　일탈효소
- 肝臓障害　かんぞうしょうがい　간 장애
- 把握　はあく　파악
- 心筋梗塞　しんきんこうそく　심근경색
- 溶血　ようけつ　용혈
- 感染症　かんせんしょう　감염증
- 上昇　じょうしょう　상승
- 正常値　せいじょうち　정상치

(5) AST(aspartate aminotransferase) 아스파라긴산 아미노기 전이효소 / GOT(glutamic oxalacetic transaminase) 글루탐산옥살아세트산 아미노기 전환효소

アスパラギン酸アミノ基転移酵素とは、グルタミン酸とアスパラギン酸をオキサロ酢酸とαケトグルタル酸に相互変換する酵素です。ASTやGOTとも呼ばれます。

아스파라긴산 아미노기 전이효소(aminotransferase)란 글루탐산 (glutamicacid)과 아스파라긴산을 옥살로초산(oxaloacetic acid)과 α케토글루타르산(alpha-ketoglutarate dehydrogenase)으로 상호 변환하는 효소입니다. AST나 GOT라고도 불립니다.

AST (GOT) : アスパラギン酸アミノ基転移酵素は人間の体の中では赤血球や心筋などに分布しており、これらの細胞が破壊された場合に血液中に流入します。そのため、血液検査を通じて肝臓機能障害の程度を知ることができます。肝炎・肝脂肪・肝硬変などの肝臓障害では、「AST」や「ALT」の上昇が特徴として見られます。

AST(GOT): 아스파라긴산 아미노기 전이효소는 인간의 몸속에서는 적혈구나 심근 등에 분포되어 있고 이 세포가 파괴되었을 경우에 혈액으로 유입됩니다. 이 때문에 혈액검사를 통해서 간장 기능 장애의 정도를 알 수 있습니다. 간염·간지방·간경변증 등의 간 장애에서는 특징적으로 'AST'나 'ALT'가 상승합니다.

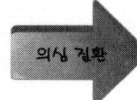

アスパラギン酸アミノ基転移酵素の異常で疑われる疾患
아스파라긴산 아미노기 전이효소 이상으로 의심되는 질환

- 肝臓機能障害 かんぞうきのうしょうがい liver dysfunction 간 기능 장애
- 急性心筋梗塞 きゅうせいしんきんこうそく acute myocardial infarction(AMI) 급성심근경색

- 筋炎　きんえん　myositis　근염
- 筋ジストロフィー　きんじすとろふぃー muscular dystrophy　근육 퇴행위축

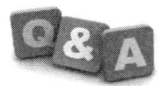

Q: アスパラギン酸アミノ基転移酵素の検査により何が分かりますか。
아스파라긴산 아미노기 전이효소(aminotransferase)검사로 무엇을 알 수 있습니까?

A: 肝臓、心筋（心臓の筋肉）、骨格筋などの障害を推測できます。
간장, 심근(심장 근육), 골격근 등의 장애를 측정할 수 있습니다.

Q: 主にどのようなときに検査をしますか。
주로 어떠한 때에 검사를 합니까?

A: 普通肝疾患、心疾患（特に心筋梗塞）、骨格筋疾患などが疑われるときとか、肝機能評価として行われます。
보통 간 질환, 심장 질환(특히 심근경색), 골격근 질환 등이 의심될 때 간 기능 평가로 시행됩니다.

Q: 検査を受けるとき注意事項はありますか。
검사를 받을 때의 주의사항이 있습니까?

A：運動により上昇するため、検査前の激しい運動は避けてください。少し早めに病院に行き、気持ちを落ち着かせてから検査を受けるようにしましょう。また、飲酒によっても上昇しますので、検査の前日には飲酒をお控えください。

운동을 하면 상승하므로 검사 전 과격한 운동은 피해주십시오. 조금 일찍 병원에 가서 안정을 취하신 다음 검사를 받도록 하십시오. 또한, 음주 시에도 상승하므로 검사 하루 전날에는 음주를 피하십시오.

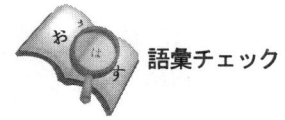 語彙チェック

- アスパラギン酸　あすぱらぎんさん　아스파라긴산
- アミノ基転移酵素　あみのきてんいこうそ　아미노기 전이효소
- グルタミン酸　ぐるたみんさん　글루탐산
- オキサロ酢酸　おきさろさくさん　옥살로초산
- αケトグルタル酸　あるふぁけとぐるたるさん　α케토글루타루산
- 赤血球　せっけっきゅう　적혈구
- 心筋　しんきん　심근
- 細胞　さいぼう　세포
- 破壊　はかい　파괴
- 流入　りゅうにゅう　유입
- 肝炎　かんえん　간염

□ 肝脂肪　かんしぼう　간지방
□ 肝硬変　かんこうへん　간경변증

(6) ALT(alanine aminotransferase, GPT) 알라닌 아미노기 전이효소

ALT (GPT) とは、アミノ酸の変換酵素のことで、人体のほとんどの組織に含まれていますが、なかでも肝臓 (肝細胞の細胞質中) に圧倒的に多い酵素です。通常、その血中濃度は低いレベルで安定していますが、何らかの原因で、ひとたび肝臓の細胞が破壊されると、血液中に出てきて、血液検査におけるGPTの値が異常な高値になります。そのため、肝機能障害の指標として利用されます。ASTと一緒に検査される場合がほとんどです。ところが、数値が高いほど、肝臓疾患が重いことを示します。ただし、肝臓癌、肝硬変などが進行している場合は数値があまり上昇しないこともあるので注意が必要です。

ALT(GPT)란 아미노산의 변환효소로서 인체 대부분의 조직에 포함되어 있으며, 그중에서도 간장(간세포의 세포질 속)에 압도적으로 많은 효소입니다. 보통 혈중농도는 옅은 수준에서 안정됩니다만, 어떠한 원인으로 일단 간장 세포가 파괴되면 혈액으로 흘러나와 혈액검사에서 GPT 수치가 비정상적으로 높아집니다. 이 때문에 간 기능 장애의 지표로써 이용되며 AST와 함께 검사하는 경우가 대부분입니다. 그리고 수치가 높을수록 간 질환은 심각하며 간암, 간경변증 등이 진행되고 있으면 수치가 그다지 상승하지 않는 경우도 있으므로 주의해야 합니다.

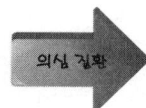 アラニンアミノ基転移酵素の異常で疑われる疾患
알라닌 아미노기 전이효소 이상으로 의심되는 질환

- 肝臓機能障害 かんぞうきのうしょうがい liver dysfunction 간 기능 장애

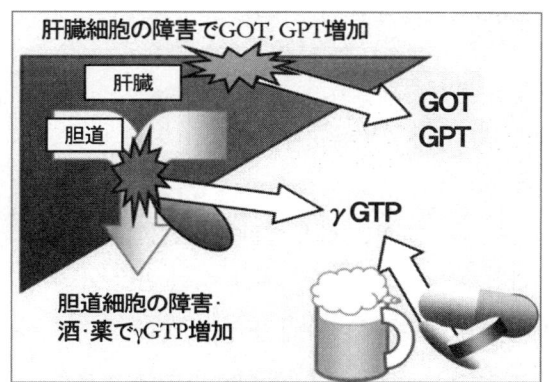

간 기능 장애에 따른 GOT, GPT, γ − GPT의 증가
〈출처〉http://minami-iin.webmedipr.jp

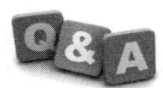

Q : AST (GOT)、ALT (GPT)、γ - GTPとは、いずれも蛋白質を構成するアミノ酸を作る酵素の略称であるが、それぞれはどこの臓器に多く含まれているでしょうか。
AST(GOT), ALT(GTP), γ-GTP란 모두 단백질을 구성하는 아미노산을 만드는 효소의 준말인데 각각 어느 장기에 많이 포함되어 있습니까?

A : ASTは心筋、肝臓、骨格筋、腎臓に、ALTは肝臓、腎臓に、そしてγ-GTPは腎臓、膵臓、肝臓などに多く含まれています。
AST는 심근, 간장, 골격근, 신장에, ALT는 심장, 신장에, 그리고 γ-GTP는 신장, 췌장, 간장 등에 많이 포함되어 있습니다.

Q : AST検査を受ける際に注意すべきことは何でしょうか。
AST검사를 받을 때에 주의해야할 것은 무엇입니까?

A : 運動により上昇するため、検査前には激しい運動を避けてください。少し早めに病院に行き、気持ちを落ち着かせてから検査を受けるようにした方がいいでしょう。また、飲酒によっても上昇しますので、前日の飲酒はお控えください。
운동을 하면 상승하므로 검사 전에 심한 운동은 피해 주십시오. 조금 일찍 병원에 가서 마음의 안정을 취한 후 검사를 받으시는 것이 좋겠습니다. 또한, 음주에 의해서도 상승하므로 검사 전날 음주는 피해 주십시오.

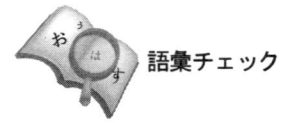 語彙チェック

- アミノ酸　あみのさん　아미노산
- 変換酵素　へんかんこうそ　변환효소
- 組織　そしき　조직
- 肝細胞　かんさいぼう　간세포

- 圧倒的　あっとうてき　압도적
- 血中濃度　けっちゅうのうど　혈중농도
- 異常　いじょう　이상
- 高値　たかね　높은 수치
- 指標　しひょう　지표
- 肝臓疾患　かんぞうしっかん　간 질환

(7) γ-GTP(γ-glutamyl transpeptidase) 감마글루타밀트랜스펩티다아제[9]

γ-GTP(ガンマ・グルタミルトランスペプチダーゼ)とは、グルタチオンなどのγ-グルタミルペプチドを加水分解し、他のペプチドやアミノ酸などにγ-グルタミル基を移転することを触媒する酵素です。主に胆汁の流れに障害が生じると増加し、アルコールの多量摂取でも増加します。

γ-GTP(γ-gultamyltranspeptidase 감마글루타밀트랜스펩티다아제)란 글루타싸이온(glutathione) 등의 γ-글루타밀기를 가수분해하고, 다른 펩타이드나 아미노산 등에 γ-글루타밀기를 전이하는 촉매 효소입니다. 주로 담즙 흐름에 장애가 생기면 증가하고 알코올의 다량 섭취로도 증가합니다.

---

[9] γ-GTP는 γ-글루타밀펩타이드를 가수분해(加水分解)하여, γ-글루타밀기(基)를 다른 펩타이드나 아미노산으로 전이(轉移)시키는 효소로 신장에 많이 분포되어 있으며 췌장, 간, 비장, 소장, 뇌가 그 뒤를 잇는다. 1960년대에 Orlowski 등이 간·담도 질환(肝·膽道疾患)에서 이 효소가 상승하는 것을 보고하였다.

γ-GTP（ガンマGTP）は、特に、アルコール性脂肪肝を診断する重要項目の一つです。基準値上限として68を挙げていますが、100以下の数値であれば、飲酒を1週間程度止めれば自然とγ-GTPの数値は下がります。ただし、γ-GTPの値が100以上になるような場合、脂肪肝が進行している可能性があります。また、200や300を超えるような場合、アルコールによる肝臓障害だけでなく、胆石などにより胆道が詰まっている可能性がありますので、医師の診断を受けることを勧めます。

γ-GTP(감마 GTP)는 특히, 알코올성지방간을 진단하는 중요 항목의 하나입니다. 기준값 상한을 68로 정하고 있지만 그 수치가 100 이하일 경우는 1주일 정도 금주함으로써 자연히 γ-GTP 수치는 떨어집니다. 단, γ-GTP의 값이 100 이상이 될 경우, 지방간이 진행되고 있을 가능성이 있습니다. 또한, 200이나 300을 넘을 경우, 알코올에 의한 간 장애뿐만 아니라, 담석 등에 의해 담도가 막혀 있을 가능성이 있으므로 의사의 진단이 필요합니다.

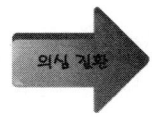

γ-GTPの異常で疑われる疾患
감마글루타밀트랜스펩티다아제 이상으로 의심되는 질환

- 肝臓機能障害　かんぞうきのうしょうがい　liver dysfunction　간 기능 장애
- 胆嚢障害　たんのうしょうがい　gallbladder disorder　담낭 장애

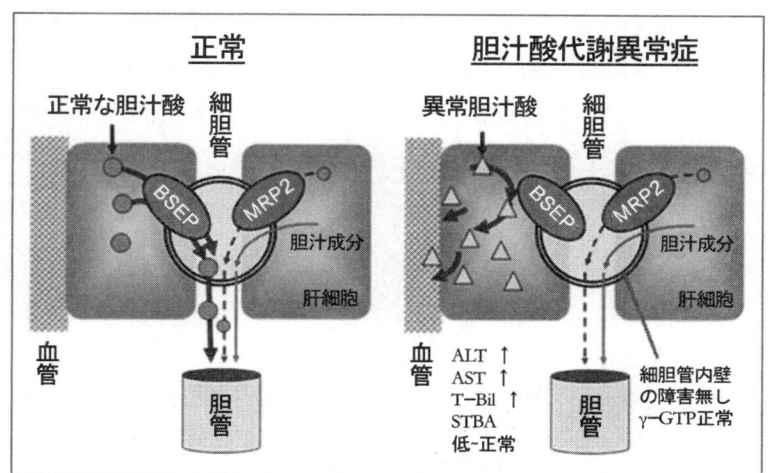

정상적인 담즙분비와 담즙산대사이상증의 담즙분비
〈출처〉http://www8.ocn.ne.jp/~bile-res/index.html

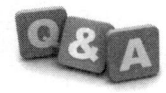

Q: 健康診断ではγ-GTPを測ることがありますが、どのような方法で測定しますか。
건강진단에서 γ-GTP를 측정하는 경우가 있습니다만, 어떤 방법으로 측정합니까?

A: 健康診断でγ-GTPを測る場合、GPT (ALT) と同様に血液検査から測定します。
건강진단에서 γ-GTP를 측정할 때 GPT(ALT)와 마찬가지로 혈액검사를 통해 측정합니다.

Q : γ-GTPがタンパク質の分解酵素ということは聞いてわかりま
すが、主に何を診断するときこの検査が行われますか。
γ-GTP가 단백질 분해효소라는 것은 들어서 알고 있습니다만, 주
로 무엇을 진단할 때 이 검사를 시행합니까?

A : 主にアルコール性脂肪肝を診断する重要項目の一つですが、
胆汁の流れに障害が生じるとその数値が増加し、アルコール
の多量摂取でも増加することがあります。
주로 알코올성지방간을 진단하는 중요 항목의 하나인데, 담즙
흐름에 장애가 생기면 그 수치가 증가하고 알코올의 다량섭취로
도 증가할 수 있습니다.

Q : 他の肝機能の検査では異常がなく、γ-GTPだけが基準値を上
回っている場合は何が原因となっているのでしょうか。
다른 간 기능검사에서는 이상이 없고 γ-GTP만 기준치를 웃돌 경
우에는 무엇이 원인입니까?

A : アルコールの飲み過ぎが考えられますね。なぜかと言います
と、γ-GTPはアルコールの分解に反応する酵素ですので、大幅
に上がるからです。
알코올 섭취 과다라고 생각됩니다. 왜냐하면, γ-GTP는 알코올
분해에 반응하는 효소이므로 알코올 섭취량에 따라 대폭 오르기
때문입니다.

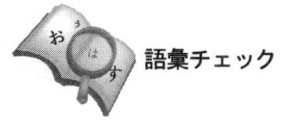 **語彙チェック**

- γ-GTP 감마글루타밀트랜스펩티다아제
- グルタチオン　ぐるたちおん　글루타싸이온
- 加水分解　かすいぶんかい　가수분해
- ペプチド　ぺぷちど　펩타이드
- γ-グルタミル基　γ-ぐるたみるき　γ-글루타밀기
- 移転　いてん　이전
- 触媒　しょくばい　촉매
- 障害　しょうがい　장애
- 多量摂取　たりょうせっしゅ　다량 섭취
- 基準値上限　きじゅんちじょうげん　기준치 상한
- 脂肪肝　しぼうかん　지방간
- 胆石　たんせき　담석
- 胆道　たんどう　담

(8) アルカリホスファターゼ あるかりほすふぁたーぜ ALP(alkaline phosphatase) 알칼리포스파타아제(알칼리성인산 분해효소)

アルカリホスファターゼ (ALP) とは、アルカリ性条件下でリン酸エステル化合物を加水分解することができる酵素の一種です。アルカリホスファターゼ (ALP) の大部分は細胞膜に存在し、その

一部が血清中に出て存在している。主に、血液検査などの臨床検査では、肝臓機能の状態を調べる指標として検査が行われます。

알칼리포스파타아제(ALP, 알칼리로 활성을 나타내는 포스파타아제)란 알칼리성 조건에서 인산 에스테르(ester) 화합물을 가수분해 할 수 있는 효소의 일종입니다. 알칼리포스파타아제의 대부분은 세포막에 존재하며 그 일부는 혈청에 존재합니다. 주로 혈액검사 등의 임상 검사에서는 간 기능 상태를 조사하는 지표입니다.

ALP（アルカリホスファターゼ）も逸脱酵素の一つです。主に胆道から出るため、胆石や胆道癌、胆道性の肝硬変、胆道が十二指腸に開くところに癌ができた場合（乳頭部癌）など、胆道に疾患が生じた時にALPの値が上がります。これらの疾患を総称して、閉塞性黄疸あるいは閉塞性胆道疾患といいます。

알칼리포스파타아제(ALP)도 일탈효소의 하나입니다. 주로 담도에서 분비되므로 담석이나 담도암, 담도성간경변증, 담도가 열리는 십이지장 유두부에 암이 생겼을 경우(유두부 암) 등 담도에 질환이 생겼을 때 ALP의 값이 올라갑니다. 이 질환을 총칭하여 폐색성황달 혹은 폐색성담도 질환이라고 합니다.

ALPの正常値は、国際単位で80から260程度です。600以下くらいを中等度の上昇、600以上を高度の上昇と言われています。黄疸の軽い場合は中等度の上昇になります。ALPの値が600以上になると、顔が黄色くなるような明らかな黄疸の症状が現れることがあります。

알칼리포스파타아제(ALP)의 정상 수치는 국제단위로 80~260 정도

입니다. 600 이하 정도를 중등도상승, 600 이상을 고도상승이라고
합니다. 황달 증상이 가벼울 경우는 가벼운 상승이며, ALP의 값이
600 이상이면 얼굴이 노래지는 명확한 황달 증상이 나타나는 경우
가 있습니다.

アルカリホスファターゼ (ALP) の異常で疑われる疾患
알칼리포스파타아제(ALP) 이상으로 의심되는 질환

- 肝臓機能障害　かんぞうきのうしょうがい　liver dysfunction　간 기능 장애
- 胆嚢障害　たんのうしょうがい　gallbladder disorder　담낭 장애
- 悪性新生物(癌)　あくせいしんせいぶつ(がん)　malignant neoplasm (cancer)　악성신생물(암)

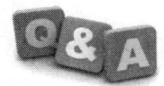

Q : ALPが高値を示す主な原因は何でしょうか。
　　ALP가 높은 수치를 나타내는 원인은 무엇입니까?

A : ALPが高値を示す主な原因は、下記で説明しておりますアイソ
　　ザイムの種類によっておおまかに4つが考えられます。

ALP가 높은 수치를 나타내는 원인은 하기에서 설명하고 있는 아이소자임의 종류에 의해 크게 4가지를 생각할 수 있습니다.

① 肝・胆道系疾患 간・담도계 질환
② 骨代謝疾患 골대사 질환
③ 脂肪食摂取後(血液型がB型もしくはO型の方の一部) 지방식 섭취 후 (혈액형이 B형 또는 O형의 일부)
④ 妊娠や悪性腫瘍 임신이나 악성종양

 語彙チェック

- アルカリホスファターゼ　あるかりほすふぁたーぜ　알칼리포스파타아제
- アルカリ性　ありかりせい　알칼리성
- リン酸エステル化合物　りんさんえすてるかごうぶつ　인산에스테르 화합물
- 細胞膜　さいぼうまく　세포막
- 血液検査　けつえきけんさ　혈액검사
- 臨床検査　りんしょうけんさ　임상검사
- 胆道　たんどう　담도
- 胆石　たんせき　담석
- 十二指腸　じゅうにしちょう　십이지장
- 乳頭部癌　にゅうとうぶがん　유두부암

- 閉塞性黄疸　へいそくせいおうだん　폐색성황달
- 閉塞性胆道　へいそくせいたんどう　폐색성담도
- 正常値　せいじょうち　정상치
- 国際単位　こくさいたんい　국제단위
- 黄疸　おうだん　황달
- 症状　しょうじょう　증상

(9) 総ビリルビン そうびりるびん T-Bil(total bilirubin) 총빌리루빈[10]

ビリルビンとは、ヘモグロビンなどに含まれている生成分解産物を言います。血液中に存在する胆汁色素で、変動幅が大きいのが特徴ですが、様々な疾患によりビリルビンの値はさらに大きく変動をするため、血液検査において重要な診断項目の一つとなっています。ビリルビンは、血液検査では「総ビリルビン (T.B) と表現されます。水溶性のビリルビンは直接ビリルビンと言い、総ビリルビンから直接ビリルビンを差し引いたものを「間接ビリルビン」と言います。ビリルビンは毒性が非常に強い物質です。特に、間接ビリルビンの値が高くなると脳障害などの危険性も高くなります。

---

10 총빌리루빈(Bilirubin, Total/Total Bilirubin)은 흔히 T.B 또는 T-Bil이라고 부른다. 빌리루빈(bilirubin)이란 적혈구 안의 헤모글로빈이 깨져서 생기는 색소로 간장에서 처리되어 담즙을 통해 십이지장으로 배설된다. 이 중 간장에서 처리되기 전을 간접빌리루빈(indirect bilirubin), 처리된 후를 직접빌리루빈(direct bilirubin)이라 하는데 양쪽을 합친 것을 총빌리루빈(total bilirubin)이라고 한다. 총빌리루빈(bilirubin)은 주로 황달을 확인하는 검사로서 직접빌리루빈(bilirubin)과 함께 측정하는 경우가 많고, 간담도계의 장애 여부를 알 수 있는 지표가 된다.

빌리루빈(bilirubin)이란 헤모글로빈 등에 포함된 생성 분해 산물입니다. 혈액 중에 존재하는 담즙색소로 변동폭이 큰 것이 특징이며, 여러 질환에 의해 빌리루빈 값은 더 많이 변동하기 때문에 혈액검사에서 중요한 진단 항목의 하나입니다. 빌리루빈은 혈액검사에서는 총빌리루빈(T.B)으로 표현됩니다. 수용성빌리루빈(water insoluble bilirubin)은 직접빌리루빈, 총빌리루빈(Total Bilirubin)에서 직접빌리루빈(Direct Bilirubin)을 뺀 것을 간접빌리루빈(Indirect Bilirubin)[11]이라고 합니다. 빌리루빈은 대단히 독성이 강한 물질로 특히, 간접빌리루빈의 수치가 높아지면 뇌 장애 등의 위험도 커집니다.

総ビリルビン (T.B) の異常の異常で疑われる疾患
총빌리루빈(T.B) 이상으로 의심되는 질환

- 溶血性黄疸 ようけつせいおうだん hemolytic jaundice 용혈황달
- 肝細胞性黄疸 かんさいぼうせいおうだん hepatocellular jaundice 간세포성황달
- 閉塞性黄疸 へいそくせいおうだん obstructive jaundice 폐색성황달
- 脳障害 のうしょうがい encephalopathy 뇌 장애
- 新生児黄疸 しんせいじおうだん neonatal jaundice 신생아황달
- 急性肝炎 きゅうせいかんえん acute hepatitis 급성간염

---

11 빌리루빈은 적혈구 중의 혈색소로부터 만들어지는 색소로서 적혈구가 수명을 다해 파괴될 때 헤모글로빈이 헴과 글로빈으로 분해되고 헴은 효소의 작용으로 빌리루빈으로 변하고 글로빈은 조기 단백질을 형성하는데 이것이 간접빌리루빈이다

- 肝硬変 かんこうへん　liver cirrhosis　간경변증
- 原発性胆汁性肝硬変 げんぱつせいたんじゅうせいかんこうへん 원발성담즙성간경변증
- 肝内胆管閉塞 かんないたんかんへいそく　간내 담관폐색
- 総胆管結石 そうたんかんけっせき　choledocholithiasis　총담관결석

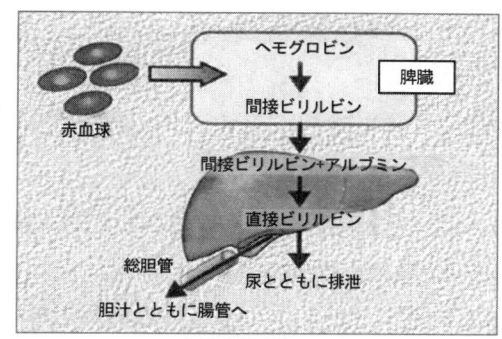

빌리루빈(Bilirubin)
〈출처〉 http://www.byouin.metro.tokyo.jp

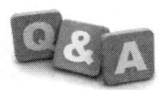

Q : 総ビリルビンで判定できる病気としては何が挙げられますか。
　　총빌리루빈으로 진단할 수 있는 병으로는 무엇이 있습니까?

A : 総ビリルビンの健康診断結果では黄疸、溶血性貧血、敗血症、体質性黄疸、甲状腺機能低下症、急性肝炎、慢性肝炎、肝硬変、肝臓癌、胆石症、胆嚢炎、膵臓癌などを疑うことができます。
총빌리루빈의 건강진단 결과로는 황달, 용혈빈혈, 패혈증, 체질성황달, 갑상샘기능저하증, 급성간염, 만성간염, 간경변증, 간암, 담석증, 담낭염, 췌장암 등을 의심할 수 있습니다.

Q : 通常、ビリルビンはどのような過程を経て体外に排出されますか。
보통 빌리루빈은 어떠한 과정을 거쳐 체외로 배출됩니까?

A : ビリルビンは胆汁の成分として肝臓から十二指腸に送られた後、大部分は小腸から便へと排出されます。
빌리루빈은 담즙 성분으로서 간장에서 십이지장으로 보내진 후 대부분은 소장에서 변으로 배출됩니다.

 語彙チェック

□ ビリルビン　びりるびん　빌리루빈
□ ヘモグロビン　へもぐろびん　헤모글로빈
□ 生成分解産物　せいせいぶんかいさんぶつ　생성분해산물
□ 胆汁色素　たんじゅうしきそ　담즙색소
□ 変動幅　へんどうはば　변동폭

- 診斷項目　しんだんこうもく　진단항목
- 水溶性　すいようせい　수용성
- 毒性　どくせい　독성
- 脳障害　のうしょうがい　뇌 장애
- 危險性　きけんせい　위험성

참고 우리 몸의 간은 어떠한 기능을 할까?

① 영양분 저장

장에서 흡수되어 간에 도달한 당의 약 60%는 간에 저장된다.

② 단백질 합성

혈청 100mL에는 6~8g정도의 단백질이 포함되어 있는데 대부분은 간에서 생성된 것이다.

③ 해독작용

몸에 들어온 각종 음식물과 약물은 간의 해독작용을 통해 분해된다. 특히 단백질이 분해되면 암모니아가 생성되는데 간은 암모니아를 요소로 변화시켜 신장을 통해 배설한다. 간 질환을 앓고 있는 환자의 혈액 속 암모니아가 증가하여 뇌로 들어가면 간성혼수를 일으킬 수 있다. 간 질환이 있으면 해독작용이 감소하므로 특히 약물복용을 주의해야 한다. 특히 한약은 음식물처럼 먹어도 되는 것으로 알고 있는데, 가끔 독성간염으로 사망까지 이르게 되는 일도 있으므로 주의해야 한다.

④ 방어기능

쿠퍼세포(kupffer cell)가 식균 작용을 담당한다.

⑤ 호르몬 균형유지

호르몬(갑상샘호르몬, 에스트로겐, 코르티솔, 알도스테론 등)은 간에서 화학적으로 변화되거나 배출된다.

⑥ 담즙분비와 배출

담즙은 간세포에서 생성되어 담관을 통해 담낭에서 저장되었다가 십이지장으로 분비되어 지방을 소화, 흡수한다. 질병으로 담즙이 잘 배출되지 않으면 빌리루빈이 몸에 축적되어 황달이나 소화 장애를 초래한다.

> 총빌리루빈 = 간접빌리루빈 (지용성) + 직접빌리루빈 (수용성)

(10) 直接ビリルビン ちょくせつびりるびん D.B(direct bilirubin) 직접빌리루빈

直接ビリルビンとは、総ビリルビンの内、水溶性のビリルビンのことを指します。血液検査では、主に総ビリルビンとの差 (間接ビリルビンと直接ビリルビンの比) などを元に健康状態などを検査する項目として用いられます。実際直接ビリルビンの値だけで健康状態を診断するのではなく、総ビリルビンおよび間接ビリルビンとの値を総合的に判断します。

직접빌리루빈(direct bilirubin)이란 총빌리루빈(total bilirubin) 중 수용성빌리루빈(water solubility bilirubin)을 가리킵니다. 혈액검사에서는 주로 총빌리루빈(bilirubin)과의 차이(간접빌리루빈과 직접빌리루빈의 비) 등을 바탕으로 건강 상태 등을 검사하는 항목으로 이용됩니다. 실제로 직접빌리루빈의 수치만으로 건강 상태를 진단하는 것이 아니라, 총빌리루빈 및 간접빌리루빈의 값을 종합적으로 판단합니다.

総ビリルビンの数値が大きく、直接ビリルビンの値も伴って上昇している場合には、肝炎や胆石、胆道癌などが疑われます。逆に、同条件で直接ビリルビンの値が上昇していない場合(間接ビリルビンの値が上昇している場合)は、肝臓の障害というよりも赤血球の破壊(溶血性の貧血など)が原因となっている可能性が高いです。

총빌리루빈의 수치가 크고 직접빌리루빈의 값도 수반해서 상승할 경우에는 간염이나 담석, 담도암 등을 의심할 수 있습니다. 반대로 같은 조건에서 직접빌리루빈의 값이 상승하지 않을 때(간접빌리루빈의 값이 상승하고 있을 때)는 간 장애라기보다 적혈구 파괴(용혈빈혈 등)가 원인일 가능성이 높습니다.

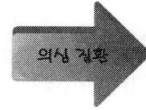

直接ビリルビン (D. B) の異常で疑われる疾患
직접빌리루빈(D.B) 이상으로 의심되는 질환

- 肝炎 かんえん hepatitis 간염
- 胆石 たんせき gallstones 담석
- 胆道癌 たんどうがん cholangiocarcinoma 담도암

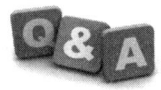

Q : 直接ビリルビンと間接ビリルビンを合計したものが総ビリル
　　ビンだと説明されましたが、もっと分かりやすく説明してい
　　ただけませんか。
　　직접빌리루빈과 간접빌리루빈을 합한 것이 총빌리루빈이라고
　　들었습니다만, 좀 더 알기 쉽게 설명해 주시겠습니까?

A : ビリルビンには２種類があり、ヘモグロビンが分解されてで
　　きたものを「間接ビリルビン」といい、間接ビリルビンが肝臓
　　に運ばれてアルブミン（血漿タンパク）と結合したものを「直接
　　ビリルビン」といいます。
　　빌리루빈에는 두 종류가 있고 헤모글로빈이 분해되어 생긴 것을
　　'간접빌리루빈'이라 하고, 간접빌리루빈이 간장으로 운반되어 알
　　부민(혈장단백질)과 결합한 것을 '직접빌리루빈'이라고 합니다.

Q : では、直接ビリルビンの検査目的及び方法はいかがですか。
　　직접빌리루빈의 검사목적 및 방법은 어떻습니까?

A : 直接ビリルビンは肝機能障害や胆管障害などの指標として利
　　用され、検査は、血液を採取して酵素または試薬を用いて調べ
　　ます。
　　직접빌리루빈은 간 기능 장애 및 담관 장애 등의 지표로 이용되
　　며, 혈액을 채취해서 효소 또는 시약을 이용하여 검사합니다.

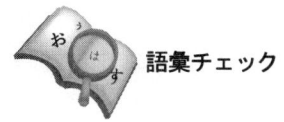 語彙チェック

- 直接ビリルビン　ちょくせつびりるびん　직접빌리루빈
- 総ビリルビン　そうびりるびん　총빌리루빈
- 水溶性のビリルビン　すいようせいびりるびん　수용성빌리루빈
- 間接ビリルビン　かんせつびりるびん　간접빌리루빈
- 健康状態　けんこうじょうたい　건강 상태
- 診断　しんだん　진단
- 判断　はんだん　판단
- 肝炎　かんえん　간염
- 上昇　じょうしょう　상승
- 胆石　たんせき　담석
- 胆道　たんどう　담도
- 肝臓　かんぞう　간장
- 障害　しょうがい　장애
- 赤血球　せっけっきゅう　적혈구
- 破壊　はかい　파괴
- 溶血性　ようけつせい　용혈성

(11) アミラーゼ あみらーぜ AMY(amylase) 아밀라아제

アミラーゼとは、膵臓疾患や唾液腺疾患の診断などに用いられることが多い血液検査項目の一つで、検査ではAMYと略される場

合もあり、デンプンなどを分解する消化酵素の一つです。アミラーゼの検査において最も多い疾患は膵臓炎です。アミラーゼの値が高く、かつみぞおちや左の腹部や腰背部の傷みや吐き気などの症状がある場合には、膵臓炎である可能性が非常に高くなります。なお、膵臓炎には急性膵臓炎と慢性膵臓炎がありますが、主な膵臓炎の原因としてはアルコールの多量摂取、胆石が原因とされています。

아밀라아제란 췌장 질환이나 타액선(salivary glands) 질환 진단 등에 많이 이용되는 혈액검사 항목의 하나로 검사 시 AMY로 약자를 사용하는 경우도 있습니다. 전분 등을 분해하는 소화 효소의 하나이며, 아밀라아제검사에서 가장 많은 질환은 췌장염(pancreatitis)입니다. 아밀라아제의 수치가 높고 명치(celiac plexus)나 왼쪽 복부, 요배부의 통증이나 구토 등의 증상이 있으면 췌장염[12]일 가능성이 매우 높아집니다. 또한, 췌장염에는 급성췌장염과 만성췌장염이 있으며 췌장염의 주된 원인으로서는 알코올의 다량 섭취, 담석(cholelithiasis) 등을 들 수 있습니다.

アミラーゼ (AMY) の異常で疑われる疾患
아밀라아제(AMY) 이상으로 의심되는 질환

- 膵臓炎 すいぞうえん　pancreatitis　췌장염

---

[12] 췌장염의 주된 원인은 담석과 알코올이다. 담석은 담낭, 총담관, 간에 있는 담석 때문에 담관의 끝 부분이 췌관과 함께 막히면서 담즙과 췌장액이 흐르지 못하게 되고, 이것이 역류하여 췌장에 염증이 생기게 된다.

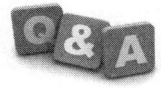

Q : 健康診断でアミラーゼを測る場合どのような方式で行われますか。
건강진단에서 어떠한 방식으로 아밀라아제를 측정합니까?

A : 一般的には血液を採取して、血清部分を自動分析器にかけて測定します。尿からでも採取でき、両方の値を比較すると精度が増します。
일반적으로는 혈액을 채취하여 혈청 부분을 자동분석기로 측정합니다. 소변에서도 채취할 수 있고 양쪽 값을 비교하면 정확도가 높아집니다.

Q : 消化酵素はどこからつくられるんでしょうか。
소화 효소는 어디에서 만들어집니까?

A : 膵臓なんです。
췌장입니다.

Q : そうですか。では膵臓から分泌する膵液にはどんな消化酵素が含まれているんですか。
그렇군요. 그럼 췌장에서 분비되는 체액에는 어떠한 소화 효소가 포함되어 있습니까?

A: 膵臓は消化のために必要な膵液を分泌し、膵液にはアミラーゼ、トリプシン、リパーゼなどの消化酵素が含まれています。
췌장은 소화를 위해 필요한 췌액을 분비하고 췌액에는 아밀라아제, 트립신, 리파아제 등의 소화 효소가 포함되어 있습니다.

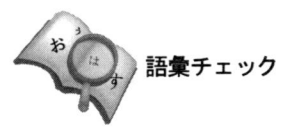 **語彙チェック**

- アミラーゼ　あみらーぜ　아밀라아제
- 膵臓疾患　すいぞうしっかん　췌장 질환
- 唾液腺疾患　だえきせんしっかん　타액선 질환
- 血液検査項目　けつえきけんさこうもく　혈액검사 항목
- 膵臓炎　すいぞうえん　췌장염
- 鳩尾　みぞおち　명치
- 腰背部　ようはいぶ　요배부
- 症状　しょうじょう　증상
- 急性膵臓炎　きゅうせいすいぞうえん　급성췌장염
- 慢性膵臓炎　まんせいすいぞうえん　만성췌장염
- 多量摂取　たりょうせっしゅ　다량 섭취
- 健康診断　けんこうしんだん　건강진단
- 血清部分　けっせいぶぶん　혈청 부분
- 自動分析器　じどうぶんせきき　자동분석기
- 精度　せいど　정확도, 정밀도

▫ 消化酵素　しょうかこうそ　소화 효소
▫ 膵液　すいえき　췌액

(12) クレアチニン　くれあちにん　Creatinine(CRE)　크레아티닌[13]

クレアチニンとは、体内で利用された老廃物の一つで、筋肉の活用により使われるクレアチンリン酸がエネルギーを発する際に分解されたものです。このクレアチニンは腎臓を介して排泄されることから、血液検査でクレアチニン濃度を検査することにより、腎臓のろ過能力を測る指標として活用されます。

크레아티닌(creatinine)이란 체내에서 사용된 노폐물의 하나로 근육 활용에 필요한 크레아틴(creatine) 인산이 에너지를 발산할 때 분해된 것입니다. 이 크레아티닌은 신장을 통해 배설되며 혈액검사에서 크레아티닌의 농도를 검사함으로써 신장의 여과 능력을 측정하는 지표로 활용됩니다.

クレアチニンは前述のとおり、筋肉が運動をする際に必要なエネルギーを生み出したあとの老廃物です。通常、発生したクレアチニンは腎臓においてろ過されて体外に排出されます。ただし、腎臓機能に障害または能力の低下がある場合は過しきれずに、血中に残ることになります。

크레아티닌은 앞에서 말한 바와 같이 근육 운동 시 필요한 에너지

---

13 크레아티닌은 요소질소나 요산과 마찬가지로 체내에서 에너지로 사용된 단백질의 노폐물이다. 크레아티닌은 근육 내에서 에너지로 사용된 후 크레아틴이나 크레아틴 인산으로 형성되어 혈중으로 유출되어 신장에서 요로 배설된다. 형성된 이후는 거의 일정하지만 근육량에 비례하므로 근육량이 적어지면 크레아티닌양은 감소한다.

를 만들어 낸 후의 노폐물입니다. 일반적으로 발생한 크레아티닌은 신장에서 여과되어 체외로 배출됩니다. 단, 신장 기능이 저하되었거나 장애가 있을 경우는 전부 여과될 수 없고 혈중에 남습니다.

血液検査では、血中におけるクレアチニンの数値を計測することにより現在の腎機能の状態を図る検査項目です。腎臓における疾患の進行とともに、腎機能が正常時の５０％以下のになると、血中のクレアチニン濃度(血清クレアチニン濃度)は上昇します(ただし、この時期では摂取するタンパク質を制限することにより抑えられる)。この後、腎機能がさらに低下し平常の２０％以下となると腎不全になり、食事制限を通じても血清クレアチニン濃度は正常化しません。さらに、５％以下となると、尿毒症の症状を起こし腎透析が必要になります。クレアチニンの数値は運動によりその数値が変動しますので、安静時に採血する必要があります。

혈액검사에서 혈중 크레아티닌의 수치를 계측함으로써 현재의 신장 기능 상태를 검사할 수 있습니다. 신장 질환이 진행되면서 신장 기능이 평상시의 50% 이하가 되면 혈중 크레아티닌 농도(혈청크레아티닌 농도)는 상승합니다(단, 이때 섭취하는 단백질을 제한함으로써 억제할 수 있습니다). 이후 신장 기능이 더욱 저하되어 평상시의 20% 이하가 되면 신부전으로 발전하고 식사를 제한해도 혈청크레아티닌 농도는 정상화되지 않습니다. 또한, 5% 이하가 되면 요독증 증상을 일으키고 신장투석을 해야 합니다. 운동을 하면 크레아티닌 수치가 변동되므로 안정을 취할 때 채혈을 해야 합니다.

 **クレアチニン(CRE)の異常で疑われる疾患**
크레아티닌(CRE) 이상으로 의심되는 질환

- 腎疾患 じんしっかん　kidney disease　신장 질환
- 急性糸球体腎臓炎 きゅうせいしきゅうたいじんぞうえん　acute glomerulonephritis(AGN)　급성사구체신염
- 急性腎不全 きゅうせいじんふぜん　acute renal failure　급성신부전
- 慢性糸球体腎臓炎 まんせいしきゅうたいじんぞうえん　chronic glomerulonephritis(CGN)　만성사구체신염
- 慢性腎不全 まんせいじんふぜん　chronic renal failure　만성신부전
- 心不全 しんふぜん　heart failure　심부전
- 尿毒症 にょうどくしょう　uremia　요독증
- 腎盂炎 じんうえん　pyelitis　신우염
- 鬱血性心不全 うっけつせいしんふぜん　congestive heart failure　울혈성심부전
- ショック しょっく　shock　쇼크
- 脱水症 だっすいしょう　dehydration　탈수증
- 末端肥大症 まったんひだいしょう　acromegaly　말단비대증[14]

---

14 말단비대증은 말단거대증이라고도 하며, 손, 발, 턱, 코, 귀 등의 인체의 말단 부위가 비정상적으로 커지고 기능 장애를 일으키는 만성 질환이다. 이는 뇌하수체 종양으로 성장 호르몬이 과다하게 분비되어 발생한다.

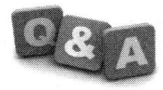

Q : クレアチニン血液検査は、主に何を確認するために行われますか。
크레아티닌 혈액검사는 주로 무엇을 확인하기 위해 실시합니까?

A : クレアチニン血液検査は主に腎臓病、急性腎不全、慢性腎不全などの腎機能障害の可能性を確認する際にクレアチニン血液検査が実施されます。
크레아티닌 혈액검사는 주로 신장병, 급성신부전, 만성신부전 등의 신장 기능 장애의 가능성을 확인할 때 실시합니다.

Q : クレアチニンの量は男女によって差があるのでしょうか。
크레아티닌양은 남녀에 따라 차이가 있습니까?

A : クレアチニンは筋肉運動での老廃物ですので、その量は筋肉量に比例した量となります。つまり、男女によって差があります。また、筋肉量の少ない小児や高齢者の場合は、成人に比べ低値となります。
크레아티닌은 근육 운동에서 나오는 노폐물이므로 그 양은 근육량에 비례합니다. 말하자면 남녀에 따라 차이가 있습니다. 또한, 근육량이 적은 소아나 고령자는 성인에 비해 수치가 낮습니다.

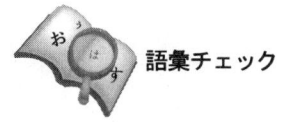 **語彙チェック**

- クレアチニン　くれあちにん　크레아티닌
- 老廃物　ろうはいぶつ　노폐물
- 腎臓　じんぞう　신장
- 排泄　はいせつ　배설
- 濃度　のうど　농도
- 筋肉　きんにく　근육
- 計測　けいそく　계측
- 摂取　せっしゅ　섭취
- 腎不全　じんふぜん　신부전
- 尿毒症　にょうどくしょう　요독증
- 腎透析　じんとうせき　신장투석
- 変動　へんどう　변동
- 安静　あんせい　안정
- 採血　さいけつ　채혈

(13) クレアチンキナーゼ　くれあちんきなーぜ　CK(creatine kinase)
크레아틴키나아제

クレアチンキナーゼとは、筋肉収縮の際のエネルギーの代謝に関する酵素成分です。血液検査では、逸脱酵素として血液中（血清中）に存在するクレアチンキナーゼの濃度を計測することにより

心筋障害や筋疾患などの病状を分析します。

크레아틴키나아제(creatine Kinase)란 근육이 수축할 때 에너지 대사에 관여하는 효소 성분입니다. 혈액검사에서는 일탈효소로 혈액 중 (혈청 중)에 존재하는 크레아틴키나아제의 농도를 계측하여 심근 장애나 근 질환 등의 증상을 분석할 수 있습니다.

クレアチンキナーゼは、臨床的意義として、逸脱酵素（何らかの理由により細胞内に存在する酵素が血中に流入すること、多くは組織障害に由来する）として血中濃度を測ることにより筋肉に関する障害などを把握することにあります。

크레아틴키나아제는 임상적 의의로서 일탈효소(어떠한 이유에 의해 세포 내에 존재하는 효소가 혈중으로 유입되는 것, 대부분은 조직 장애에서 유래)로 혈중농도를 측정하여 근육과 관련된 장애 등을 파악할 수 있습니다.

クレアチンキナーゼの異常による病気としては、心筋梗塞や進行性筋ジストロフィー、甲状腺疾患、中枢神経系の疾患などが挙げられ、症状の進行と共に値が高くなっていきます。クレアチンキナーゼには筋型と脳型の二種類があり、クレアチンキナーゼだけの計測では特定の疾患を限定することはかなり難しいのですが、アイソザイム（クレアチンキナーゼ酵素の種類を詳細に検査すること）を測定することにより臓器を特定することが可能です。

크레아틴키나아제 이상에 의한 질환으로는 심근경색과 진행근육퇴행위축(progressive muscular dystrophy)[15], 갑상샘 질환, 중추신경계 질환

---

15 PMD의 약자로 사용되는 경우가 많으며, 진행성 근의 소모와 쇠약을 특징으로 하는 유전성 질환이다.

등을 들 수 있고 증상의 진행과 함께 수치가 높아집니다. 크레아틴키나아제는 근형과 뇌형 두 종류가 있습니다. 크레아틴키나아제의 계측만으로는 특정 질환을 한정하기 어려우며, 아이소자임(크레아틴키나아제 효소의 종류를 상세하게 검사하는 것)을 측정함으로써 질환을 알아낼 수 있습니다.

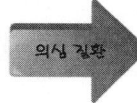

クレアチンキナーゼ (CK) の異常異常で疑われる疾患
크레아틴키나아제(CK) 이상으로 의심되는 질환

- 心筋梗塞　しんきんこうそく　myocardial infarction　심근경색
- 進行性筋ジストロフィー　しんこうせいきんじすとろふぃー　progressive muscular dystrophy　진행근육퇴행위축
- 甲状腺疾患　こうじょうせんしっかん　thyroid disease　갑상샘 질환
- 中枢神経系疾患　ちゅうすうしんけいけいしっかん　central nervous system disease　중추신경계 질환

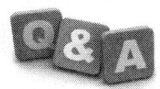

Q : CKってどういうことですか。
　　CK란 어떤 것입니까?

A：CKとはクレアチンキナーゼの略語で、CPKとも言われますね。
CK란 크레아틴키나아제의 준말로 CPK라고도 불립니다.

Q：クレアチンキナーゼにはどのような種類がありますか。
크레아틴키나아제에는 어떠한 종류가 있습니까?

A：クレアチンキナーゼは3種類のアイソザイムが存在します。おもに、CK－BB、CK－MB、CK－MMの3つに分けられます。
크레아틴키나아제는 세 종류의 동질효소(isozyme)[16]가 존재합니다. 주로 CK－BB, CK－MB, CK－MM의 세 가지로 나누어집니다.

Q：それぞれのアイソザイムはどう違いますか。
각각의 동질효소는 어떻게 다릅니까?

A：CK－BBは脳に多く含まれ、CK－MMは骨格筋、CK－MBは心臓に多く含まれています。これら3種類のどのアイソザイムが高値を示すかを調べると、異常のある臓器をある程度予測ができます。
CK－BB은 뇌에 많이 포함되고, CK－MM은 골격근, CK－MB는 심장에 많이 포함되어 있습니다. 이들 세 종류 중 어느 동질효소가 높은 수치를 나타내는지를 조사하면 이상이 있는 장기를 어느 정도 예측이 가능합니다.

---

[16] 같은 기능을 하지만 분자 구조가 다른 효소군을 말한다.

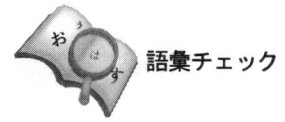 **語彙チェック**

- クレアチンキナーゼ　くれあちんきなーぜ　크레아틴키나아제
- 筋肉収縮　きんにくしゅうしゅく　근육 수축
- 代謝　たいしゃ　대사
- 組織障害　そしきしょうがい　조직 장애
- 進行性筋ジストロフィー　しんこうせいきんじすとろふぃー
  진행근육퇴행위축
- 甲状腺疾患　こうじょうせんしっかん　갑상샘 질환
- 中枢神経系　ちゅうすうしんけいけい　중추신경계
- アイソザイム　あいそざいむ　동질효소(isozyme)
- 臓器　ぞうき　장기
- 骨格筋　こっかくきん　골격근

(14) 総コレステロール　そうこれすてろーる　T.CH(total cholesterol)
　総콜레스테롤

総コレステロールとは、血液中に含有されているコレステロール、中性脂肪、リン脂質、遊離脂肪酸の総数を示しています。含有される総量が多い場合、動脈硬化などの疾患を引き起こす可能性が高くなります。

총콜레스테롤이란 혈액 중에 함유된 콜레스테롤, 중성지방, 인지질, 유리지방산의 총수를 의미합니다. 함유되는 총량이 많을 경우,

동맥경화 등의 질환을 일으킬 가능성이 높아집니다.

コレステロールは人体における生体活動において極めて重要な成分の一つではあるのですが、現代人は食品などを通じてコレステロールを体内に過度に貯める生活になってきたため、近年ではコレステロールというと人体を蝕む悪役というイメージが付いています。

콜레스테롤은 인체가 생체 활동하는 데 대단히 중요한 성분의 하나입니다. 그러나 현대인은 식품 등을 통해 콜레스테롤이 체내에 과도하게 축적되는 생활을 해 왔기 때문에 콜레스테롤은 인체에 해롭다는 이미지가 강합니다.

なお、総コレステロールが基準値より高い状態を高コレステロール血症といい、循環器系の疾患に結びつきます。逆に、総コレステロールの値が基準値よりも低い場合は貧血や甲状腺の機能障害、肝臓病が疑われます。

한편, 총콜레스테롤이 기준치보다 높은 상태를 고콜레스테롤혈증이라 하고 순환기계의 질환과 결부됩니다. 반대로, 총콜레스테롤의 값이 기준치보다 낮은 경우 빈혈이나 갑상샘의 기능 장애, 간장병을 의심할 수 있습니다.

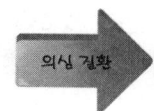 **総コレステロール (T. CH) の異常で疑われる疾患**
총콜레스테롤(T.CH) 이상으로 의심되는 질환

● コレステロールの値が高い場合
   콜레스테롤 수치가 높은 경우
- 高コレステロール血症　こうこれすてろーるけっしょう　고콜레스테롤혈증

● コレステロールの値が低い場合
   콜레스테롤 수치가 낮은 경우
- 貧血　ひんけつ　빈혈
- 甲状腺機能障害　こうじょうせんきのうしょうがい　갑상샘기능장애
- 肝臓病　かんぞうびょう　간장병

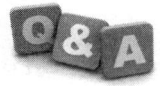

Q : 総コレステロール検査の目的は何でしょうか。
　 총콜레스테롤검사의 목적은 무엇입니까?

A : 血液中を流れるコレステロールの量を調べます。ホルモンや細胞膜をつくるうえで大切なものですが、増えすぎると動脈硬化が進められ、心筋梗塞などにつながります。動脈硬化や心臓病など循環器障害の診断や経過観察のために必要な検査です。

혈액 안에 흐르는 콜레스테롤양을 확인합니다. 호르몬과 세포막을 만드는 데 중요한 것이지만 지나치게 증가하면 동맥경화가 진행되고, 심근경색 등으로 이어집니다. 동맥경화나 심장병 등 순환기장애 진단과 경과 관찰을 위해 필요한 검사입니다.

Q : 高コレステロール血症の原因としては原発性脂質異常症と二次性脂質異常症があげられますが、もうちょっと分かりやすくご説明いただけませんか。
고콜레스테롤혈증의 원인으로는 원발성이상지질혈증과 이차성이상지질혈증을 들 수 있는데, 좀 더 알기 쉽게 설명해 주시겠습니까?

A : 前者は遺伝や家族性に多く見られるもので、体質や生まれつきの異常が原因となり、後者は生活習慣や他の病気による高コレステロール血症で脂肪のとり過ぎ、内分泌の病気(甲状腺機能低下症など)、糖尿病、肝臓の病気、ネフローゼなどが原因となっています。
전자는 유전이나 가족력에서 많이 볼 수 있는 것으로 체질이나 태어날 때부터 가지고 있던 이상이 원인이 되며, 후자는 생활 습관이나 다른 질병에 의한 고콜레스테롤혈증으로 지방의 과다 섭취, 내분비 질환(갑상샘기능저하증 등), 당뇨병, 간 질환, 네프로제 등이 원인이 됩니다.

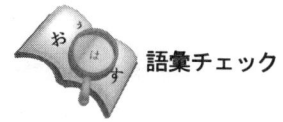 語彙チェック

- 含有　がんゆう　함유
- 中性脂肪　ちゅうせいしぼう　중성지방
- リン脂質　りんししつ　인지방질
- 生体活動　せいたいかつどう　생체 활동
- 遊離脂肪酸　ゆうりしぼうさん　유리지방산
- 動脈硬化　どうみゃくこうか　동맥경화
- 蝕む　むしばむ　좀먹다, 해치다
- 循環器系　じゅんかんきけい　순환기계
- 貧血　ひんけつ　빈혈
- 甲状腺　こうじょうせん　갑상샘
- 機能障害　きのうしょうがい　기능 장애
- 肝臓病　かんじょうびょう　간장병

(15) 中性脂肪　ちゅうせいしぼう　T.G(triglycerides)　중성지방/트라이글리세라이드

中性脂肪（トリグリセリド）とは、血液中の脂肪の一種です。基準値を超えるような場合には動脈硬化や心臓病や脳卒中などの生活習慣病リスクが高まります。数値が高い原因としては暴飲・暴食、運動不足などの生活習慣が原因となるケースが多いです。

중성지방(triglycerides, TG)이란 혈중 지방의 일종입니다. 기준치를 넘으면 동맥경화나 심장병이나 뇌졸중 등의 생활습관병 위험이 커집니다. 폭음, 폭식, 운동부족 등 생활습관이 원인으로 수치가 높아질 수 있습니다.

中性脂肪 (トリグリセリド) は、よく知られているように、肥満や食べすぎ、運動不足、過度の飲酒などが原因で値が高くなる血液検査の検査項目の一つです。中性脂肪の値を正常に戻すのにも、薬学的な方法や、運動療法や食生活、節酒などの生活習慣を変える努力をすることで改善できる場合が多いですので、ご家庭での自己管理を徹底する必要性があります。なお、中性脂肪が上値を超える場合には動脈硬化や脳卒中、心筋梗塞などの俗に生活習慣病の疾患リスクが大きく高くなります。

중성지방(트라이글리세라이드)은 잘 알려진 바와 같이 비만이나 과식, 운동부족, 과도한 음주 등이 원인으로 수치가 높아지며 혈액검사의 검사 항목의 하나입니다. 중성지방 수치를 정상으로 되돌리기 위해서 약학적인 방법과 운동요법, 식생활과 절주 등 생활 습관을 바꿈으로써 개선할 수 있는 경우가 많으므로 가정에서의 철저한 자기관리가 필요합니다. 한편, 중성지방이 상한치를 넘으면 동맥경화나 뇌졸중, 심근경색 등의 생활습관병 질환의 위험이 대단히 커집니다.

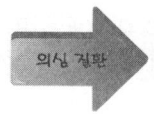 中性脂肪（トリグリセリド：T.G）の異常で疑われる疾患
중성지방(triglycerides, T.G) 이상으로 의심되는 질환

- 動脈硬化 どうみゃくこうか arteriosclerosis 동맥경화
- 脳卒中 のうそっちゅう cerebrovascular accident 뇌졸중
- 心筋梗塞 しんきんこうそく myocardial infarction 심근경색

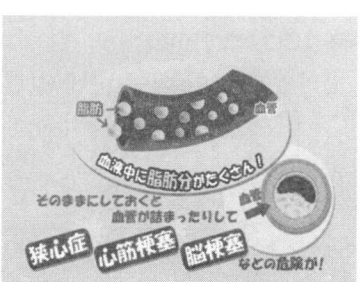
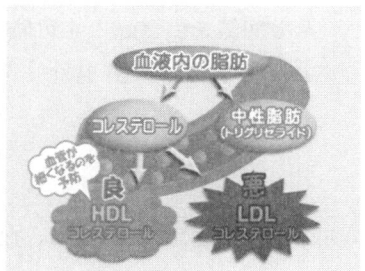

〈출처〉http://www.e-carada.jp

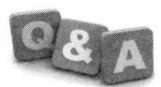

Q : 健康診断で「中性脂肪が高い」といわれると、体にどのような問題があるのでしょうか。
건강검진에서 '중성지방이 높다'고 한다면 몸에 어떠한 문제가 있습니까?

A : 中性脂肪が多いのは、それ自体だけでは病気ではないのですが、血液中に中性脂肪が多くなることで、本来サラサラと流れ

の良い血液が、ドロドロになって流れが悪くなり、血管を詰まらせてしまいます。

중성지방이 많은 것 자체만으로는 병이 아닙니다만, 혈액 중에 중성지방이 많아짐으로써 본래 흐름이 좋은 혈액이 끈적끈적하게 되어 흐름이 나빠지고 혈관을 막아버립니다.

Q: あ、そうなんですか。では、その詰まりが進行しつづければどんな病気を引き起こす可能性が高くなりますか。

아, 그렇군요. 그럼 혈관이 계속 막혀있게 되면 어떤 병에 걸릴 가능성이 높아집니까?

A: 脂質異常症、動脈硬化、心血管イベント (脳、心臓、大腸、足などの太い血管が通っているところでの合併症)、心筋梗塞、狭心症、大動脈瘤、間歇性跛行症などの、病気にかかる恐れがあります。

이상지질혈증, 동맥경화, 심혈관 질환(뇌, 심장, 대장, 다리 등의 굵은 혈관이 지나는 곳에서의 합병증), 심근경색, 협심증, 대동맥류, 간헐성파행증(intermittent claudication) 등의 병에 걸릴 우려가 있습니다.

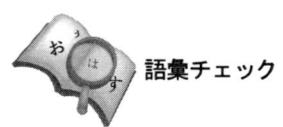 語彙チェック

- 中性脂肪(トリグリセリド)　ちゅうせいしぼう　중성지방
- 基準値　きじゅんち　기준치
- 心臓病　しんぞうびょう　심장병

- 生活習慣病　せいかつしゅうかんびょう　생활습관병
- 暴飲　ぼういん　폭음
- 暴食　ぼうしょく　폭식
- 運動不足　うんどうぶそく　운동부족
- 肥満　ひまん　비만
- 過度　かど　과도
- 薬学的　やくがくてき　약학적
- 運動療法　うんどうりょうほう　운동요법
- 食生活　しょくせいかつ　식생활
- 節酒　せっしゅ　절주
- 自己管理　じこかんり　자기관리
- 徹底　てってい　철저
- 疾患リスク　しっかんりすく　질환 리스크

(16) HDLコレステロール　HDLこれすてろーる　High Density Lipoprotein cholesterol 고비중리포단백질콜레스테롤

HDLコレステロールは体内の血管などに付着するコレステロールを除去する働きから動脈硬化などのリスクを下げることができるコレステロールです。HDLコレステロールの量も生活習慣の影響を受けることが多く、喫煙や肥満、運動不足などを原因として下がることがあります。逆にHDLコレステロールをあげる方法としてはイワシなどの青魚の油分や少量（適量）のアルコールなどに効果があるといわれています。

HDL 콜레스테롤은 체내 혈관 등에 부착된 콜레스테롤을 제거하고 동맥 등의 위험을 낮추는 역할을 하는 콜레스테롤입니다. HDL 콜레스테롤양도 생활습관의 영향을 많이 받으며 흡연이나 비만, 운동부족 등의 원인으로 저하될 수 있습니다. 반대로 HDL 콜레스테롤 수치를 높이는 방법으로는 정어리 등의 등푸른생선의 기름 성분이나 소량(적당량)의 알코올 등이 효과가 있는 것으로 알려져 있습니다.

HDLコレステロールの異常で疑われる疾患
HDL 콜레스테롤 이상으로 의심되는 질환

• 動脈硬化　どうみゃくこうか　arteriosclerosis　동맥경화

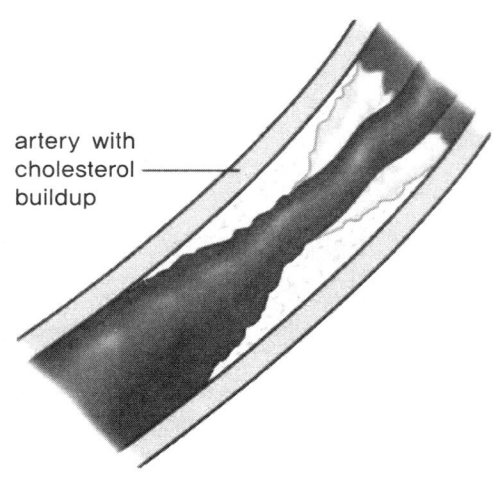

동맥경화
〈출처〉 http://www.bellco.info

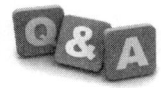

Q : 動脈硬化とはどんな症状で、主な要因は何でしょうか。
동맥경화란 어떤 증상이며 주요한 요인은 무엇입니까?

A : 動脈硬化とは、動脈が詰まったり、硬くなったりして弾力性や柔軟性を失い、スムーズに血液が流れなくなった状態のことです。そして主な要因はコレステロール、中性脂肪が溜まってしまうことです。
동맥경화란 동맥이 막히거나 딱딱해져서 탄력성과 유연성을 잃어 부드럽게 혈액이 흐르지 않게 되는 상태를 말합니다. 주요 요인은 콜레스테롤, 중성지방이 쌓이는 것입니다.

Q : 動脈硬化が進行するとどんな病気を引き起こす恐れがあるのでしょうか。
동맥경화가 진행되면 어떤 병을 일으킬 수 있습니까?

A : 心疾患 (狭心症、心筋梗塞など)、脳血管疾患 (脳梗塞、脳出血など) を引き起こす恐れがあるんです。
심장 질환(협심증, 심근경색 등), 뇌혈관 질환(뇌경색, 뇌출혈 등)을 일으킬 수 있습니다.

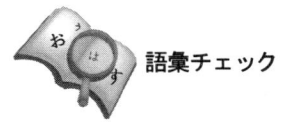 **語彙チェック**

- 体内　たいない　체내
- 付着　ふちゃく　부착
- 除去　じょきょ　제거
- 喫煙　きつえん　흡연
- 肥満　ひまん　비만
- イワシ　いわし　정어리
- 青魚　あおざかな　등푸른생선
- 油分　ゆぶん　유분
- 少量　しょうりょう　소량
- 適量　てきりょう　적당량
- 疾患　しっかん　질환
- 動脈硬化　どうみゃくこうか　동맥경화
- 弾力性　だんりょくせい　탄력성
- 柔軟性　じゅうなんせい　유연성
- 血液　けつえき　혈액
- 要因　よういん　요인
- 中性脂肪　ちゅうせいしぼう　중성지방
- 溜まる　たまる　쌓이다
- 引き起こす　ひきおこす　일으키다
- 心疾患　しんしっかん　심장 질환
- 狭心症　きょうしんしょう　협심증

- 心筋梗塞　しんきんこうそく　심근경색
- 脳血管　のうけっかん　뇌혈관
- 脳梗塞　のうこうそく　뇌경색
- 脳出血　のうしゅっけつ　뇌출혈

(17) LDLコレステロール　LDLこれすてろーる　LDL(low density lipoprotein) 저비중리포단백질

コレステロールは体を構成する細胞を包む細胞膜や各種ホルモン等の原料であり、体を維持するために必要なものです。コレステロールは中性脂肪と同じように"あぶら"なので、そのままの形では水に溶けません。そのため水と親和性のある蛋白と結合し、水に馴染みやすい安定なリポタンパクとして、血液中に存在しています。

원래 콜레스테롤은 몸을 구성하는 세포의 세포막과 각종 호르몬의 원료로 몸을 유지하는 데 필요한 것입니다. 콜레스테롤은 중성지방과 마찬가지로 지방이기 때문에 그 자체로는 물에 녹지 않습니다. 그러므로 친수성이 뛰어난 단백질과 결합하고 물에 친숙해지기 쉬운 안정된 리포단백질로서 혈액에 존재합니다.

このリポタンパクはその比重の違いで、カイロミクロン (Cylomicron)、**超低比重リポ蛋白** (VLDL:Very Low Density Lipoprotein)、**中間比重リポ蛋白** (IDL:Intermediate Density Lipoprotein)、**低比重リポ蛋白** (LDL:Low Density Lipoprotein)、**高比重リポ蛋白** (HDL: High Density

Lipoprotein)の5つに分類されます。この中でコレステロールを主に運んでいるのがHDLとLDLで、HDLに運ばれているコレステロールをHDLコレステロール、LDLに運ばれているコレステロールをLDLコレステロールと呼んでいます。

이 리포단백질은 비중에 따라 킬로미크론(Chylomicron), 초저비중리포단백질(VLDL: Very Low Density Lipoprotein), 중간비중리포단백질(IDL: Intermediate Density Lipoprotein), 저비중리포단백질(LDL: Low Density Lipoprotein), 고비중리포단백질(HDL: High Density Lipoprotein)의 다섯 개로 분류됩니다. 이 중 주로 콜레스테롤을 운반하는 것이 HDL과 LDL이며, HDL로 운반된 콜레스테롤을 HDL 콜레스테롤, LDL로 운반된 콜레스테롤을 LDL 콜레스테롤이라 부릅니다.

このLDLとHDL 2つのリポタンパクはコレステロールを運ぶことに関してはまったく逆の働きをしており、HDLは体の隅々の血管壁からコレステロールを抜き取って肝臓に運び、LDLは肝臓からコレステロールを全身の細胞に運ぶため、コレステロール量が多いと血管壁にコレステロールが蓄積してしまいます。

이 LDL과 HDL 두 개의 리포단백질은 콜레스테롤을 운반함에 있어서는 정반대 역할을 합니다. HDL은 몸 구석구석의 혈관 벽에서 콜레스테롤을 빼내어 간장으로 나르고, LDL은 간장으로부터 콜레스테롤을 전신 세포로 운반하기 때문에 콜레스테롤양이 많으면 혈관 벽에 콜레스테롤이 쌓이게 됩니다.

そのためLDLコレステロールが血液中に増加すると、体の隅々に運ばれるコレステロールが増え、コレステロールが血管壁の内膜に溜まってしまいます。そうすると血液の通り道が細くなった

り、血栓ができやすくなり動脈硬化を促進させてしまいます。そのため心筋梗塞や狭心症、また脳梗塞などの動脈硬化性疾患のの危険が増すことになります。これとは逆にHDLコレステロールは、体の隅々の血管壁から余分なコレステロールを肝臓に運び、動脈硬化を防ぐ役割をします。

이 때문에 혈중 LDL 콜레스테롤이 증가하면 몸의 구석구석으로 운반되는 콜레스테롤양이 늘어나고 혈관 벽 내막에 쌓이게 됩니다. 축적된 콜레스테롤로 혈액의 통로가 좁아지고 혈전이 생겨 동맥경화를 촉진할 수 있으며 심근경색이나 협심증, 뇌경색 등의 동맥성 질환의 위험이 커집니다. 이와는 반대로 HDL 콜레스테롤은 몸의 구석구석의 혈관 벽으로부터 여분의 콜레스테롤을 간장으로 나르고 동맥경화를 막아주는 역할을 합니다.

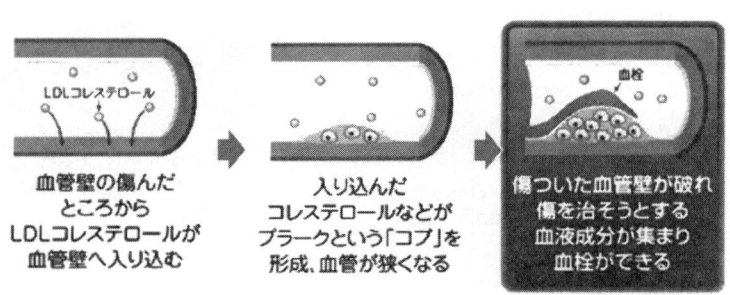

지방질이상증
〈출처〉http://www.fujimotoclinic.com

 **LDLコレステロールの異常で疑われる疾患**
LDL 콜레스테롤 이상으로 의심되는 질환

- 狭心症　きょうしんしょう　angina pectoris　협심증
- 心筋梗塞　しんきんこうそく　myocardial infarction　심근경색
- 脳梗塞　のうこうそく　ischemic stroke　뇌경색(뇌허혈)
- 大動脈瘤　だいどうみゃくりゅう　aortic aneurysm　대동맥류[17]
- 末梢動脈硬化症　まっしょうどうみゃくこうかしょう　peripheral arteriosclerosis　말초동맥경화증[18]

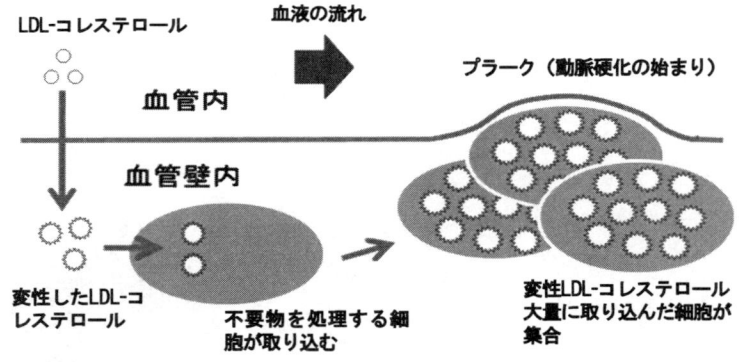

LDL 콜레스테롤
〈출처〉http://www.kawasaki-dms.jp

---

17 대동맥류란 혈관 벽이 부풀어 돌기나 풍선 형태로 변형되는 질병을 말한다.
18 혈관에 피떡(혈전) 등이 달라붙어 혈액의 흐름을 막는 것은 '죽상증'이고, 혈관이 딱딱해지는 것은 '동맥증'이며 이들을 합쳐 '동맥 질환'이라 한다. 동맥 질환이 팔·다리 등에 생기면 말초동맥경화증이라 부른다.

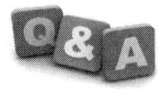

Q : コレステロールと中性脂肪はまったく異なる脂肪ですか。
콜레스테롤과 중성지방은 전혀 다른 지방입니까?

A : 血液中に含まれる脂肪には「中性脂肪」と「コレステロール」です。これは全く構造の異なる脂肪です。私たちが毎日食べる食事の中で最も多く含まれている脂肪が中性脂肪です。脂肪には植物性脂肪と動物性脂肪とがありますが、コレステロールは動物性脂肪にのみ含まれ、植物性脂肪の中にはありません。従って、肉や魚を摂らない菜食主義の方(ベジタリアン)はコレステロールを全く摂っていないことになります。

혈액 속에 들어있는 지방에는 '중성지방'과 '콜레스테롤'이 있습니다. 이것은 완전히 구조가 다른 지방입니다. 우리가 매일 먹는 음식 중 가장 많이 함유되어있는 지방이 중성지방입니다. 지방은 식물성 지방과 동물성 지방이 있는데 콜레스테롤은 동물성 지방에만 포함되어 있고, 식물성 지방에는 포함되어 있지 않습니다. 따라서 고기나 생선을 먹지 않는 채식주의자(vegetarian)는 콜레스테롤을 전혀 섭취하지 않는 것입니다.

Q : それでは、動物性脂肪を摂らない菜食主義者の場合、血液中のコレステロールはゼロなのでしょうか。
그럼 동물성 지방을 섭취하지 않는 채식주의자는 혈중 콜레스테롤이 제로입니까?

A：そうではありません。正常程度のコレステロールがちゃんと血液中に含まれています。これはコレステロールが命を維持する上で必須の物質だからです。コレステロールは細胞膜の材料ですし、色々なホルモンの原料でもあります。
그렇지 않습니다. 정상 수준의 콜레스테롤이 분명히 혈액 중에 포함되어 있습니다. 이것은 콜레스테롤이 생명을 유지하는 데 있어서 필수 물질이기 때문입니다. 콜레스테롤은 세포막의 재료이며, 여러 가지 호르몬의 원료이기도 합니다.

Q：そうしたら血液中のコレステロールがゼロになってしまったら、どうなりますか。
그렇다면 혈중 콜레스테롤이 제로가 되면 어떻게 됩니까?

A：生命活動を維持することは出来なくなります。そうならないように、食事からコレステロールを摂らないとしても、肝臓が絶えずコレステロールを生産し、血液中に放出しているのです。全身の細胞は肝臓から送られてきたコレステロールを利用して生きています。
생명 활동을 유지할 수 없게 됩니다. 그렇게 되지 않도록 식사를 통해 콜레스테롤을 섭취하지 않더라도 간장이 끊임없이 콜레스테롤을 생산하고, 혈액 중에 방출되고 있는 것입니다. 전신 세포는 간장에서 보내어 온 콜레스테롤을 이용하여 살아갑니다.

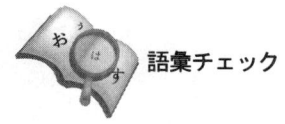 **語彙チェック**

- 細胞膜　さいぼうまく　세포막
- ホルモン　ほるもん　호르몬
- 維持　いじ　유지
- 親和性　しんわせい　친화성
- 蛋白　たんぱく　단백질
- 結合　けつごう　결합
- 馴染む　なじむ　친숙해지다
- 安定　あんてい　안정
- 比重　ひじゅう　비중
- カイロミクロン　かいろみくろん　chylomicron　킬로미크론
- 超低比重リポ蛋白　ちょうていひじゅうりぽたんぱく　초저비중리포단백질
- 低比重リポ蛋白　ていひじゅうりぽたんぱく　저비중리포단백질
- 高比重リポ蛋白　こうひじゅうりぽたんぱく　고비중리포단백질
- 肝臓　かんぞう　간장
- 蓄積　ちくせき　축적
- 内膜　ないまく　내막
- 促進　そくしん　촉진
- 狭心症　きょうしんしょう　협심증
- 動脈硬化性疾患　どうみゃくこうかせいしっかん　동맥경화성 질환
- 役割　やくわり　역할

(18) ナトリウム なとりうむ Na(natrium) 나트륨

食塩は生命の維持に欠かせないナトリウムと塩素からできています。ナトリウムは、体内の水分量をいつも適切な状態に調節し、神経や筋肉を正常に動かすために働く重要な役割をします。一方、塩素は胃液などの成分になります。

소금은 생명 유지에 필수적인 나트륨과 염소로 구성되어 있습니다. 나트륨은 체내의 수분량을 항상 적절한 상태로 조절하고, 신경이나 근육을 정상적으로 운영하기 위하여 기능하는 중요한 역할을 합니다. 한편 염소는 위액 등의 성분입니다.

つまり、ナトリウムは血中の陽イオンのおよそ90％以上を占め、体内の水分補充や浸透圧調節を行います。血液検査では体液水分量の平衡状態を検査します。血液検査においてナトリウムがチェックされるのは、嘔吐、浮腫など水代謝に異常があると認められる場合にナトリウム検査が行われます。

즉 나트륨은 혈중 양이온의 약 90％ 이상을 차지하며 체내의 수분 보충과 삼투압 조절을 합니다. 혈액검사에서는 체액 수분량의 평형 상태를 검사하며 구토, 부종 등 수분대사(water metabolism)에 이상이 있다고 판단되면 나트륨검사를 합니다.

 **ナトリウムの異常で疑われる疾患**
나트륨 이상으로 의심되는 질환

● ナトリウムの数値が高いの場合
　나트륨 수치가 높을 경우
- 嘔吐　おうと　vomiting　구토
- 下痢　げり　diarrhea　설사[19]
- 高カルシウム血症　こうかるしうむけっしょう　hypercalciumia
　고칼슘혈청
- クッシング症候群　くっしんぐしょうこうぐん　Cushing's syndrome　쿠싱증후군[20]

● ナトリウムの数値が低い場合
　나트륨 수치가 낮을 경우
- 腎不全　じんふぜん　kidney failure　신부전
- ネフローゼ症候群　ねふろーぜしょうこうぐん　nephrotic syndrome　네프로시스증후군(신장증후군)
- 肝硬変　かんこうへん　liver cirrhosis　간경변증

---

19 설사의 원인은 크게 다음의 세 가지로 분류할 수 있다.
　1) 장관 내 흡수가 안 되는 물질에 의한 삼투성 설사.
　2) 장점막의 구조적 손상 없이 세균성 독소, 담즙산, 지방산, 하제 등의 분비 촉진제에 의한 분비성 설사.
　3) 염증성 장 질환, 허혈성 장 질환 등 장점막의 구조적 손상에 의한 점막 손상성 설사.
20 부신(副腎)이라는 내분비선에서 코르티솔이라는 호르몬이 과잉 분비됨으로써 일어나는 질환으로 비만이 되거나 근육이 얇아지거나 피부가 얇아져서 조금의 충격으로도 푸른 멍이 생기기 쉬워진다.

- 妊娠中毒症 にんしんちゅうどくしょう gestosis 임신중독증
- 利尿剤などを服用した場合 이뇨제 등을 복용했을 경우

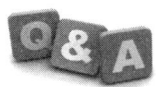

Q : 水電解質代謝の恒常性の維持は人体のどの気管とかかわっているのでしょうか。
수분전해질대사의 항상성 유지는 인체의 어느 기관과 관련되어 있습니까?

A : 水電解質代謝の恒常性の維持は，生体の内部環境の維持のなかで重要な位置を占める。しかも維持範囲が小さいものでは，2%(例えば血漿浸透圧)と極めて狭いレンジにあることも特徴的である。この精緻な調節の主座は腎にあるといって過言ではない。異常を検知するセンサーは腎以外にも存在し，メディエイターはホルモンや神経であったりするが，効果器はほとんどが腎である。
수분전해질대사의 항상성 유지는 생체 내부 환경의 유지 속에서 중요한 위치를 차지합니다. 또한, 유지 범위가 작은 것으로는 ±2%(예를 들어 혈장삼투압)로 매우 좁은 범위에 있는 것도 특징입니다. 이 정밀한 조절의 주요 부분은 신장에 있다고 해도 과언이 아닙니다. 이상을 감지하는 센서는 신장 이외에도 존재하고, 매

개체(mediator)는 호르몬이나 신경이기도 하지만 효과기(effector)[21]는 대부분이 신장입니다.

Q : 1日尿の排泄量と回数にはどのくらいの個人差がありますか。
하루 소변량과 횟수는 어느 정도의 개인차가 있습니까?

A : 同じ人でも，気温，湿度，食事内容，運動量などによって，かなり変動します。健康人は，1時間に体重1kg当たりほぼ1mLの割合で尿が排泄されます。成人の男子は1日1000〜1500mLの尿量があります。これに対して女子は，やや少ない方です。1日の尿量が500mL以下を乏尿、100mL以下を無尿といいます。

같은 사람이라도 기온, 습도, 식사 내용, 운동량 등에 따라 상당히 변동합니다. 건강한 사람은 1시간에 체중 1kg당 약 1mL의 비율로 소변이 배설됩니다. 성인 남자의 1일 소변량은 1000〜1500mL이고 여성은 이보다 약간 적습니다. 1일 소변량 500mL 이하를 핍뇨(oliguria), 100mL 이하를 무뇨(anuria)라고 합니다.

Q : 尿中にはどんな物質が吸収され、体外への排泄が行われますか。
소변에는 어떤 물질이 흡수되고 체외로 배설됩니까?

A : Na, K, Cl は経口摂取量がほとんどそのまま尿中に排泄されるとみなしてよいが, Ca, Mg, P はそうではないことに注意しな

---

[21] 동물체가 외부자극에 대해서 능동적인 활동을 하기 위한 직접적 수단이 되는 기관 또는 세포를 말한다.

Part 1 血液検査 혈액검사 | 87

けれげなりません。腸管での吸収はCa 20%, Mg 40%, P 60%であります。

Na(나트륨), K(칼륨), Cl(염소)은 경구 섭취량이 거의 그대로 소변으로 배설되는 것으로 간주해도 좋지만 Ca(칼슘), Mg(마스네슘), P(인)는 그렇지 않다는 점에 주의해야 합니다. 장관에서 흡수는 Ca 20%, Mg 40%, P 60%입니다.

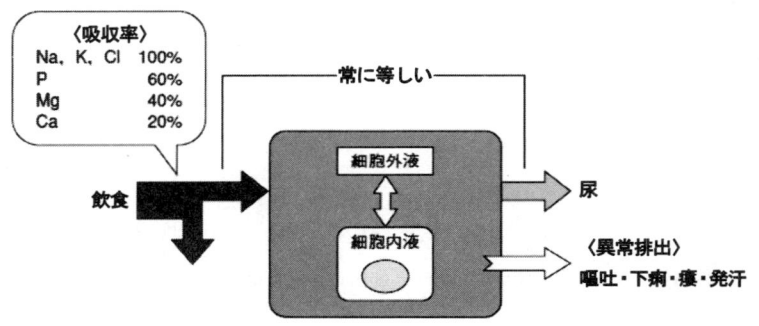

전해질의 섭취·흡수·배설

〈출처〉内田俊也「水電解質異常」日腎会誌 2002, 44(1), p18-21

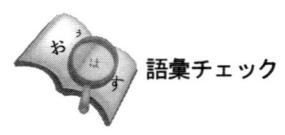 語彙チェック

- 陽イオン　よういおん　양이온
- 水分補充　すいぶんほじゅう　수분 보충
- 浸透圧　しんどうあつ　삼투압
- 調節　ちょうせつ　조절
- 体液水分量　たいえきすいぶんりょう　체액 수분량

- 平衡状態　へいきんじょうたい　평균 상태
- ナトリウム　なとりうむ　나트륨
- 浮腫　ふしゅ　부종
- 水代謝　みずたいしゃ　수분대사
- 神経　しんけい　신경
- 塩素　えんそ　염소
- 胃液　いえき　위액
- 水電解質代謝　water-electrolyte metabolism　すいでんかいしつたいしゃ　수분전해질대사
- 恒常性　こうじょうせい　항상성
- 気管　きかん　기관
- 生体　せいたい　생체
- 内部環境　ないぶかんきょう　내부환경
- 維持範囲　いじはんい　유지범위
- 血漿浸透圧　けっしょうしんとうあつ　혈장삼투압
- 精緻　せいち　정밀
- 主座　しゅざ　중요한 지위나 자리, 중심
- 腎　じん　신장(腎臓)
- 異常　いじょう　이상
- 検知　けんち　검지, 검사
- センサー　せんさー　sensor　센서
- メディエイター　めでぃえいたー　mediator　매개체, 메디에이터
- ホルモン　ほるもん　hormone　호르몬
- 神経　しんけい　nerve　신경

- □ 効果器　こうかき　effector　효과기
- □ 排泄量　はいせつりょう　배설량
- □ 体重　たいじゅう　체중
- □ 尿量　にょうりょう　소변량
- □ 乏尿　ぼうにょう　핍뇨
- □ 無尿　むにょう　무뇨
- □ 吸収　きゅうしゅう　흡수
- □ 体外　たいがい　체외
- □ 経口摂取量　けいこうせっしゅりょう　경구섭취량
- □ 腸管　ちょうかん　enteron　장관

(19) カリウム　かりうむ　K(kalium)　칼륨

カリウム (K) は、ナトリウムと共にエネルギーの代謝、神経や筋肉の機能を正常に保ち、細胞内外のミネラルバランスを維持するなど重要な働きをしています。カリウムにはナトリウムを排泄する作用があり、高血圧・脳卒中の抑制、心拍を安定させます。
칼륨(K)은 나트륨과 함께 에너지 대사를 비롯하여 신경과 근육 기능을 정상적으로 유지하고 세포 내외의 미네랄 균형을 유지하는 데 중요한 역할을 합니다. 또한, 칼륨에는 나트륨을 배설하는 작용이 있어 고혈압과 뇌졸중을 억제하고 심장 박동을 안정시키는 효과가 있습니다.

カリウムが不足すると、高血圧、低血糖、糖尿病、神経障害、精神障害、不整脈、ストレスの増大、筋力低下、消化不良、食欲不振、

肌荒れ、むくみなどの症状が現れます。カリウムは高血圧・脳卒中のほかにも、癌・糖尿病などの生活習慣病を予防し、ストレス・疲労を防ぐ、アレルギー対策、消化不良、頭痛を防ぐといった効果があります。またカリウムの利尿作用は、むくみの解消に効果的です。

칼륨이 부족하게 되면 고혈압과 저혈당, 당뇨병, 신경장애, 정신장애, 부정맥 등의 증상이 나타나고 스트레스가 증가합니다. 또한, 근력이 저하되고 소화불량을 비롯한 식욕부진, 거친 피부, 부종 등의 증상이 나타나기도 합니다. 칼륨은 고혈압·뇌졸중 이외에도 암·당뇨병과 같은 생활습관병을 예방하고 스트레스와 피로, 알레르기, 소화불량, 두통을 예방하는 효과가 있으며 이뇨 작용은 부종 해소에 효과적입니다.

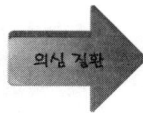 ## カリウム (K) の異常で疑われる疾患
칼륨(K)의 이상으로 의심되는 질환

● カリウムの数値が高い場合
　칼륨의 수치가 높을 경우
- 代謝性アシドーシス　たいしゃせいあしどーしす　metabolic acidosis 대사성산증
- アジソン病　あじそんびょう　Addison's disease 애디슨병
- 低アルドステロン症　ていあるどすてろんしょう　hypoaldosteronism 저알도스테론증

● カリウムの数値が低い場合
　칼륨의 수치가 낮을 경우
- 代謝性アルカローシス　たいしゃせいあるかろーしす　metabolic alkalosis　대사성알칼리혈증
- 嘔吐　おうと　vomiting　구토
- 原発性アルドステロン症　げんぱつせいあるどすてろんしょう　primary aldosteronism(PA)　원발성알도스테론증
- クッシング症候群　くっしんぐしょうこうぐん　Cushing's syndrome　쿠싱증후군
- 利尿剤(りにょうざい, diuretic)などを服用した場合　이뇨제 등을 복용하였을 경우

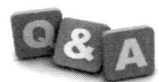

Q : カリウムは体の中でどんな役割を担っているんでしょうか。
　　칼륨은 몸속에서 어떠한 역할을 담당하고 있습니까?

A : カリウム (K) は、ナトリウムと共にエネルギーの代謝、神経や筋肉の機能を正常に保ち、細胞内外のミネラルバランスを維持するなど重要な働きをしています。
　　칼륨(K)은 나트륨과 함께 에너지 대사를 비롯하여 신경과 근육 기능을 정상적으로 유지하고 세포 내외의 미네랄 균형을 유지하는 데 중요한 역할을 합니다.

Q: ところで、カリウムにはナトリウムを排泄する作用があると知っていますが、具体的にどんな効果がありますか。
그런데 칼륨에는 나트륨을 배설하는 작용이 있는 것으로 알고 있는데 구체적으로 어떤 효과가 있습니까?

A: カリウムは高血圧・脳卒中の抑制、心拍を安定させる効果があります。その他にも癌・糖尿病などの生活習慣病を予防し、ストレス・疲労、アレルギー、消化不良・頭痛を防ぐといった効果があります。
고혈압과 뇌졸중을 억제하고 심장 박동을 안정시키는 효과가 있습니다. 그 외에도 암·당뇨병과 같은 생활습관병을 예방하고 스트레스와 피로, 알레르기, 소화불량, 두통을 예방하는 효과가 있습니다.

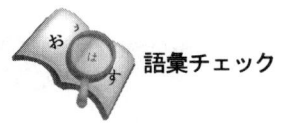 語彙チェック

- エネルギーの代謝　えねるぎーのたいしゃ　에너지대사
- 神経　しんけい　신경
- ミネラルバランス　みねらるばらんす　미네랄 균형
- 排泄　はいせつ　배설
- 高血圧　こうけつあつ　고혈압
- 抑制　よくせい　억제

- 心拍　しんぱく　심장 박동
- 低血糖　ていけっとう　저혈당
- 糖尿病　とうにょうびょう　당뇨병
- 神経障害　しんけいしょうがい　신경 장애
- 精神障害　せいしんしょうがい　정신 장애
- 不整脈　ふせいみゃく　부정맥
- 増大　ぞうだい　증대
- 筋力低下　きんりょくていか　근력 저하
- 消化不良　しょうかふりょう　소화 불량
- 食欲不振　しょくよくふしん　식욕 부진
- 肌荒れ　はだあれ　피부가 거칠어짐
- 浮腫　むくみ　부종
- 疲労　ひろう　피로
- アレルギー　あれるぎー　알레르기
- 頭痛　ずつう　두통
- 解消　かいしょう　해소

(20) クロール くろーる Cl(chlorine) 염소[22]

クロールとは電解質成分のひとつで、血清中の陰イオンの約70%を占めます。主にNaCl（食塩）の形で経口摂取され、からだの水分の保持や浸透圧の調節（酸・塩基平衡）などの働きをしています。通常、血液中のクロール濃度はナトリウム濃度と並行して変化します。しかし、その関係が崩れたときには酸・塩基平衡の異常が疑われ、ナトリウムと同様の変化であれば水代謝異常が疑われます。

염소(chlorine)란 전해질[23] 성분의 하나로 혈청 중 음이온의 약 70%를 차지합니다. 주로 NaCl(식염)의 형태로 경구 섭취되며 체내 수분 유지나 삼투압 조절(산·염기평형) 등의 역할을 합니다. 보통 혈중 염소 농도는 나트륨 농도와 함께 변화합니다. 그러나 이 관계가 무너졌을 때에는 산·염기 평형 이상을 의심할 수 있고, 나트륨과 같은 변화라면 수분대사 이상을 의심할 수 있습니다.

ですから、クロールが存在する場所は体内の細胞外液中で、その存在形態は大部分がナトリウムと共にNaCl（食塩）として存在しま

---

[22] 우리 몸에서 염소는 신경을 통해 자극을 전달시킬 때 영향을 주며 혈장과 위액의 구성성분이 된다. 또한, 생물체 내에서 주로 음이온(Cl-)으로 존재하며, 칼륨이나 나트륨 등과 함께 삼투압을 조절하는 등 생물의 물질대사에 반드시 필요한 무기물질이다. 염소는 소금(NaCl)에 주로 함유되어 있고, 결핍 시에는 구토, 설사 및 부신피질에 질환이 생기며 과잉 섭취했을 때는 탈수, 고혈압, 위산과다, 위궤양 등의 질환이 생길 수 있다. (두산백과)

[23] 전해질(electrolytes)이란 물 등의 용매에 녹였을 때 양이온과 음이온으로 분해하고 그 용액이 전기를 유도하는 성질을 가지는 물질을 말한다. 체내에 존재하는 나트륨, 칼륨, 칼슘, 마그네슘 등의 물질이 여기에 해당한다. 전해질 물질은 세포막에 의해 세포의 내부와 외부로 나눌 수 있는데, 세포 안팎의 삼투압에 차이가 있는 구조를 이용하여 체액을 조정하는 등 생체 항상성을 유지하는 역할을 한다.

す。そのため、血液中のクロール濃度は通常ナトリウム濃度と比例して変化します。通常時の比率は、クロール/ナトリウム比が100:140です。

따라서 염소가 존재하는 장소는 체내의 세포외액 중에서 그 존재 형태는 대부분이 나트륨과 함께 NaCl(소금)로 존재합니다. 따라서 혈액의 염소 농도는 일반적으로 나트륨 농도와 비례하여 변화합니다. 보통 때의 비율은 염소/나트륨 비율이 100: 140입니다.

クロールの値が高い場合に疑われる病気には、脱水症、腎不全、食塩の過剰摂取、クッシング症候群、ネフローゼ症候群、高ナトリウム血症などがあります。逆にクロール値が低い時は、激しい下痢、嘔吐、肺気腫、食塩の摂取不足、慢性気管支炎、アジソン病、尿崩症などの病気が疑われます。

염소값이 클 때 의심되는 질병은 탈수증, 신부전, 식염의 과잉 섭취, 쿠싱증후군, 네프로시스증후군(신장증후군), 고나트륨혈증 등이 있습니다. 반대로 염소값이 작을 때는 심한 설사, 구토, 폐기종, 소금의 섭취 부족, 만성기관지염, 애디슨병, 요붕증(diabetes insipidus)[24] 등의 질환이 의심됩니다.

---

[24] 비정상적으로 많은 양의 소변이 생성되고 과도한 갈증이 동반되는 질환을 말한다.

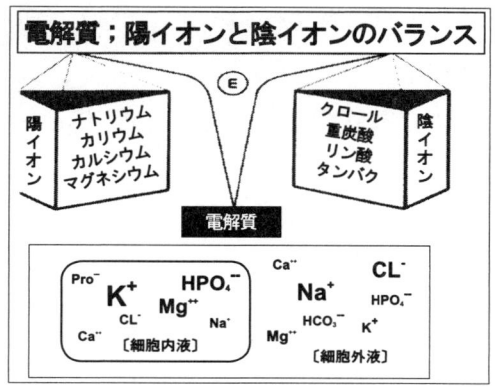

※ Ⓔ는 전해질 (electrolytes)을 뜻함
산·염기평형
〈출처〉http://medical.radionikkei.jp

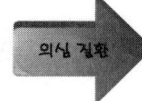

クロール (Cl) の異常で疑われる疾患
염소(cl)의 이상으로 의심되는 질환

● クロールの数値が高い場合
  염소의 수치가 큰 경우

- ネフローゼ症候群　ねふろーぜしょうこうぐん　nephrotic syndrome　네프로시스증후군(신장증후군)
- 腎不全　じんふぜん　renal failure　신부전
- クッシング症候群　くっしんぐしょうこうぐん　Cushing's syndrome　쿠싱증후군
- 脱水症　だっすいしょう　dehydration　탈수증

● クロールの数値が低い場合
　염소의 수치가 작은 경우
  • アジソン病　あじそんびょう　Addison's disease　애디슨병

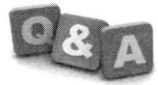

Q : Cl (クロール) は人体内でどんな役割をしているのでしょうか。
　 염소는 인체 내에서 어떤 역할을 하고 있습니까?

A : Cl (クロール) は水分を一定に保ち、浸透圧の調節などに重要な役割をしています。主に食塩より摂取します。
　 염소는 수분을 일정하게 유지하고 삼투압 조절 등에 중요한 역할을 하고 있습니다. 주로 식염으로 섭취합니다.

Q : Cl (クロール) が高値となるとどんな症状が疑われるのでしょうか。
　 염소 수치가 높아지면 어떤 증상이 의심됩니까?

A : 主な関連疾患及び症状としては脱水症状があげられますね。
　 Cl (クロール) が高値となる原因として、嘔吐・下痢などで大量の水分を失ったとか、食塩の摂り過ぎなどが考えられます。
　 주된 관련 질환 및 증상으로서는 탈수 증상을 들 수 있습니다. 염소 수치가 높아지는 원인으로서 구토, 설사 등으로 수분을 대량으로 잃었거나 식염의 과잉 섭취 등을 생각할 수 있습니다.

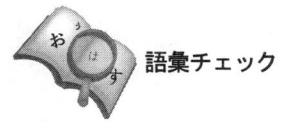 **語彙チェック**

- 電解質成分　でんかいしつせいぶん　전해질 성분
- 陰イオン　いんいおん　음이온
- 食塩　しょくえん　식염
- 経口　けいこう　경구
- 摂取　せっしゅ　섭취
- 酸　さん　산
- 塩基平衡　えんきへいこう　염기평형
- 並行　へいこう　병행
- 崩れる　くずれる　무너지다
- 人体内　じんたいない　인체 내
- 役割　やくわり　역할
- 浸透圧　しんとうあつ　osmotic pressure　삼투압
- 調節　ちょうせつ　조절
- 食塩　しょくえん　식염
- 関連疾患　かんれんしっかん　관련 질환
- 脱水　だっすい　human dehydration　탈수
- 嘔吐　おうと　구토
- 下痢　げり　설사
- 大量　たいりょう　대량
- 摂り過ぎ　とりすぎ　과잉 섭취

(21) カルシウム かるしうむ Ca(calcium) 칼슘

カルシウムは人体において最も多く存在するミネラルです。99%以上は骨・歯の形で貯蔵されており、血中に存在するカルシウムは心筋収縮や血液の凝固などに深いかかわりがあります。血液検査の際には内分泌疾患、骨代謝異常などの検査に利用されます。

칼슘은 인체에 가장 많이 존재하는 미네랄입니다. 99% 이상은 뼈・치아의 형태로 저장되고, 혈중에 존재하는 칼슘은 심근수축이나 혈액응고 등과 깊은 관계가 있습니다. 혈액검사에서 내분비 질환, 골대사 이상 등의 검사에 이용됩니다.

血液検査においてカルシウム(Ca)がチェックされるのは、各種の内分泌疾患や骨代謝異常の有無を検査するために行われます。

혈액검사에서 칼슘(Ca)을 체크하는 것은 각종 내분비 질환과 골대사의 이상 유무를 검사하기 위한 것입니다.

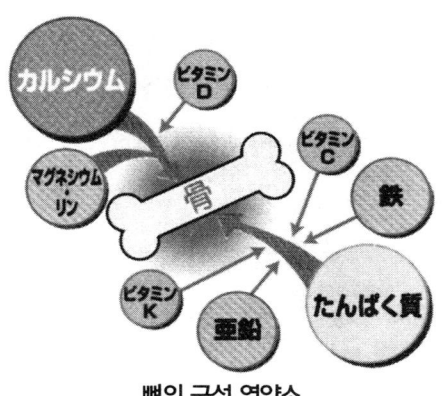

뼈의 구성 영양소
〈출처〉http://www.yuucyan.com

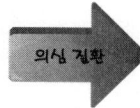 **カルシウム (Ca) の異常で疑われる疾患**
칼슘(Ca)의 이상으로 의심되는 질환

● カルシウムの数値が高い場合
　칼슘의 수치가 높을 경우

- 副甲状腺機能亢進症　ふくこうじょうせんきのうこうしんしょう　hyperparathyroidism(HPT)　부갑상샘기능항진증
- 癌　がん　cancer　암
- サルコイドーシス　さるこいどーしす　sarcoidosis　사르코이도시스(유육종증)[25]
- 多発性骨髄腫　たはつせいこつずいしゅ　multiple myeloma(MM)　다발성골수종
- 褐色細胞腫　かっしょくさいぼうしゅ　pheochromocytoma　갈색세포종

● カルシウムの数値が低い場合
　칼슘의 수치가 낮을 경우

- 副甲状腺機能低下症　ふくこうじょうせんきのうていかしょう　hypoparathyroidism(HPT)　부갑상샘기능항진증
- ビタミンD欠乏症(くる病)　びたみんでぃーけつぼうしょう　비타민 D 결핍증(구루병)
- アミロイドーシス　あみろいどーしす　amyloidosis　아밀로이드증
- 敗血症　はいけつしょう　septicemia　패혈증

---

25 원인을 알 수 없는 전신적 염증 질환을 뜻한다. 이 염증은 비괴사성육아종을 특징으로 하는데, 육아종이란 여러 세포가 뭉쳐 만든 염증 조직을 말한다.

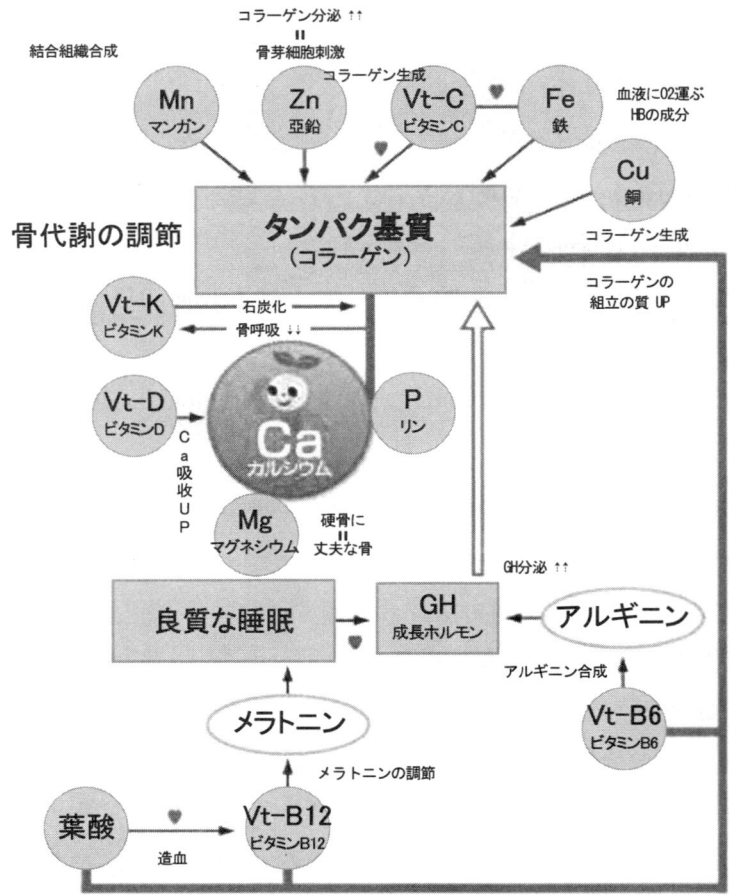

뼈 성장에 관련된 영양소 관계도
〈출처〉http://www.suku-noppo.jp

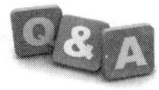

Q : カルシウムはどんな働きがあるのですか。
칼슘은 어떤 기능을 합니까?

A : 体内のカルシウムは、99%は骨と歯に、残りの1%が血液などの体液や筋肉などの組織にあります。この1%のカルシウムが出血を止めたり、神経の働きや筋肉運動など、生命の維持や活動に重要な役割をしています。このためにカルシウムはいつも骨に蓄えられているともいえますね。
체내 칼슘의 99%는 뼈와 치아에, 나머지 1%는 혈액 등 체액이나 근육 등의 조직에 있습니다. 이 1%의 칼슘이 출혈을 멈추거나 신경 기능이나 근육 운동 등 생명 유지와 활동에 중요한 역할을 하고 있습니다. 이 때문에 칼슘은 항상 뼈에 축적되어 있다고 말할 수 있습니다.

Q : カルシウムはどのくらいの量で体内に存在しますか。
칼슘은 어느 정도 양으로 체내에 존재합니까?

A : カルシウムは骨や歯などをつくっている栄養素ですので、体重の1〜2%の重さで体内に存在しています。
칼슘은 뼈나 치아 등을 만드는 영양소이므로 체중의 1〜2%의 무게로 체내에 존재하고 있습니다.

Q : では、どんな食品に多く含まれていますか
　　그럼 어떤 식품에 많이 함유되어 있습니까?

A : カルシウムの多い食品は、牛乳、小魚、海草、大豆および大豆製品、緑黄色野菜などです。
　　칼슘이 많은 식품은 우유, 작은 생선, 해초, 대두 및 콩 제품, 녹황색 채소 등입니다.

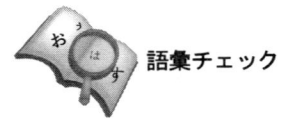 語彙チェック

□ 人体　じんたい　인체
□ 貯蔵　ちょぞう　저장
□ 心筋収縮　しんきんしゅうしゅく　심근 수축
□ 凝固　ぎょうこ　응고
□ 内分泌疾患　ないぶんぴつしっかん　내분비 질환
□ 骨代謝　こつたいしゃ　골대사
□ 異常　いじょう　이상
□ 有無　うむ　유무
□ 体内　たいない　체내
□ 組織　そしき　조직
□ 出血　しゅっけつ　출혈
□ 神経　しんけい　신경

- ☐ 筋肉運動　きんにくうんどう　근육 운동
- ☐ 生命　せいめい　생명
- ☐ 蓄える　たくわえる　축적하다, 비축하다
- ☐ 栄養素　えいようそ　영양소
- ☐ 小魚　こざかな　작은 생선
- ☐ 海草　かいそう　해초
- ☐ 大豆　だいず　대두
- ☐ 緑黄色野菜　りょくおうしょくやさい　녹황색 채소

(22) 無機リン　むきりん　I.P (inorganic phosphorus) 무기인

リンはミネラルの一種で、カルシウムについで量が多いミネラルです。体内では約80%が無機リンとして骨に存在しており、カルシウムと結合しています。血液検査において無機リン(I.P)がチェックされるのは、内分泌疾患や骨代謝異常などが疑われる場合に行われます。

인(燐)은 미네랄의 일종으로 칼슘 다음으로 양이 많은 미네랄입니다. 체내에서는 약 80%가 무기인으로 뼈에 존재하고 칼슘과 결합합니다. 혈액검사에서 무기인(I.P) 확인은 내분비 질환이나 골대사 이상 등이 의심될 경우에 시행합니다.

骨の重要な構成成分である無機リンはカルシウムとともに生体内の陰イオンとして、DNAやRNAなどの核酸、細胞膜を構成しているリン脂質、エネルギー代謝を担っているATPなどの成分として重要な働きをしています。体重70kgの人の体内には約540gの無

機リンが含まれています。その約80%はカルシウム塩として骨に存在し、約10%は蛋白質や脂質や糖質と結合して、約10%はエネルギー源（ATPなど）として広く体内に分布しています。

뼈의 중요한 구성 성분인 무기인은 칼슘과 함께 생체 내의 음이온으로 DNA 나 RNA 등의 핵산, 세포막을 구성하는 인지질, 에너지 대사를 담당하고 있는 ATP 등의 성분으로 중요한 역할을 하고 있습니다. 체중이 70kg인 사람의 체내에는 약 540g의 무기인이 포함되어 있습니다. 그 약 80%는 칼슘염으로 뼈에 존재하고 약 10%는 단백질, 지방질, 당분과 결합하고 약 10%는 에너지원으로 체내에 널리 분포하고 있습니다.

無機リンの排泄量の約60%は腎から尿として、残りは腸から便として排泄されます。血中の無機リン濃度は腎臓で調節されています。尿からは1日に約0.5gが排泄されますが、副甲状腺ホルモンは腎臓の尿細管での再吸収を抑えて、尿中排泄量を増加させます。

무기인 배설량의 약 60%는 신장에서 소변으로, 나머지는 장에서 대변으로 배설됩니다. 혈중 무기인 농도는 신장에서 조절되고 있습니다. 소변으로 1일 약 0.5g이 배설되지만, 부갑상샘호르몬은 신장의 세뇨관에서 재흡수를 억제해 소변 배설량을 증가시킵니다.

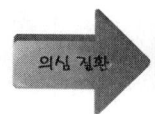 **無機リン (I.P) の異常で疑われる疾患**
무기인(I.P) 이상으로 의심되는 질환

● 無機リンの数値が高い場合
　무기인의 수치가 높을 경우
- 副甲状腺機能低下症　ふくこうじょうせんきのうていかしょう
　hypoparathyroidism　부갑상샘기능저하증
- 腎不全　じんふぜん　renal failure　신부전

● 無機リンの数値が低い場合
　무기인의 수치가 낮을 경우
- ビタミンD欠乏症　びたみんでぃけつぼうしょう(くる病)　rickets
　비타민 D 결핍증(구루병)
- 副甲状腺機能亢進症　ふくこうじょうせんきのうこうしんしょう
　hyperparathyroidism　부갑상샘기능항진증

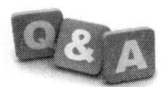

Q: 骨疾患や糖尿病発症に関わるタンパク質の構造と機能についての解明
　골 질환과 당뇨병 발병에 관한 단백질 구조와 기능에 대한 해명

A：東京大学大学院 理学系研究科 広報委員会，2012/10/1 発表
　資料
　동경대학대학원 이과계연구과 홍보위원회 2012/10/1 발표자료

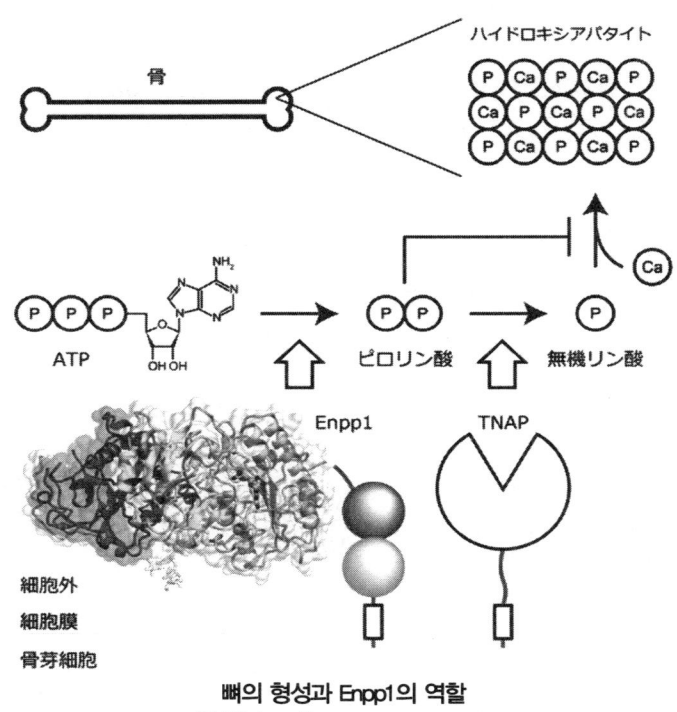

뼈의 형성과 Enpp1의 역할
〈출처〉http://www.s.u-tokyo.ac.jp

骨の主成分であるハイドロキシアパタイトはカルシウムイオンと無機リン酸からできています。骨の形成（ハイドロキシアパタイトの生成）は体内のカルシウムイオン、無機リン酸、ピロリン酸の濃度バランスによりコントロールされています。無機リン酸は骨形成を促進し、ピロリン酸は骨形成を抑制します。Enpp1タンパク質はヌクレオチド三リン酸を加水分解しピロリン酸を産生

することで過剰な骨形成を抑える役割をもち、Enpp1の遺伝子変異は重篤な骨疾患につながることが知られています。さらに、Enpp1はインスリン受容体と結合しインスリンシグナル経路を抑制する機能をもち、Enpp1の遺伝子多型は肥満や2型糖尿病と関連していることが報告されています。

뼈의 주성분인 하이드록시아파타이트(hydroxyapatite)[26]는 칼슘이온과 무기인산으로 구성되어 있습니다. 뼈의 형성은 체내 칼슘이온, 무기인산, 피로인산[27]의 농도 균형에 의해 조절됩니다. 무기인산은 뼈 형성을 촉진하고, 피로인산은 뼈 형성을 억제합니다. Enpp1 단백질은 뉴클레오티드삼인산을 가수분해하여 피로인산을 생산함으로써 과도한 뼈 형성을 억제하는 역할을 가지고 Enpp1의 유전자 변이는 심각한 뼈 질환으로 이어지는 것으로 알려져 있습니다. 또한, Enpp1은 인슐린 수용체와 결합하여 인슐린 신호 전달 경로를 억제하는 기능을 갖고 Enpp1의 유전자 다형은 비만과 2형 당뇨병과 관련 있는 것으로 보고됩니다.

・アデノシン三リン酸 (ATP)：アデノシンを基本構造とするヌクレオチド三リン酸。RNA合成の基質であるのに加え、エネルギー代謝やシグナル伝達など生体内でさまざまな役割をもつ。
아데노신삼인산(ATP): 아데노신을 기본 구조로 하는 뉴클레오티드삼인산. RNA 합성기질인 데다가 에너지 대사 및 신호전달 등 생체 내에서 다양한 역할을 한다.

---

26 뼈의 주성분. 칼슘이온과 무기인산으로 구성된다. 골아세포와 같은 특정 세포에서 만들어진다.
27 인산 두개가 결합된 화합물. 하이드록시아파타이트에 결합하여 뼈의 성장을 저해한다.

- ドメイン：タンパク質の構造的なひとかたまり。Enpp1は2つのソマトメジンB様ドメイン、触媒ドメイン、ヌクレアーゼ様ドメインの4つのドメインからなる。
도메인: 단백질의 구조적인 덩어리. Enpp1은 두 개의 소마토메딘(somatomedin)B 도메인, 촉매도메인, 뉴클레아도메인의 4개의 도메인으로 이루어진다.

※ 소마토메딘(somatomedin): 성장호르몬의 골격조직 작용에 중개하는 물질

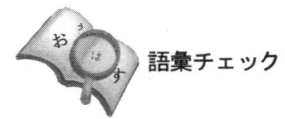 語彙チェック

- □ ミネラル　みねらる　mineral　미네랄
- □ カルシウム　かるしうむ　calcium　칼슘
- □ 無機リン　むきりん　무기인
- □ 結合　けつごう　결합
- □ 内分泌疾患　ないぶんぴつしっかん　내분비 질환
- □ 骨代謝異常　こつたいしゃいじょう　골대사 이상
- □ 構成成分　こうせいせいぶん　구성 성분
- □ 陰イオン　いんいおん　음이온
- □ 核酸　かくさん　핵산
- □ 細胞膜　さいぼうまく　세포막
- □ エネルギー代謝　えねるぎーたいしゃ　에너지대사
- □ カルシウム塩　かるしうむえん　칼슘염

- 蛋白質　たんぱくしつ　단백질
- 脂質　ししつ　지질
- 糖質　とうしつ　당질
- 排泄量　はいせつりょう　배설량
- 血中　けっちゅう　혈중
- 濃度　のうど　농도
- 腎臓　じんぞう　신장
- 調節　ちょうせつ　조절
- 副甲状腺ホルモン　ふくこうじょうせんほるもん　부갑상샘 호르몬
- 尿細管　にょうさいかん(renal tubule, 細尿管 또는 腎細管)　세뇨관

体内の総鉄量はおよそ4,000mg

赤血球中ヘモグロビン鉄 70%

食品からの鉄の吸収 1mg/日

汗や髪から排泄される鉄 1mg/日

組織鉄 5%

肝臓　脾臓

貯蔵鉄 25%

組織鉄：筋肉や皮膚にある鉄
貯蔵鉄：肝臓や脾臓にある鉄

女性は1回の月経で15～50mgの排せつがある

체내 철분의 총량
〈출처〉http://www.zenyaku.co.jp

- □ 再吸収　さいきゅうしゅう　재흡수
- □ 抑える　おさえる　억제하다, 누르다
- □ 増加させる　ぞうかさせる　증가시키다

(23) 鉄(血清鉄) てつ Fe(ferrum) 철

鉄(鉄分)は血液と非常に密接なかかわりがあるミネラルです。一般には血液中のヘモグロビンの量(貧血)を調べるために血液検査を行い、鉄代謝異常を検査できます。

철(철분)은 혈액과 매우 밀접한 관계가 있는 미네랄입니다. 일반적으로는 혈중 헤모글로빈양(빈혈)을 조사하기 위해서 혈액검사를 실시하며 철분대사 이상을 검사할 수 있습니다.

ちなみに、体内にはおよそ5g程度の鉄分が存在しており3gがヘモグロビン、2gが貯蔵鉄として素材しています。のこりのごくわずかが、血清鉄として存在しています。血液検査での鉄(血清鉄:Fe)のチェックは、鉄分の欠乏による貧血などの鉄代謝異常を検査するために行われます。

이를테면 체내에는 약 5g 정도의 철분이 존재하고 3g이 헤모글로빈, 2g이 저장철(stored iron)로서 존재합니다. 나머지 극히 일부가 혈청철로 존재하고 혈액검사에서 철(혈청철: Fe)을 확인하는 것은 철분 결핍에 의한 빈혈 등의 철대사 이상을 검사하기 위한 것입니다.

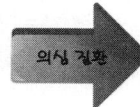 鉄 (血清鉄 : Fe) の異常で疑われる疾患
철(혈청철: Fe) 이상으로 의심되는 질환

● 鉄の数値が高い場合
　철의 수치가 높을 경우

- 溶血性貧血 ようけつせいひんけつ　hemolytic anemia　용혈빈혈
- 再生不良性貧血 さいせいふりょうせいひんけつ　aplastic anaemia 재생불량성빈혈
- サラセミア さらせみあ　thalassemia　탈라세미아(지중해빈혈)
- 肝硬変 かんこうへん　liver cirrhosis　간경변증

● 鉄の数値が低い場合
　철의 수치가 낮을 경우

- 鉄欠乏性貧血 てつけつぼうしょうせいひんけつ　iron-deficiency anemia　철결핍성빈혈[28]
- 多血症 たけっしょう　polycythemia　다혈증[29]
- 膠原病 こうげんびょう　collagen disease　교원병

---

28 인체의 철분 손실이 많아 저장된 철분이 고갈되어 나타나는 빈혈로 빈혈 종류 중에서 가장 흔하다. 빠른 성장, 임신, 생리, 그 외에 여러 가지 만성적 혈액 손실 등으로 나타난다.
29 적혈구증다증으로서 적혈구가 정상범위를 넘어서 증가한 상태를 말한다.

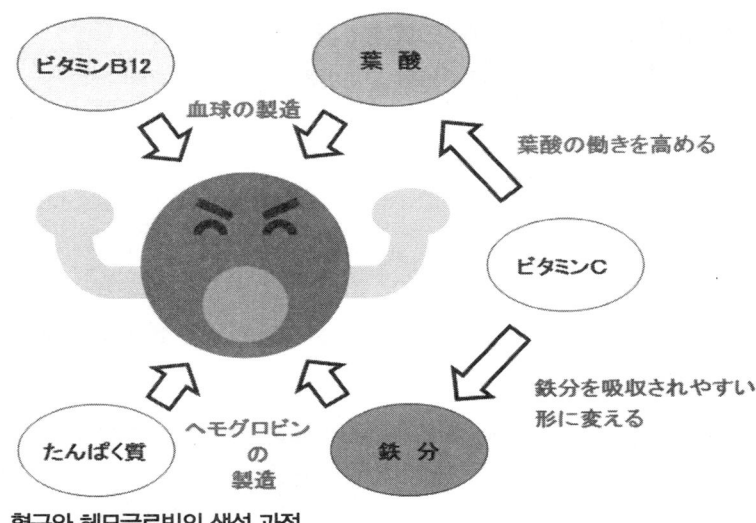

혈구와 헤모글로빈의 생성 과정
〈출처〉http://yog.sakura.ne.jp

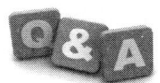

Q : 鉄分は吸収されにくい成分であると聞いたことがあり
ますが、他の栄養素の手助けを要するのでしょうか。
철분은 잘 흡수되지 않는 성분이라고 들은 적이 있습니다만, 다른 영양소의 도움이 필요합니까?

A : はい、おっしゃった通りです。鉄分を吸収されやすい形に変
えてくれるのが、ビタミンCやたんぱく質です。
네, 말씀하신 대로입니다. 철분을 흡수하기 쉬운 형태로 바꾸어
주는 것이 비타민C와 단백질입니다.

Q : 鉄分を効果的に吸収するためにはどうすればいいでしょうか。
철분을 효과적으로 흡수하기 위해서는 어떻게 해야 합니까?

A : ビタミンCの多い食品、血液を作る機能をUPするたんぱく質の多い食品を一緒に食べることで、相乗効果が生まれます。また、葉酸の多い食品、ビタミンB12の多い食品も同様です。
비타민C가 많은 음식, 혈액 만드는 기능을 향상시키는 단백질이 많은 식품을 함께 먹음으로써 상승효과가 생깁니다. 또한, 엽산이 많은 식품, 비타민 B12가 많은 식품도 마찬가지입니다.

Q : 鉄分の吸収を妨げるものはありませんか。
철분 흡수를 방해하는 것은 없습니까?

A : それがタンニンというものですが、タンニンを含むのは、コーヒー、紅茶、緑茶などです。
그것이 타닌(tannin)이라는 것인데 타닌을 포함하는 것은 커피, 홍차, 녹차 등입니다.

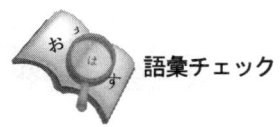 語彙チェック

□ 鉄分　てつぶん　철분
□ 密接　みっせつ　밀접

- ヘモグロビン　へもぐろびん　헤모글로빈
- 貧血　ひんけつ　빈혈
- 鉄代謝異常　てつたいしゃいじょう　철대사 이상
- 程度　ていど　정도
- 貯蔵鉄　ちょぞうてつ　저장철
- 素材　そざい　소재
- 血清鉄　けっせいてつ　혈청철
- 欠乏　けつぼう　결핍
- 吸収　きゅうしゅう　흡수
- 相乗効果　そうじょうこうか　상승 효과
- 葉酸　ようさん　엽산
- 妨げる　さまたげる　방해하다

(24) 不飽和鉄結合能　ふほうわてつけつごうのう　UIBC(unsaturated iron binding capacity)　불포화철결합능

不飽和鉄結合能(UIBC)は血清鉄(Fe)と一緒に測定することにより貧血をはじめとした鉄代謝異常に関する疾患の判別に使われる検査項目です。

불포화철결합능(UIBC)은 혈청철(Fe)과 함께 측정하여 빈혈을 비롯한 철대사 이상에 관한 질환 판별에 사용하기 위한 검사 항목입니다.

不飽和鉄結合能は総鉄結合能から血清鉄を引いたものです。血清中のトランスフェリンは1/3が鉄と結合し、2/3は鉄と未結合の

状態で存在しています。不飽和鉄結合能とは、鉄と未結合状態のトランスフェリンに結合できる鉄の量のことです。鉄欠乏性貧血のように、鉄の量が減少すれば、未結合状態のトランスフェリンが増加するので、UIBCも増加します。血液検査において不飽和鉄結合能 (UIBC) がチェックされるのは、鉄分 (血清鉄) と同時にチェックすることで鉄代謝異常が測定されます。

불포화철결합능은 총철결합능에서 혈청철을 뺀 것입니다. 혈청 중의 트랜스페린(transferrin)은 1/3이 철과 결합하고, 2/3는 철과 미결합 상태로 존재합니다. 불포화철결합능이란 철이 미결합 상태의 트랜스페린과 결합할 수 있는 철의 양입니다. 철결핍성빈혈처럼 철의 양이 감소하면 미결합 상태의 트랜스페린이 증가하므로 불포화철결합능도 증가합니다. 혈액검사에서 불포화철결합능을 철분(혈청철)과 함께 체크함으로써 철대사 이상을 측정할 수 있습니다.

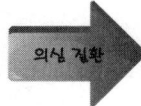 **不飽和鉄結合能 (UIBC) の異常で疑われる疾患**
불포화철결합능(UIBC) 이상으로 의심되는 질환

● 血清鉄上昇・UIBC低下の場合
  혈청철 상승·UIBC 저하의 경우
• 再生不良性貧血　さいせいふりょうせいひんけつ　aplastic anaemia
  재생불량성빈혈
• 巨赤芽球性貧血　きょせきがきゅうせいひんけつ　megaloblastic anemia 거적아구성빈혈

● 血清鉄低下・UIBC低下の場合
　혈청철 저하·UIBC상승의 경우
- 重症肝疾患　じゅうしょうかんしっかん　severe liver disease　중증 간 질환

● UIBCの数値が高い場合
　UIBC의 수치가 높을 경우
- 鉄欠乏性貧血　てつけつぼうせいひんけつ　iron deficiency anemia
　철결핍성빈혈

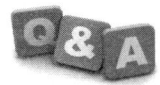

Q : 体内で鉄が不足するとなぜ貧血が生じるのでしょうか。
　　체내에 철이 부족하면 왜 빈혈이 생깁니까?

A : 鉄が不足するとヘモグロビンの合成も低下してしまうからです。出血などで余分に鉄が失われたり、成長期や妊娠などで鉄の需要が多い時などは、普段以上に鉄を補給しなければなりません。
　　철이 부족하면 헤모글로빈의 합성도 저하되기 때문입니다. 출혈 등으로 필요 이상으로 철이 없어지거나 성장기나 임신 등으로 철의 수요가 많을 때는 평소보다 많이 철을 공급해야 합니다.

Q: もし鉄が十分に補給されない状態が続くとどうなりますか。
만약 철이 충분히 보급되지 않는 상태가 계속되면 어떻게 됩니까?

A: 血液中以外に蓄えられている貯蔵鉄が減少し、その次に血液中の血清鉄が減少して、さらにはヘモグロビン鉄が減少して鉄欠乏性貧血になります。
혈액 이외에 축적된 저장철이 감소하고 그 다음에 혈액 안의 혈청철이 감소하고 또한 헤모글로빈철이 감소하여 철결핍성빈혈이 됩니다.

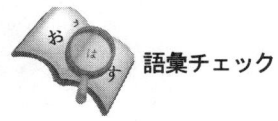 語彙チェック

- 不飽和鉄結合能　ふほうわてつけつごうのう　불포화성결합능
- 測定　そくてい　측정
- 疾患　しっかん　질환
- 判別　はんべつ　판별
- 検査項目　けんさこうもく　검사 항목
- 総鉄結合能　そうてつけつごうのう　총철결합능
- トランスフェリン　とらんすふぇりん　트랜스페린
- 未結合状態　みけつごうじょうたい　미결합 상태
- 鉄欠乏性貧血　てつけっぴつせいひんけつ　철결핍성빈혈
- 減少　げんしょう　감소

- 増加　ぞうか　증가
- ヘモグロビン　へもぐろびん　헤모글로빈
- 合成　ごうせい　합성
- 成長期　せいちょうき　성장기
- 妊娠　にんしん　임신
- 需要　じゅよう　수요
- 補給　ほきゅう　보급
- 貯蔵鉄　ちょうぞうてつ　저장철
- 血清鉄　けっせいてつ　혈청철

②

血球算定検査
けっきゅうさんていけんさ
혈구산정검사

(1) 白血球数　はっけっきゅうすう　WBC(white blood cell count)
백혈구 수

白血球(WBC)は体内に細菌やウイルス、異物などが侵入したとき、これを取り込んで破壊したり、免疫抗体を作って細菌やウイルス、癌細胞を殺したりする(免疫反応)働きをしています。

백혈구(WBC)는 체내에 세균이나 바이러스, 이물질 등이 침입했을 때 이를 파괴하거나 면역항체를 만들어서 세균이나 바이러스, 암세포를 죽이는 (면역반응) 역할을 합니다.

白血球は体内に病原菌などが侵入して炎症を起こすなどの異常がなければ、ほぼ一定に保たれていますが、炎症が起きると骨髄でさかんに作られ、病原菌の侵入を防ぎます。よって、白血球の数が多ければ、体内のどこかで炎症が起きたり、病原菌が進入していることを示します。

백혈구는 체내에 병원균이 침입해서 염증을 일으키는 등의 이상이 발생하지 않는 한 거의 일정하게 유지되고 염증이 생기면 골수에서 활발하게 생성되어 병원균의 침입을 막습니다. 따라서 백혈구의 수가 많아지면 체내 어딘가에 염증이 생겼거나 병원균이 침입했다는 것을 나타냅니다.

白血球は骨髄で作られ、寿命を迎えた白血球は脾臓で破壊されるので、骨髄と脾臓の機能のチェックをする際にもWBC検査は重要な検査となります。白血球数が増加している場合は、細菌などの感染症が考えられます。重大な疾患としては白血病が考えられます。リンパ球が増える白血病をリンパ性白血病、それ以外が増える場合を骨髄性白血病と言います。白血球数が減少する場合は、ある種のウイルス感染や自己免疫疾患が考えられます。体の抵抗力が衰えて感染症にかかりやすいので、思わぬ合併症を発症するリスクが高まります。

백혈구는 골수에서 만들어지고 수명을 다한 백혈구는 비장에서 파괴되기 때문에 골수와 비장의 기능검사를 할 때에도 WBC검사는 중요한 검사입니다. 백혈구 수가 증가하는 경우는 세균 등의 감염이 있을 수 있습니다. 심각한 질환으로는 백혈병이 발생할 수 있습니다. 림프구가 증가하는 백혈병을 림프성백혈병, 그 이외의 것이 늘어날 경우를 골수성백혈병이라고 합니다. 백혈구 수가 감소한다면 바이러스 감염이나 자가면역 질환이 있을 수 있습니다. 몸의 저항력이 약해져 감염되기 쉬우므로 예상치 못한 합병증이 발병할 위험이 커집니다.

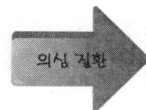 **白血球数 (WBC) の異常で疑われる疾患**
백혈구 수(WBC) 이상으로 의심되는 질환

● 白血球数 (WBC) の数値が基準値より高い場合
　백혈구 수(WBC)의 수치가 기준치보다 높을 경우
- 扁桃腺炎 へんとうせんえん　tonsillitis　편도선염[30]
- 肺炎 はいえん　pneumonia　폐렴[31]
- 虫垂炎 ちゅうすいえん　appendicitis　충수염[32]
- 白血病 はっけつびょう　leukemia　백혈병[33]

● 白血球数 (WBC) の数値が基準値より低い場合
　백혈구 수(WBC)의 수치가 기준치보다 낮을 경우
- 膠原病 こうげんびょう　collagen disease　교원병
- 再生不良性貧血 さいせいふりょうせいひんけつ　aplastic anemia
　재생불량성빈혈
- ウイルス感染 ういるすかんせん　viral infection　바이러스 감염
- HIV(エイズ) えいず　human immunodeficiency virus　인체면역
　결핍바이러스
- 悪性貧血 あくせいひんけつ　pernicious anemia　악성빈혈
- 敗血症 はいけつしょう　sepsis　패혈증

---

30 미생물 중 보통 용혈연쇄상구균(溶血性連鎖状球菌)이나 바이러스 등이 점막에 침입함으로써 편도선에 생기는 염증성 감염을 말한다.
31 폐 조직이 세균 감염, 이물질 흡입, 방사선 조사(照射) 등으로 염증이 생기거나 굳는 것을 말한다.
32 맹장염, 충양돌기염이라고도 한다.
33 순환계 내 백혈구 수가 증가하는 조혈조직의 악성종양을 말한다.

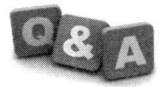

Q : 白血球数(WBC)は人体内でどんな働きをしているのでしょうか。
백혈구 수는 체내에서 어떤 기능을 하고 있습니까?

A : 白血球は、病原微生物などが体内に侵入してくると捕え、消化分解して無毒化し、病気を起こさせないようにする働きをしています。
백혈구는 병원성 미생물 등이 체내에 침입하면 포착해 소화, 분해하여 무독화하고 질병을 일으키지 않도록 하는 작용을 하고 있습니다.

Q : 白血球にはどんな種類がありますか。
백혈구에는 어떤 종류가 있습니까?

A : 白血球の種類には、好酸球、好中球、好塩基球の顆粒球と、リンパ球(Tリンパ球、Bリンパ球)、単球があります。
백혈구의 종류는 호산구, 호중구, 호염기구의 과립구와 림프구(T림프구, B림프구), 단구가 있습니다.

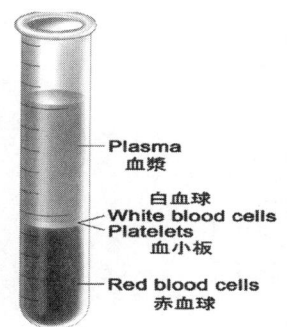
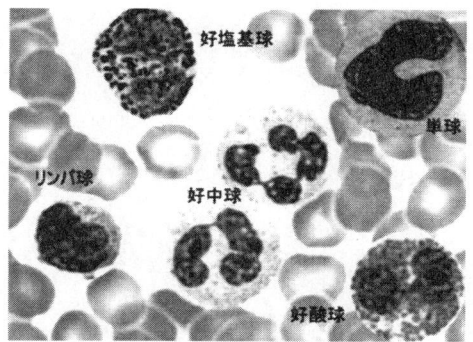

백혈구의 종류
〈출처〉http://rikanet2.jst.go.jp

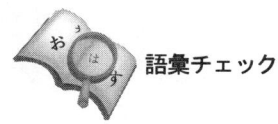

- 白血球　はっけっきゅう　백혈구
- 細菌　さいきん　세균
- ウイルス　ういるす　virus　바이러스
- 異物　いぶつ　이물
- 侵入　しんにゅう　침입
- 破壊　はかい　파괴
- 食作用　しょくさよう　식작용, 식균 작용
- 免疫抗体　めんえきこうたい　면역항체
- 癌細胞　がんさいぼう　암세포
- 免疫反応　めんえきはんのう　면역반응
- 病原菌　びょうげんきん　병원균

- ☐ 炎症　えんしょう　염증
- ☐ 進入　しんにゅう　진입
- ☐ 白血病　はっけつびょう　백혈병
- ☐ 骨髄　こつずい　골수
- ☐ 寿命　じゅみょう　수명
- ☐ 脾臓　ひぞう　비장
- ☐ 感染症　かんせんしょう　감염증
- ☐ 骨髄性白血病　こつずいせいはっけつびょう　골수성백혈병
- ☐ ウイルス感染　ういるすかんせん　바이러스 감염
- ☐ 自己免疫疾患　じこめんえきしっかん　자가면역 질환
- ☐ 抵抗力　ていこうりょく　저항력
- ☐ 合併症　がっぺいしょう　합병증
- ☐ 発症　はっしょう　발병

(2) 赤血球数　せっけっきゅうすう　RBC(red blood cell count) 적혈구 수

血液中に赤血球がどれくらいあるのかを調べる検査が赤血球数です。過少だと貧血症の疑いがあり、逆に多すぎると多血症の疑いがあります。血液の45%は血球と呼ばれるものが占めており、さらに血球には赤血球・白血球・血小板の三種類があります。そして、そのうちの95%は赤血球が占めています。この赤血球の90%以上はヘモグロビンと呼ばれるタンパクから成り立っています。このヘモグロビンが赤色の為、赤血球が赤く見え、赤血球が95%を占める血液も赤く見えます。赤血球の最も重要な役割は肺で取り込まれた酸素を全身に運ぶことです。

혈중 적혈구량을 조사하는 검사가 적혈구 수입니다. 너무 적으면 빈혈을 의심할 수 있고 반대로 지나치게 많으면 다혈증을 의심할 수 있습니다. 혈액의 45%는 혈구가 차지하며 이 혈구에는 적혈구·백혈구·혈소판의 세 종류가 있습니다. 그 중 95%를 적혈구가 차지하고 있으며, 적혈구의 90% 이상은 헤모글로빈이라는 단백질로 구성됩니다. 이 헤모글로빈이 적색이므로 적혈구가 빨갛게 보이고 혈액도 빨갛게 보입니다. 적혈구의 가장 중요한 역할은 폐로 운반된 산소를 전신으로 운반하는 것입니다.

赤血球の平均的な寿命は120日前後で、1年に3回総入れ替えが行われます。実際には毎日何百億ともいわれる赤血球が作られ、同様に壊れています。赤血球数が基準より不足する場合、いわゆる「貧血症」と診断されます。これは、赤血球数の減少により、赤血球の大切な働きである酸素を全身に供給することが難しくなるということから発生します。症状としては、疲労感やめまい、頭痛、集中力の欠如などが挙げられます。
적혈구의 평균 수명은 120일 전후로 1년에 3번 교체됩니다. 실제로는 매일 몇백억 개의 적혈구가 만들어지고 동시에 파괴됩니다. 적혈구 수가 기준치보다 부족하면 이른바 '빈혈'로 진단받게 되는데, 이는 적혈구 수가 감소함으로써 적혈구의 중요한 역할인 산소를 전신으로 공급하는 능력이 떨어지기 때문에 발생합니다. 증상으로는 피로감, 현기증, 두통, 집중력 저하 등을 들 수 있습니다.

逆に、赤血球数が基準よりも多くなる状態を「赤血球増多症」「多血症」などと呼びます。頭痛・目眩などの非特異的な中枢神経症

状や高血圧が現れるほか、脳梗塞、心筋梗塞などの原因になることもあります。多血症（赤血球増多症）については、疾病などによる一時的なもの、ストレスによるもの、原因不明のものまで多々あります。赤血球数が多いからといって、一概に慢性的な多血症（赤血球増多症）であるとは言えません。

반대로 적혈구 수가 기준치보다 많아지는 상태를 '적혈구증다증', '다혈증' 등으로 부릅니다. 두통·현기증 등의 중추 신경 증상이나 고혈압 증상이 나타나며 뇌경색, 심근경색 등의 원인이 되기도 합니다. 다혈증(적혈구증다증)은 질병 등에 의한 일시적인 것, 스트레스에 의한 것, 원인 불명에 이르기까지 다양합니다. 적혈구 수가 많다고 해서 모두 만성적인 다혈증이라고 할 수는 없습니다.

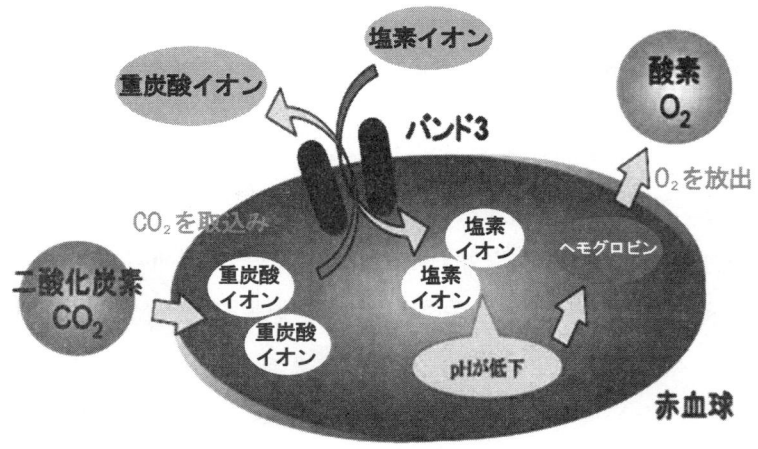

밴드3의 기능[34]
〈출처〉http://www.spring8.or.jp

---

[34] 적혈구의 세포막(적혈구막)에는 밴드3이라는 막수송단백질이 많이 존재하고 신진대사가 활발한 조직에 적절한 양의 산소를 공급하는 대사 센서로서, 체내에서 매우 중요한 역할을 있는 것으로 알려져 있다. 적혈구는 대사가 활발한 세포가 혈액 중에 방출된 이산화탄소를 획득, 적혈구에서 중탄산이온으로 변환한다. 밴드3이 이 중탄산

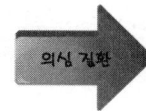 **赤血球数 (RBC) の異常で疑われる疾患**
적혈구 수(RBC) 이상으로 의심되는 질환

● 赤血球数(RBC)の数値が基準値より高い場合
  적혈구 수의 수치가 기준치보다 높을 경우
• 多血症 たけつしょう polycythemia 다혈증

● 赤血球数(RBC)の数値が基準値より低い場合
  적혈구 수의 수치가 기준치보다 낮을 경우
• 貧血症 ひんけつしょう anemia 빈혈증

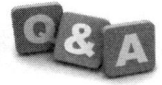

Q : 赤血球は人体内でどんな役割をするのでしょうか。
   적혈구는 인체 내에서 어떤 역할을 합니까?

A : 赤血球は骨髄で産生され、ヘモグロビンを通じて酸素を体の
   隅々まで運び、不要になった二酸化炭素を運び出す働きや、血
   液のpHを一定に保つなどの重要な働きをしています。
   적혈구는 골수에서 생산되고 헤모글로빈을 통해서 산소를 인체

이온과 혈중 염소이온을 교환, 수송하면 적혈구의 pH가 크게 감소하여 헤모글로빈에
산소 방출을 자극한다. 이 기구에 의해 대사가 활발한 (이산화탄소를 많이 방출하는) 조
직에 중점적으로 산소를 공급한다.

의 구석구석까지 운반하고 불필요해진 이산화탄소를 운반하는 기능과 혈액의 pH를 일정하게 유지하는 등 중요한 기능을 하고 있습니다.

Q : 赤血球を作るためにはどんな材料が必要になりますか。
적혈구를 만들기 위해서는 어떤 재료가 필요합니까?

A : 赤血球を作るためには、鉄分以外にも葉酸やビタミンB12などが必要であり、これらが不足することによって、赤血球がつくられなくなり貧血となります。
적혈구를 만들기 위해서는 철분 이외에도 엽산과 비타민 B12 등이 필요하며, 이러한 것들이 부족하면 적혈구가 생산되지 않아 빈혈이 됩니다.

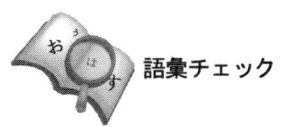 語彙チェック

- 赤血球　せっけっきゅう　적혈구
- 過少　かしょう　과소
- 貧血症　ひんけつしょう　빈혈증
- 多血症　たけつしょう　다혈증
- 血小板　けっしょうばん　혈소판
- 酸素　さんそ　산소

- □ 疲労感　ひろうかん　피로감
- □ 目眩　めまい　현기증
- □ 頭痛　ずつう　두통
- □ 集中力　しゅうちゅうりょく　집중력
- □ 欠如　けつじょ　결여
- □ 脳梗塞　のうこうそく　뇌경색
- □ 心筋梗塞　しんきんこうそく　심근경색
- □ 原因不明　げんいんふめい　원인 불명
- □ 慢性的　まんせいてき　만성적

(3) ヘモグロビン　へもぐろびん　Hb(hemoglobin) 헤모글로빈

ヘモグロビンとは、血液の赤い色は赤血球に含まれるヘモグロビン（血色素）によるもので、赤血球の働きの中心となっています。ヘモグロビンとは鉄を含む「ヘム」とたんぱく質の「グロビン」がくっついたものです。ヘモグロビンは酸素を体内に運搬する重要な役割を担っていて、鉄が不足するとヘモグロビンも足りなくなり、息切れや動機などの酸欠症状が現れます。血液中のヘモグロビンは、酸素と結びつき全身の組織へ酸素を運び二酸化炭素を回収する働きがあります。このため血液中のヘモグロビン濃度が下がると全身の組織や臓器に酸素が不足となります。これを鉄欠乏性貧血と言います。

헤모글로빈이란 혈액의 빨간색은 적혈구에 포함된 헤모글로빈(혈색소)에 의한 것으로 적혈구 기능의 중심을 이룹니다. 헤모글로빈이란 철을 포함하는 '헴'과 단백질인 '글로빈(globin)'이 결합한 것입니다. 헤모글로빈은 산소를 체내로 운반하는 중요한 역할을 하므로 철이 부족하게 되면 헤모글로빈도 부족해져 숨이 차고 가슴이 두근거리는 등의 산소결핍 증상이 나타나게 됩니다. 혈중 헤모글로빈은 산소와 결합하여 전신 조직으로 산소를 운반하고 이산화탄소를 회수하는 역할을 합니다. 그러므로 혈중 헤모글로빈 농도가 저하되면 전신 조직이나 장기에 산소가 부족하게 되는데 이를 철결핍성빈혈(iron deficiency anemia)이라고 합니다.

女性の場合月経(生理)の影響により毎月鉄分を失うことになりますので、若い女性の1/3-1/2は鉄分の欠乏による貧血症(またはその予備軍)ともいわれています。
여성은 월경(생리)의 영향으로 매월 철분을 잃게 되므로 젊은 여성의 1/3~1/2은 철분 결핍에 의한 빈혈증(또는 예비군)이라고도 합니다.

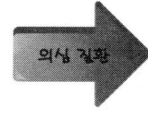
ヘモグロビンのの異常で疑われる疾患
헤모글로빈 이상으로 의심되는 질환

- 貧血症 ひんけつしょう anemia 빈혈증

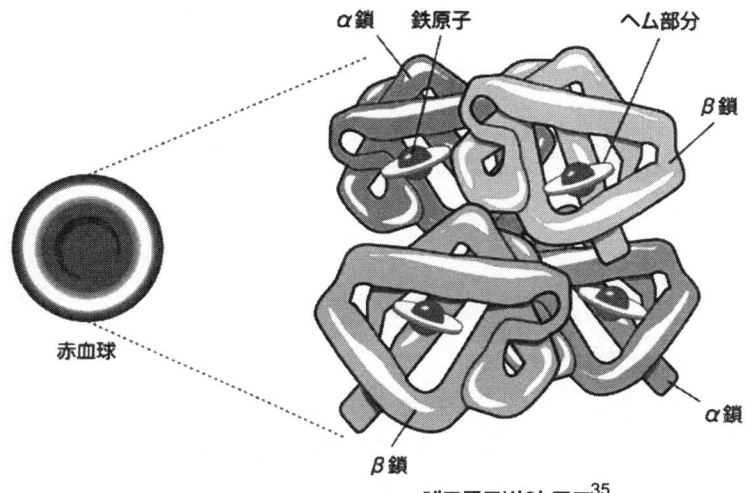

헤모글로빈의 구조[35]
〈출처〉http://apnu0622.blogspot.com

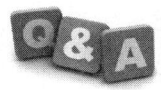

Q : 鉄欠乏性貧血はなぜ起こるのでしょうか。
철결핍성빈혈은 왜 일어나는 것입니까?

A : 貧血の患者さんの約 7 割は「鉄欠乏性貧血」です。体内の鉄が不足したためにヘモグロビンが順調に造られなくなるケースです。

---

35 헤모글로빈은 4개의 서브유닛으로 구성되어 있다. 각 서브유닛은 헴 부분과 글로빈이라고 불리는 단백질 부분(α사슬, β사슬)이 결합한 것이다. 이 헴 부분에 한 개의 산소분자가 결합함으로써 헤모글로빈 1분자는 산소의 4분자를 옮길 수 있다.

빈혈환자의 약 70%는 철결핍성빈혈입니다. 체내의 철이 부족하여 헤모글로빈이 순조롭게 만들어지지 않게 되는 경우입니다.

Q: では、鉄が不足する原因は何でしょうか。
　　그럼 철이 부족한 원인은 무엇입니까?

A: 偏った食生活などが原因で、食事から摂る鉄が不足している場合、月経や病気（胃・十二指腸潰瘍、胃腸のポリープや癌、痔など）による出血で鉄が排出されて不足する場合が挙げられますね。また、妊娠期も赤ちゃんの赤血球を造るためにたくさんの鉄が必要なので鉄不足が起こりやすくなります。
　　편식 등이 원인으로 식사를 하면서 섭취하는 철이 부족한 경우, (철의 배출이 많은) 생리와 질병(위·십이지장궤양, 위장의 폴립이나 암, 치질 등)에 의한 출혈로 철분이 배출되어 부족해지는 경우를 들 수 있겠습니다. 또한, 임신기에도 아기의 적혈구를 만들기 위해 많은 철분이 필요하므로 철 결핍이 발생하기 쉽습니다.

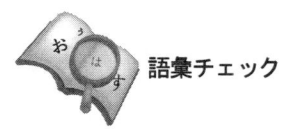 語彙チェック

□ 赤血球　せっけっきゅう　적혈구
□ 過少　かしょう　과소
□ 多血症　たけつしょう　다혈증
□ 血小板　けっしょうばん　혈소판

- ヘモグロビン　へもぐろびん　헤모글로빈
- 成り立つ　なりたつ　이루어지다, 성립되다
- 酸素　さんそ　산소
- 全身　ぜんしん　전신
- 寿命　じゅみょう　수명
- 診断　しんだん　진단
- 供給　きょうきゅう　공급
- 疲労感　ひろうかん　피로감
- 目眩　めまい　현기증
- 頭痛　ずつう　두통
- 欠如　けつじょ　결여
- 赤血球増多症　せっけっきゅうぞうたしょう　적혈구증다증
- 非特異的　ひとくいてき　비특이적
- 中枢神経症状　ちゅうすうしんけいしょうじょう　중추신경증상
- 高血圧　こうけつあつ　고혈압
- 脳梗塞　のうこうさく　뇌경색
- 心筋梗塞　しんきんこうそく　심근경색
- 原因不明　げんいんふめい　원인 불명
- 一概　いちがい　일괄, 일률
- 慢性的　まんせいてき　만성적

(4) ヘマトクリット　へまとくりっと　Ht, Hct(hematocrit)
헤마토크릿(적혈구용적률)

赤血球中のタンパク質の一種であるヘマトクリット値の量を表します。ヘマトクリット値が少ない状態を貧血と呼びます。ヘマトクリット値が過少な原因としては鉄分不足が挙げられます。

적혈구 안에 있는 단백질의 일종인 헤마토크릿(hematocrit)값의 양을 나타냅니다. 헤마토크릿값이 적은 상태를 빈혈이라고 합니다. 헤마토크릿값이 적은 원인으로서는 철분 부족을 들 수 있습니다.

ヘマトクリットとは、血液中にある赤血球の割合をしめす値です。「赤血球」の項目で、血液の約45%は血球でその95%が赤血球ですが、この割合が「ヘマトクリット値」です。ヘマトクリット値は、赤血球数やヘモグロビン量などと総合的に判断すべきですが、過少であれば貧血、多すぎる場合は多血症が疑われます。

헤마토크릿이란 혈액 중에 존재하는 적혈구의 비율을 나타내는 수치입니다. '적혈구' 항목에서 혈액의 약 45%는 혈구가 차지하고 혈구의 95%가 적혈구인데 이 적혈구의 비율이 '헤마토크릿값'입니다. 헤마토크릿값은 적혈구 수와 헤모글로빈양 등을 종합적으로 판단해야 하며 지나치게 적으면 빈혈, 지나치게 많으면 다혈증을 의심할 수 있습니다.

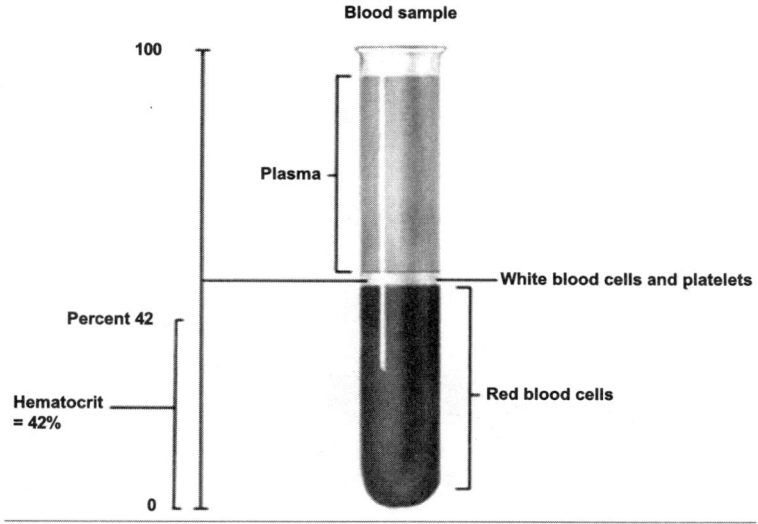

혈구 용적률
〈출처〉http://3.bp.blogspot.com

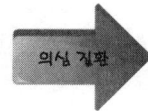 ヘマトクリット値の異常で疑われる疾患
헤마토크릿값 이상으로 의심되는 질환

● ヘマトクリット値の数値が基準値より高い場合
  헤마토크릿값의 수치가 기준값보다 높을 경우
• 多血症 たけつしょう polycythemia 다혈증
• 脱水症 だっすいしょう dehydration 탈수증

● ヘマトクリット値の数値が基準値より低い場合
　헤마토크릿값의 수치가 기준값보다 낮을 경우

- 鉄欠乏性貧血　てつけつぼうせいひんけつ　　iron deficiency ancmia
　철결핍성빈혈
- 再生不良性貧血　さいせいふりょうせいひんけつ　　aplastic anemia
　재생불량성빈혈

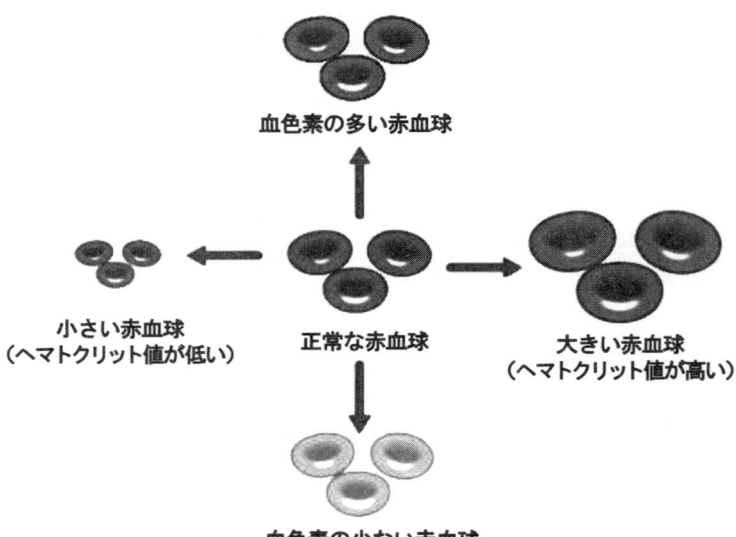

적혈구항 수
〈출처〉http://ketsueki.doremi3.com

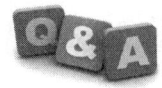

Q : ヘマトクリット値が高くなる原因は何でしょうか。
헤마토크릿값이 커지는 원인은 무엇입니까?

A : 体内の水分が減少する脱水症状を起こし相対的に高くなっていることが考えられます。また赤血球の生産が著しく増加する、多血症（赤血球増加症）などの疾患が考えられます。
체내 수분이 감소하는 탈수 증상을 일으켜 상대적으로 높아져 있는 것으로 생각됩니다. 또한, 적혈구 생산이 크게 증가하는 다혈증(적혈구증다증) 등의 질환이 있을 수 있습니다.

Q : ヘマトクリット値が低くなる原因は何でしょうか。
헤마토크릿값이 낮아지는 원인은 무엇입니까?

A : 出産や生理などの生理的な原因の他に正常な血液が作られなくなる白血病などの疾患が考えられます。またヘマトクリットが減少すると貧血症状を起こしやすくなります。
출산이나 생리 등의 생리적 원인 외에 정상적인 혈액이 만들어지지 않는 백혈병 등의 질환이 있을 수 있습니다. 또한, 헤마토크릿이 감소하면 빈혈 증상이 나타나기 쉽습니다.

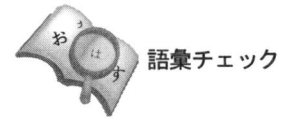 語彙チェック

- 一種　いっしゅ　일종
- ヘマトクリット　へまとくりっと　hematocrit　헤마토크릿
- 鉄分不足　てつぶんぶそく　철분 부족
- 割合　わりあい　비율
- 総合的　そうごうてき　종합적
- 判断　はんだん　판단
- 多血症　たけつしょう　다혈증
- 出産　しゅっさん　출산
- 生理　せいり　생리
- 白血病　はっけつびょう　백혈병

(5) 血小板数　けっしょうばんすう　PLT(platelet count)　혈소판 수

血液成分である血小板は、血液の凝固作用をして外傷などで出血した時に止血の働きをします。血球は全て骨髄の造血幹細胞で作られるので、血小板も骨髄で産生されます。血小板は、骨髄の'成熟した巨核球'の細胞質を材料として作られる成分で核を持っていません。

혈액성분인 혈소판은 혈액 응고 작용을 하며 외상으로 인한 출혈 시 지혈 역할을 합니다. 혈구는 모두 골수의 조혈줄기세포에서 만들어지므로 혈소판도 골수에서 만들어집니다. 혈소판은 골수의 '성

숙한 거핵구'의 세포질을 재료로 만들어지는 성분으로 핵을 가지지 않습니다.

血小板の大きさは約1～4μmで小さく、寿命は3～10日で脾臓で破壊されることになります。血液一般検査における血小板数の基準値は、『14.0万～38.0万個/μ1』で、10万個以下になると止血能力が低下するとされています。5万個以下になると些細な衝撃や弾みで鼻の粘膜や歯茎の粘膜から出血が起こるようになり、肘や膝といった打ちつけやすい部分に紫斑が出来やすくなります。3万個以下で尿に血液が混じる血尿が出たり、内臓から出血が起こる危険があり、2万個以下では出血多量による死亡リスクが高くなります。

혈소판의 크기는 약 1～4μm으로 작고 수명은 3～10일로 비장에서 파괴됩니다. 혈액 일반검사에서 혈소판 수의 기준값은 '14.0만～38.0만 개/μl'로 10만 개 이하가 되면 지혈 능력이 저하된다고 합니다. 5만 개 이하가 되면 가벼운 충격이나 힘에도 코점막이나 잇몸 점막에서 출혈이 발생하게 되고 팔꿈치나 무릎 등 부딪치기 쉬운 부분에 자반이 생기기 쉽습니다. 3만 개 이하에서는 소변에 혈액이 섞인 혈뇨 증상을 보이거나 내장에서 출혈이 발생할 위험이 있고, 2만 개 이하에서는 다량 출혈에 의한 사망 위험이 커집니다.

血小板数が異常に減少する代表的な病気には、白血病や骨髄異形成症候群、再生不良性貧血、肝硬変などがありますが、原因不明の血小板減少性紫斑病などによっても減少します。反対に、血小板が多くなりすぎると血栓が生じやすくなりますが、70万個以上になると血小板血症の可能性が高くなり、脳梗塞や心筋梗塞を注

意する必要があります。血小板数の異常が見られる場合には、専門医による精密検査による確定診断と医学的治療が必要になってきますが、血小板の数が少ない場合には止血能力が低下しますので、怪我や歯磨き、髭剃りなどで出血しないように日常生活で注意しなければなりません。

혈소판 수가 이상적으로 감소하는 대표적인 병에는 백혈병이나 골수이형성증후군, 재생불량성빈혈, 간경변증 등이 있으며 원인 불명의 혈소판감소성자반병 등에 의해서도 감소할 수 있습니다. 반대로 혈소판이 지나치게 많아지면 혈전이 생기기 쉬우며 70만 개 이상이 되면 혈소판 혈증의 가능성이 높아지고 뇌경색이나 심근경색을 조심해야 합니다. 혈소판 수 이상이 나타날 때에는 전문의의 정밀검사를 통한 확정 진단과 의학적 치료가 필요하고 혈소판 수가 적으면 지혈 능력이 저하되므로 부상이나 양치, 면도 등에 의한 출혈이 발생하지 않도록 주의해야 합니다.

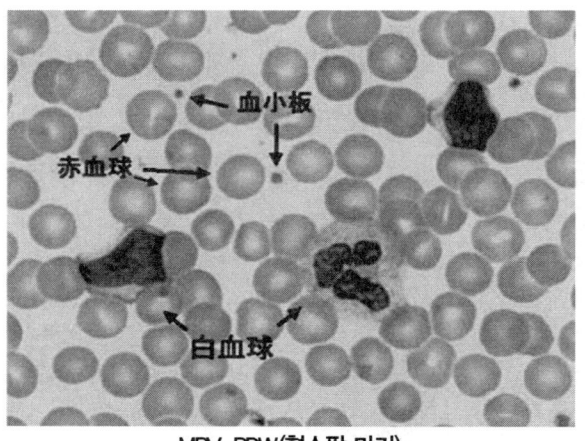

MPV, PDW(혈소판 마커)
1) MPV (Mean Platelet Volume) : 평균 혈소판량
2) PDW (Platelet Distribution Width) : 혈소판 분포폭
〈출처〉 http://www.byouin.metro.tokyo.jp

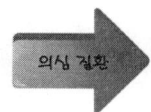 의심 질환 血小板数の異常で疑われる疾患
혈소판 수 이상으로 의심되는 질환

● 血小板数(PLT)の数値が基準値より高い場合
  혈소판 수(PLT)의 수치가 기준치보다 높을 경우
- 慢性骨髄性白血病 まんせいこつずいせいはっけつびょう chronic myeloid leukemia(CML) 만성골수성백혈병
- 真性多血症 しんせいたけつしょう polycythemia vera 진성다혈증

● 血小板数(PLT)の数値が基準値より低い場合
  혈소판 수(PLT)의 수치가 기준치보다 낮을 경우
- 再生不良性貧血 さいせいふりょうせいひんけつ aplastic anemia 재생불량성빈혈
- 白血病 はっけつびょう leukemia 백혈병[36]
- 肝硬変 かんこうへん cirrhosis 간경변증

---

36 백혈병은 흔히 다음의 네 가지 형태로 분류한다.
  - 급성골수성백혈병 (Acute myeloid leukemia)
  - 급성림프구성백혈병 (Acute lymphocytic leukemia)
  - 만성골수성백혈병 (Chronic myeloid leukemia)
  - 만성림프구성백혈병 (Chronic lymphocytic leukemia)

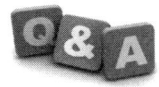

Q : 普通、毛細血管や止血に欠かせないのが血小板数というのですが、血小板は主にどんな役割をしているのでしょうか。
보통 모세혈관과 지혈에 없어서는 안 되는 것이 혈소판 수인데, 혈소판은 주로 어떤 역할을 합니까?

A : 血小板は血管が傷ついた場合に集まり、血管の傷を塞いで出血を止める働きをしています。
혈소판은 혈관이 손상된 경우에 모여서 혈관의 상처를 막아 출혈을 멈추는 기능을 합니다.

Q : 血小板はどんな成分から構成されていますか。
혈소판은 어떤 성분으로 구성되어 있습니까?

A : 血小板はねばねばとした粘着性をもつ成分です。ですから、血小板の働きは血液の凝固作用とも呼ばれます
혈소판은 끈적끈적한 점액 성질을 가지는 성분입니다. 그러므로 혈소판의 기능은 혈액 응고 작용이라고도 불립니다.

Q : では逆に血小板の量が増加しすぎた場合はどうなるでしょうか？
그럼 반대로 혈소판의 양이 너무 증가하면 어떻게 됩니까?

A : 血小板が極端に増加すると、血管が詰まり血栓を引き起こしやすくなってしまうので、続けて増加している場合でも注意が必要です。

혈소판이 지나치게 증가하면 혈관이 막혀 혈전을 일으키기 쉬워지므로 계속해서 증가할 때에도 주의가 필요합니다.

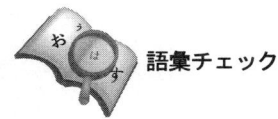 語彙チェック

- 血液成分　けつえきせいぶん　혈액성분
- 血小板　けっしょうばん　혈소판
- 凝固作用　ぎょうこさよう　응고 작용
- 外傷　がいしょう　외상
- 止血　しけつ　지혈
- 骨髄　こつずい　골수
- 造血幹細胞　ぞうけつかんさいぼう　조혈간세포
- 巨核球　きょかくきゅう　거핵구
- 脾臓　ひぞう　비장
- 粘膜　ねんまく　점막
- 歯茎　はぐき　잇몸
- 白血病　はっけつびょう　백혈병
- 骨髄異形成症候群　こつずいいけいせいしょうこうぐん　골수이형성증후군

- 再生不良性貧血　さいせいふりょうせいひんけつ　재생불량성 빈혈
- 血小板減少性紫斑病　けっしょうばんげんしょうせいしはんびょう　thrombocytopenic purpura　혈소판감소성자반병(말초혈액에 혈소판이 줄어들어 출혈성 혈액 질환을 일으키는 질환)
- 血栓　けっせん　혈전
- 脳梗塞　のうこうそく　뇌경색
- 心筋梗塞　しんきんこうそく　심근경색

(6) 網状赤血球数　もうじょうせっけっきゅうすう　RET(reticulocyte)　망상적혈구 수

網状赤血球とは、骨髄で作られたばかりの未熟な赤血球のことを指します。主に臨床検査では、間接的に造血能力を測定する為に検査されます。
망상적혈구란 골수에서 막 만들어진 미숙한 적혈구를 말합니다. 임상검사에서는 간접적으로 조혈 능력을 측정하기 위해 검사합니다.

網状赤血球数はいわゆる血液の中に占めている未熟な赤血球の割合です。通常、貧血の治療の際や投薬治療の成果を測定する際などに多く活用され、貧血と診断された際と比較して網状赤血球数が投薬により2倍程度に増加していれば治療に一定の成果が出ていると判断することができます。
망상적혈구 수는 혈중에서 차지하는 미숙한 적혈구의 비율을 말합

니다. 주로 빈혈 치료 시나 투약치료의 성과를 측정할 때 활용되며, 빈혈이라고 진단받았을 때와 비교해서 투약 후 망상적혈구 수가 2 배 정도 증가하면 어느 정도 치료가 성과를 거두었다고 판단할 수 있습니다.

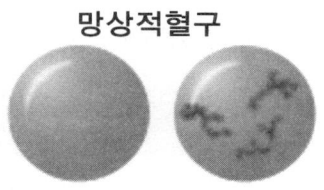
망상적혈구

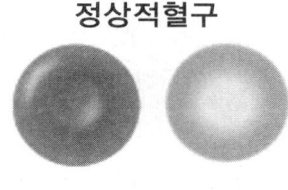
정상적혈구

망상적혈구와 정상적혈구의 모양
〈출처〉 http://ja.wikipedia.org

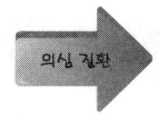
의심 질환

網赤血球数(RET)の異常で疑われる疾患
망상적혈구 수 이상으로 의심되는 질환

• 貧血症 ひんけつしょう anemia 빈혈증

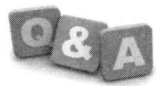

Q : 網状赤血球数は何のために調べるのでしょうか？
　　망상적혈구 수는 무엇을 위해 조사하는 것입니까?

A : 網状赤血球は、赤血球の骨髄での産生状態を表すので、貧血などの病気を調べるためには欠かせません。

Part 1 血液検査 혈액검사 | 147

망상적혈구는 적혈구가 골수에서 만들어지는 상태를 나타내므로 빈혈 등의 질병을 알아내기 위해서는 꼭 필요합니다.

Q : 検査結果から網状赤血球数が高くなったり低くなったりする場合、その原因は何でしょうか。
검사 결과에서 망상적혈구 수가 증가하거나 감소하면 그 원인은 무엇입니까?

A : 赤血球が破壊（溶血）されて貧血が起こっているときは、それを回復させようと、骨髄で赤血球数の産生が増すとともに、網状赤血球も増加します。また赤血球が出血で減った場合も、それを補うために骨髄で赤血球が作られるので、網状赤血球が増えることがあります。一方、網状赤血球数が減少している場合は、骨髄での造血機能が低下していることを示しています。最初に疑われる病気は再生不良性貧血ですが、急性白血病や抗癌剤治療の後で骨髄機能が弱っている場合などでも減少することがあります。
적혈구가 파괴(용혈)되어 빈혈이 생길 때 이를 회복하기 위해 골수에서 적혈구 생산이 증가하고 망상적혈구도 증가합니다. 또한, 적혈구가 출혈로 줄어든 경우에도 이를 보완하기 위해 골수에서 적혈구를 만들기 때문에 망상적혈구 수가 증가할 수 있습니다. 한편, 망상적혈구 수의 감소는 골수에서 조혈 기능이 저하되어 있음을 보여줍니다. 먼저 의심되는 질병은 재생불량성빈혈이며 급성백혈병이나 항암제 치료 후 골수 기능이 약해져 있는 경우도 감소할 수 있습니다.

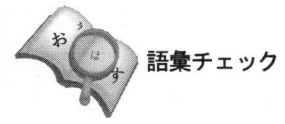 **語彙チェック**

- 網状赤血球　もうじょうせっけっきゅう　망상적혈구
- 骨髄　こつずい　골수
- 未熟な　みじゅくな　미숙한
- 臨床検査　りんしょうけんさ　임상검사
- 間接的　かんせつてき　간접적
- 造血能力　ぞうけつのうりょく　조혈 능력
- 通常　つうじょう　통상
- 投薬治療　とうやくちりょう　투약 치료
- 成果　せいか　성과
- 活用　かつよう　활용
- 比較　ひかく　비교
- 増加　ぞうか　증가
- 一定　いってい　일정

(7) 血液像 けつえきぞう hemogram 혈액상(백혈구 분화)[37]

血液像とは、体の免疫機能の中枢を担っている白血球を「好中球」「好酸球」「リンパ球」「単球」「好塩基球」に分類することが

---

[37] 혈액검사에서 혈중에 포함되는 적혈구, 백혈구, 혈소판 등의 혈액세포 수와 형태 등을 조사한 결과의 총체를 말한다. 즉, 헤모글로빈, 혈소판, 적혈구 수, 백혈구 수, 혈소판 수 등을 측정하고, 혈액을 유리 슬라이드에 도말 염색한 표본을 현미경검사에서 적혈구의 모양과 각종 백혈구 (호중구, 호산구, 호염기공 등의 과립구와 림프구, 단구 등)가 차지하는 백분율, 혈소판의 형태, 이상 세포의 출현 여부 등을 조사한다.

でき、これらの割合を調査することにより、どんな以上が起こっているのかの目処をつけることができる血液検査の一種です。
혈액상이란 몸의 면역기능의 중추를 담당하는 백혈구는 호중구·호산구·림프구·단구·호염기구로 분류할 수 있고, 이들 비율을 조사함으로써 어떤 이상이 일어나고 있는지 알 수 있는 혈액검사의 일종입니다.

感染症や炎症などが起こった場合、白血球に関する疾病や異状が発生した場合は、このバランスが崩れます。このバランスがどのように崩れているのかを調べることにより、現在どのような異状が体に起こっているのかを調べることができます。
감염이나 염증 등이 생겼을 때와 백혈구에 관한 질병이나 이상이 발생하면 이 균형은 깨집니다. 균형이 어떻게 깨졌는지를 조사함으로써 현재 몸에 어떤 이상이 생겼는지를 알 수 있습니다.

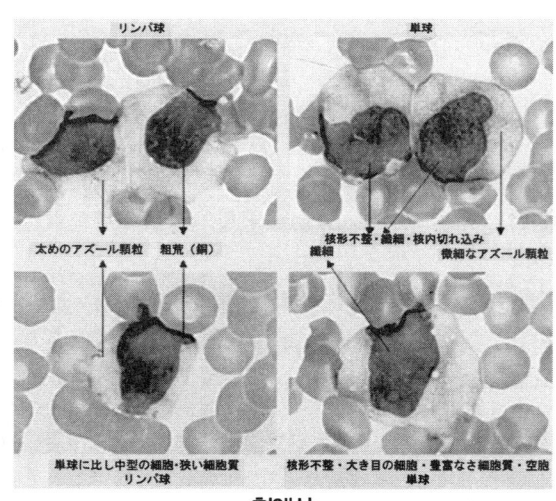

혈액상

〈출처〉http://www.beckmancoulter.co.jp

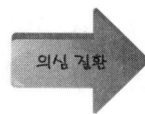

血液像の異常で疑われる疾患
혈액상 이상으로 의심되는 질환

好中球 こうちゅうきゅう	・増加	虫垂炎、胆嚢炎、肺炎、扁桃炎、脳炎、痛風、心筋梗塞など
	・減少	インフルエンザ、ウイルス性肝炎、結核、貧血、急性白血病など
好酸球 こうさんきゅう	・増加	気管支喘息、じんま疹、アレルギー性皮膚炎、寄生虫、甲状腺機能亢進症・膠原病など
	・減少	初期感染症
リンパ球 りんぱきゅう	・増加	ウイルス性感染症、結核、バセドウ病、副腎機能不全など
	・減少	エイズ、悪性リンパ腫、再生不良性貧血など
単球 たんきゅう	・増加	慢性骨髄性白血病、潰瘍性大腸炎など
好塩基球 こうえんききゅう	・増加	各種アレルギー疾患、甲状腺機能低下症、慢性骨髄性白血病など

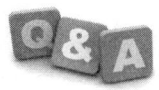

Q : 血液像検査とはどういう検査ですか。
혈액상검사란 어떠한 검사입니까?

A : 白血球100個に含まれる5種類それぞれの割合を%で現します。基準値は男女で若干異なりますが、基準値内の割合であれば正常といえます。基準値の範囲外になると、割合の高低で疑われる病気が変わります。

혈액상검사는 백혈구 100개에 포함된 5가지 각각의 비율을 백분율로 표시합니다. 기준치는 남녀가 약간 다르지만, 기준치의 비율은 정상이라고 할 수 있습니다. 기준치 범위를 벗어나면 비율의 높낮이로 의심되는 질병이 바뀝니다.

Q: そうすると血液像検査の基準値はどうなっていますか。
그렇다면 혈액상검사의 기준치는 어떻게 되어 있습니까?

A: 基準値は次のようです。
好中球 : 40.0～70.0前後、好酸球 : 0.5～10.0前後、好塩基球 : 0.3～2.0前後、単球 : 4.0～10.0前後、リンパ球 : 20.0～45.0前後
기준치는 다음과 같습니다.
호중구: 40.0～70.0 전후, 호산구: 0.5～10.0 전후, 호염기공: 0.3～2.0 전후, 단구: 4.0～10.0 전후, 림프구: 20.0～45.0 전후

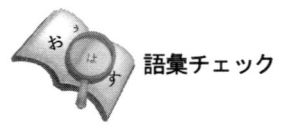 語彙チェック

- 血液像　けつえきぞう　혈액상
- 中枢　ちゅうすう　중추
- 免疫機能　めんえききのう　면역기능
- 好中球　こうちゅうきゅう　호중구
- 好酸球　こうさんきゅう　호산구

- リンパ球　りんぱきゅう　림프구
- 単球　たんきゅう　단구
- 好塩基球　こうえんききゅう　호염기구
- 感染症　かんせんしょう　감염증
- 炎症　えんしょう　염증
- 疾病　しっぺい　질병

③
炎症反応検査
えんしょうはんのうけんさ
염증반응검사

**(1) 赤血球沈降速度　せっけっきゅうちんこうそくど　ESR
　　(erythrocyte sedimentation rate) 적혈구 침강 속도**

赤血球沈降速度とは名前の通り血液中の赤血球が試薬内に沈むスピードを指します。赤血球沈降速度(赤沈)が基準値から外れているのは体内で何らかの異常が発生していることを示すことが多いので、赤血球沈降速度(赤沈)は結核やその他様々なな疾患の状態把握の際に検査される血液検査項目です。赤血球沈降速度が早くなる場合には、大きく「赤血球数の減少」「アルブミンの減少・γグロブリン・フィブリノゲンの増加」が考えられます。こうした場合結核を始めとした感染症などの疾患が疑われます。

적혈구 침강 속도란 이름대로 혈액 안의 적혈구가 시약 안에서 가라앉는 속도를 말합니다. 적혈구 침강 속도(혈침)가 기준치에서 벗어나게 되면 체내에서 어떤 이상이 발생했을 가능성이 높으며 결핵이나 기타 여러 가지 질환의 상태를 파악하기 위해 실시하는 혈액 검사 항목입니다. 적혈구 침강 속도가 빨라지면 주로 적혈구 수 감소와 알부민 감소·γ-글로불린·피브리노젠(fibrinogen) 증가 등의 증상이 나타날 수 있고, 이 경우 결핵을 비롯한 감염증 등의 질환을 의심할 수 있습니다.

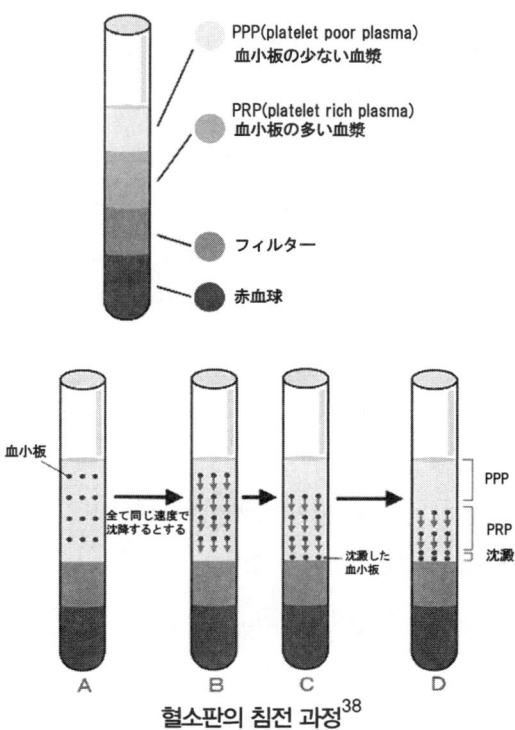

혈소판의 침전 과정[38]
〈출처〉 http://tsurumaikouenn.blogspot.kr

---

38 항응고제가 혼합된 정맥혈을 시험관에 넣고 일정 시간 수직으로 놓았을 때 적혈구가 혈장으로부터 분리되어 시험관 아래로 가라앉게 되는데, 이렇게 시간당 이동한 적혈구 침강선까지의 거리를 적혈구 침강 속도(ESR)라고 한다(서울대학병원). 혈액을 원심분리하면 최하층에 적혈구가 침전하고 그 위에 분리 필터, 그 위에 노란색 혈장이 침전한다. 이 혈장 위쪽은 혈소판이 적고, 아래쪽으로는 혈소판이 많다. 적혈구 침강 속도는 혈소판의 200배 정도이므로 먼저 적혈구가 전부 침전된다. 혈소판은 A → B → C → D처럼 침전해 나간다.

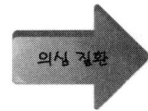 **赤血球沈降速度 (ESR) の異常で疑われる疾患**
적혈구 침강 속도 이상으로 의심되는 질환

● 赤血球沈降速度(ESR)の数値が基準値より高い場合
  적혈구 침강 속도(ESR)의 수치가 기준값보다 높을 경우

- 結核 けっかく tuberculosis 결핵
- リウマチ りうまち rheumatism 류머티즘
- 膠原病 こうげんびょう collagen disease 교원병
- 貧血症 ひんけつしょう anemia 빈혈증
- 白血病 はっけつびょう leukemia 백혈병
- 癌 がん cancer 암
- 肝臓疾患 かんぞうしっかん liver disease 간 질환

● 赤血球沈降速度(ESR)の数値が基準値より低い場合
  적혈구 침강 속도(ESR)의 수치가 기준값보다 낮을 경우

- 多血症 たけつしょう polycythemia 다혈증

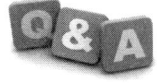

Q : 血沈検査 (赤血球沈降速度検査) とはどんな検査ですか。
　　혈침검사(적혈구침강 속도검사)란 어떤 검사입니까?

A : 赤血球の沈降スピードを測定することで赤血球の状態から疾患の可能性などを検討します。
적혈구 침강 속도를 측정함으로써 적혈구의 상태에서 질환 가능성 등을 검사합니다.

Q : 具体的な測定方式はいかがでしょうか。
구체적인 측정방식은 어떻습니까?

A : 採取した血液をガラスの試験管に入れ「抗凝固薬」を加えて「1時間当たりに沈降した距離」をミリ単位で測定していきます。
채집한 혈액을 유리시험관에 넣고 항응고약을 더하여 1시간마다 침강한 거리를 밀리미터 단위로 측정해 나갑니다.

Q : 沈降速度に影響を与えるものは何でしょうか。
침강 속도에 영향을 주는 것은 무엇입니까?

A : フィブリノーゲンとかアルブミン・グロブリンのようなたんぱく質組織ですね。これらの蛋白質組織の他にも、赤血球と血漿の比重、ヘマトクリット（赤血球割合）によっても沈降速度は変化します。血沈検査では、赤血球組織は様々な疾患に対して反応します。
피브리노젠, 알부민, 글로불린 등의 단백질 조직입니다. 이들 단백질 이외에도 적혈구, 혈장의 비중, 헤마토크릿(적혈구 비율)에 의해 침강 속도는 변화합니다. 혈침검사에서 적혈구조직은 여러 질병에 반응합니다.

Q：これらの蛋白質組織の他にも沈降速度を変化させるものはありますか。
이러한 단백질 조직 외에도 침강 속도를 변화시키는 것이 있습니까?

A：赤血球と血漿の比重、ヘマトクリット（赤血球割合）によっても沈降速度は変化します。
적혈구와 혈장의 비중, 헤마토크릿(적혈구 비율)에 의해서도 침강 속도가 변화합니다.

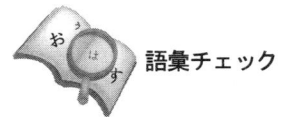 **語彙チェック**

- 赤血球沈降速度　せっけっきゅうちんこうそくど　적혈구 침강 속도
- 試薬　しやく　시약
- 基準値　きじゅんち　기준치
- 体内　たいない　체내
- 結核　けっかく　결핵
- 疾患　しっかん　질환
- 把握　はあく　파악
- アルブミン　あるぶみん　알부민
- γグロブリン　γぐろぶりん　감마글로불린
- フィブリノゲン　ふぃぶりのげん　피브리노젠(fibrinogen)

(2) C反応性蛋白　Cはんのうせいたんぱく　CRP(c-reactive protein)
　　 C반응성단백질

C反応性蛋白とは、体内での炎症反応や組織が破壊された際に血中に現れるタンパク質です。肺炎球菌のC多糖類と結合することからC反応性と呼ばれます。CRPという略称で呼ばれることも多く、主には感染症や肺炎(他炎症も含む)などの検査の際に行なわれます。

C반응성단백질이란 체내의 염증반응이나 조직이 파괴되었을 때 혈중에 나타나는 단백질입니다. 폐렴구균인 C다당류와 결합하기 때문에 C반응성이라고도 합니다. CRP라는 약칭을 사용할 때도 많으며 주로 감염증이나 폐렴(타 염증도 포함) 등을 검사할 때 시행됩니다.

炎症が起こったとき、24時間以内に急増し、2～3日後には減少するので、炎症の早期診断に役立ちます。また、ほかの検査と組み合わせることによって、急激な組織の破壊や病気の重症度、経過、治療成績などを判定することができます。

염증이 발생했을 때 24시간 이내에 급증하고 2～3일 후에는 감소하기 때문에 염증 조기 진단에 도움이 됩니다. 또한, 다른 검사와 병행하여 실시함으로써 급격한 조직 파괴와 병의 경중, 경과, 치료 성적 등을 판정할 수 있습니다.

また、狭心症ではCRPは陰性ですが、急性心筋梗塞では陽性・高値となりますので、これらを鑑別する指標としても用いられています。さらに、クラミジアなどによる慢性炎症が急性心筋梗塞の原因となることが近年の研究で判明し、このような場合にも低濃度

のCRPの上昇が認められます。

또한 협심증에서 CRP는 음성이지만, 급성심근경색에서는 양성이거나 수치가 높아지기 때문에 이를 감별하는 지표로도 이용됩니다. 또한, 최근 연구에 의하면 클라미디아(chlamydia)[39] 등에 의한 만성 염증이 급성심근경색의 원인으로 밝혀졌고 이 경우에도 저농도의 CRP 상승을 보였습니다.

陰性・陽性を判定法には毛細管法と生化学的な定量法がありますが、毛細管法では血清を毛細管に入れ、そこにCRP抗血清を混入、37度の温度で2時間、4度の温度で一晩冷やします。血清中にCRPがあればCRP抗血清と反応して白い沈殿物がありますが、その沈殿物の有無と高さによって陰性か陽性かを判定します。

음성·양성 판정법에는 모세관법과 생화학적 정량법이 있습니다. 모세관법에서는 혈청을 모세관에 넣고 CRP항혈청을 혼입하여 37도의 온도에서 2시간, 4도의 온도에서 하룻밤 식힙니다. 혈청 중에 CRP가 존재하면 CRP항혈청과 반응하여 흰 침전물이 만들어지는데 이 침전물의 유무와 높이로 음성·양성을 판정합니다.

その他、各種の検査を総合して診断が下されます。炎症疾患の回復期や、潜在的な細菌感染症が疑われる病態では、症状・病勢にあわせて、繰り返し検査を行ないます。また、風邪などでも上昇することがあるので、この場合は、症状が落ち着いた時期に検査し、潜在的な炎症や疾患の有無を判定します。

그 외 각종 검사를 종합해서 진단합니다. 염증 질환의 회복기와 잠

---

[39] 클라미디아는 트라코마, 앵무병, 서혜림프육아종 등의 병원균을 말한다.

재적인 세균감염증이 의심되면 질환의 증상과 병세에 맞춰서 반복 검사를 해야 합니다. 또한, 감기에 걸렸을 때도 상승할 수 있으며, 이 경우는 증상이 진정된 후 검사를 하여 잠재적인 염증이나 질환의 유무를 판정합니다.

陽性の場合はまず、リウマチ熱、リウマチ様関節炎、気管支肺炎、耳下腺炎、骨髄炎、尿路感染症などの炎症性の病気が疑われます。また、心筋梗塞や癌、肉腫などの組織破壊を伴う疾患や、急性胃炎、白血病、急性骨炎でも陽性になります。

양성의 경우는 우선 류머티즘열, 만성관절류머티즘(류머티즘양관절염), 기관지폐렴, 이하선염, 골수염, 요로감염증 등의 염증성 질환을 의심할 수 있습니다. 또한, 심근경색이나 암, 육종 등의 조직 파괴를 수반하는 질환이나 급성위염, 백혈병, 급성골염에서도 양성으로 나타납니다.

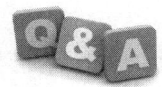

Q : 人体内で炎症性の刺激や細胞の破壊が生じると急激に増加してくるタンパク質成分を何といいますか。
　　체내에서 염증성자극이나 세포 파괴가 일어나면 급격히 증가하는 단백질 성분을 무엇이라 합니까?

A : C反応性たんぱくですね。
　　C반응성단백질입니다.

Q : C反応性たんぱくはどんな特徴を持っていますか。
　　C반응성단백질은 어떤 특징을 가지고 있습니까?

A : C反応性たんぱくは、体内に炎症症状を発症すると「発症から2〜3時間」という短時間の間に急激に血中量が増加する特徴を持っております。
　　C반응성단백질은 체내에 염증 증상이 시작되면 발병으로부터 2〜3시간이라는 단시간 내에 급격히 혈중량이 증가하는 특징이 있습니다.

Q : 基準値よりも高い場合に疑われる病気は何でしょうか。
　　기준치보다 높을 때 의심되는 질병은 무엇입니까?

A : ウイルス性感染症、細菌性感染症、悪性腫瘍、心筋梗塞、膠原病などがありますね。また、細胞組織の損傷や壊死などを引きおこす「外傷」・「熱傷」などの場合にも、C反応性たんぱくの数値が上昇します。
　　바이러스성감염증, 세균성감염, 악성종양, 심근경색, 교원병 등이 있습니다. 또한, 세포 조직의 손상이나 괴사 등을 일으키는 외상·화상 등의 경우에도 C반응성단백질 수치가 상승합니다.

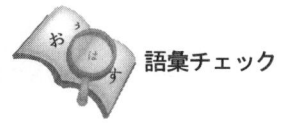 **語彙チェック**

- C反応性蛋白　Cはんのうせいたんぱく　C반응성단백질
- 炎症反応　えんしょうはんのう　염증반응
- 肺炎球菌　はいえんきゅうきん　폐렴구균
- C多糖類　Cたとうるい　C다당류
- C反応性　Cはんのうせい　C반응성
- 急増　きゅうぞう　급증
- 早期診断　そうきしんだん　조기 진단
- 組み合わせ　くみあわせ　조합
- 急激　きゅうげき　급격
- 重症度　じゅうしょうど　중증도
- 経過　けいか　경과
- 治療成績　ちりょうせいせき　치료 성적
- 狭心症　きょうしんしょう　협심증
- 陰性　いんせい　음성
- 急性心筋梗塞　きゅうせいしんきんこうそく　급성심근경색
- 陽性　ようせい　양성
- 鑑別　かんべつ　감별
- 指標　しひょう　지표
- クラミジア　くらみじあ　클라미디아(chlamydia)
- 慢性炎症　まんせいえんしょう　만성염증
- 濃度　のうど　농도

- 上昇　じょうしょう　상승
- 毛細管法　もうさいかんほう　모세관법
- 生化学的　せいかがくてき　생화학적
- 定量法　ていりょうほう　정량법
- 結成　けっせい　결성
- 抗血清　こうけっせい　항혈청
- 沈殿物　ちんでんぶつ　침전물
- 回復期　かいふくき　회복기
- 潜在的　せんざいてき　잠재적
- 細菌感染症　さいきんかんせんしょう　세균감염증
- 病勢　びょうせい　병세
- 関節炎　かんせつえん　관절염
- 気管支肺炎　きかんしはいえん　기관지폐렴
- 耳下腺炎　じかせんえん　이하선염
- 骨髄炎　こつずいえん　골수염
- 尿路感染症　にょうろかんせんしょう　요로감염증
- 炎症性　えんしょうせい　염증성
- 肉腫　にくしゅ　육종
- 組織破壊　そしきはかい　조직 파괴
- 急性胃炎　きゅうせいいえん　급성위염

(3) リウマチ因子　りうまちいんし　RA(rheumatoid factor)　류머티즘인자

リウマチ因子(リウマトイド因子)とは、主に関節リウマチの検査に利用される血液検査項目です。通常の血液中には存在しないリウマチ因子(RF抗体)の有無を調べる血液検査で、強陽性の場合は慢性関接リウマチや悪性関接リウマチである場合が多いのですが、リウマチ因子検査だけでリウマチと断定することはできません。

류머티즘인자(rheumatoid factor, 류머토이드 인자)란 주로 관절 류머티즘검사에 이용되는 혈액검사 항목입니다. 보통 혈액 속에 존재하지 않는 류머티즘인자(RF항체)의 유무를 조사하는 혈액검사로 강한 양성인 경우 만성관절류머티즘 또는 악성관절류머티즘일 때가 많지만, 류머티즘인자검사만으로 류머티즘이라고 단정할 수는 없습니다.

リウマチ因子(RAテスト)は、RAテストを行い強い陽性反応が出る場合は慢性関節リウマチや悪性関節リウマチなどの疑いが濃厚となりますが、このRAテストのみでリウマチであると断定はできません。リウマチ因子(RA)が高い要因としてリウマチ以外にも膠原病・慢性肝炎・肝硬変・糖尿病などでも陽性を示すことがあります。そのほか、健康状態にある人であっても弱い陽性反応を示す場合もあります。さらに、高齢者は陽性反応がでる割合が高くなります。

류머티즘인자(RA 테스트)는 RA 테스트에서 강한 양성반응을 보이면 만성관절류머티즘이나 악성관절류머티즘일 가능성이 크지만 이 RA

테스트만으로 류머티즘이라고 단정할 수는 없습니다. 류머티즘인자(RA)가 높은 요인으로는 교원병·만성간염·간경변증·당뇨병과 같은 류머티즘 이외의 질환에서도 양성반응이 나타날 수 있습니다. 그 외 건강한 사람이라도 약한 양성반응을 보일 경우도 있습니다. 또한, 고령자는 양성반응이 나올 비율이 높아집니다.

通常は同リウマチ因子 (RAテスト) と並行して関節炎、C反応性蛋白 (CRP)、赤血球沈降速度 (ESR) などの検査を行った後、その結果を総合して診断することになります。
보통 같은 류머티즘인자(RA 테스트)와 함께 관절염, C반응성단백질(CRP), 적혈구 침강 속도(ESR) 등의 검사를 시행한 후 그 결과를 종합해서 진단합니다.

 **リウマチ因子 (RAテスト) の異常で疑われる疾患**
류머티즘인자(RA 테스트) 이상으로 의심되는 질환

- 悪性関節リウマチ あくせいかんせつりうまち malignant arthritis rheumatoid 악성관절류머티즘
- 慢性関節リウマチ まんせいかんせつりうまち chronic articular rheumatism 만성관절류머티즘

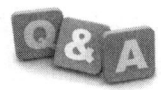

Q : リウマチ因子(RA)の陽性反応はどんな病気にかかった際に示しますか。
류머티즘인자(RA)의 양성반응은 어떤 병에 걸렸을 때 나타납니까?

A : 高い要因としてリウマチ以外にも膠原病・慢性肝炎・肝硬変・糖尿病などでも陽性を示す事があるほか、健康状態にある人であっても弱い陽性反応を示す場合もあります。さらに、高齢者は陽性反応がでる割合が高くなります。
류머티즘인자(RA)가 높은 요인으로 관절염 이외에도 교원병・만성간염・간경변증・당뇨병 등에서도 양성으로 나타날 수 있으며 그 외에 건강한 사람이라도 약한 양성반응이 나타나는 경우도 있습니다. 또한 고령자일 경우 양성반응이 나올 비율은 높아집니다.

Q : 通常は同リウマチ因子(RAテスト)と並行して行われる検査には何がありますか。
보통 같은 류머티즘인자(RA 테스트)와 병행해서 실시하는 검사에는 무엇이 있습니까?

A : RAテストのみでリウマチであると断定はできませんので、C反応性蛋白(CRP)、赤血球沈降速度(ESR)などの検査を行い、その結果を総合して診断する事になります。

RA 테스트만으로 류머티즘이라고 단정 지을 수 없으므로 C반응성단백질(CRP), 적혈구 침강 속도(ESR) 등의 검사를 실시하고 그 결과를 종합해서 진단합니다.

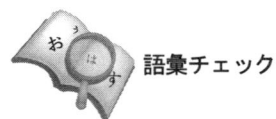 **語彙チェック**

- 関節リウマチ　かんせつりうまち　관절류머티즘
- 強陽性　きょうようせい　강한 양성
- 慢性関接リウマチ　まんせいかんせつりうまち　만성관절류머티즘
- 悪性関接リウマチ　あくせいかんせつりうまち　악성관절류머티즘
- リウマチ因子検査　りうまちいんしけんさ　류머티즘인자검사
- 濃厚　のうこう　농후
- 膠原病　こうげんびょう　교원병
- 慢性肝炎　まんせいかんえん　만성간염
- 肝硬変　かんこうえん　간경변증
- 糖尿病　とうにょうびょう　당뇨병
- 健康状態　けんこうじょうたい　건강 상태
- 高齢者　こうれいしゃ　고령자
- 赤血球沈降速度　せっけっきゅうちんこうそくど　적혈구 침강 속도

④ 血糖検査 けっとうけんさ
혈당검사

(1) 血糖 けっとう GLU(blood sugar) 혈당

一般的には血糖として血液中の「ブドウ糖 (D-グルコース)」が測定されます。血糖は脳や筋肉のエネルギー源です。主に血糖検査は糖尿病の診断において最も重要な検査項目の一つとして利用されます。血糖 (GLU) は血液検査や糖尿病診断において欠かすことのできない検査項目です。糖尿病は血液中のブドウ糖 (D-グルコース) が異常に増加している状態をいい、その原因は膵臓 (すいぞう) から分泌されているインスリンの不足です。

일반적으로는 혈당으로 혈액 안에 있는 포도당(D-글루코오스[glucose])이 측정됩니다. 혈당은 뇌나 근육의 에너지원입니다. 주로 혈당검사는 당뇨병 진단에서 가장 중요한 검사 항목의 하나로 이용됩니다. 혈당(GLU)은 혈액검사나 당뇨병 진단에서 빠뜨릴 수 없는 검사 항목입니다. 당뇨병은 혈중 포도당(D-글루코오스[glucose])이 이상적으로 증가하는 상태를 말하며, 그 원인은 췌장에서 분비되는 인슐린이 부족하기 때문입니다.

インスリンは食事をしなくても、常に一定量は膵臓から出ています。血糖値を上げるホルモンは複数あるので、インスリンが出ないと、どんどん血糖値が上がってしまいます。そうならないように常に一定量はインスリンが出ているのです。この一定量が出ているインスリンを、インスリンの「基礎分泌」と呼んでいます。インスリンは血中のブドウ糖をエネルギーに分解し筋肉細胞などに糖分を送る働きをしています。このインスリンが不足すると血中のブドウ糖が使われない状態になり、高血糖状態となります。

인슐린은 식사를 하지 않아도 일정량은 항상 췌장에서 분비됩니다. 혈당치를 올리는 호르몬은 여러 가지가 있기 때문에 인슐린이 나오지 않으면 점점 혈당치가 올라갑니다. 그렇게 되지 않도록 항상 일정량의 인슐린이 분비되는 것입니다. 이렇게 일정량이 나오는 것을 인슐린의 '기초 분비'라고 부릅니다. 인슐린(insulin)은 혈중 포도당을 에너지로 분해해 근육세포 등에 당분을 보내는 역할을 합니다. 인슐린이 부족하면 혈중 포도당이 사용되지 않아 고혈당 상태가 됩니다.

なお、人体の活動エネルギーになるものとして糖以外にもタンパク質・脂質もエネルギー源として利用するのですが、重要な器官である「脳」は糖以外のエネルギーを消費することができませんので、糖尿病により脳に糖分がいきわたらなくなることで脳の働きが低下し昏睡状態となります。また、糖尿病は他の合併症を引き起こす可能性も高いです。

한편, 인체의 활동 에너지로 당 이외에 단백질・지질도 에너지원으로써 이용되지만, 중요한 기관인 '뇌'는 당 이외의 에너지를 소비할 수 없으므로 당뇨병으로 뇌에 당분이 공급되지 못하면 뇌 활동이 저하되어 혼수상태가 됩니다. 또한 당뇨병은 다른 합병증을 일으킬 가능성도 높습니다.

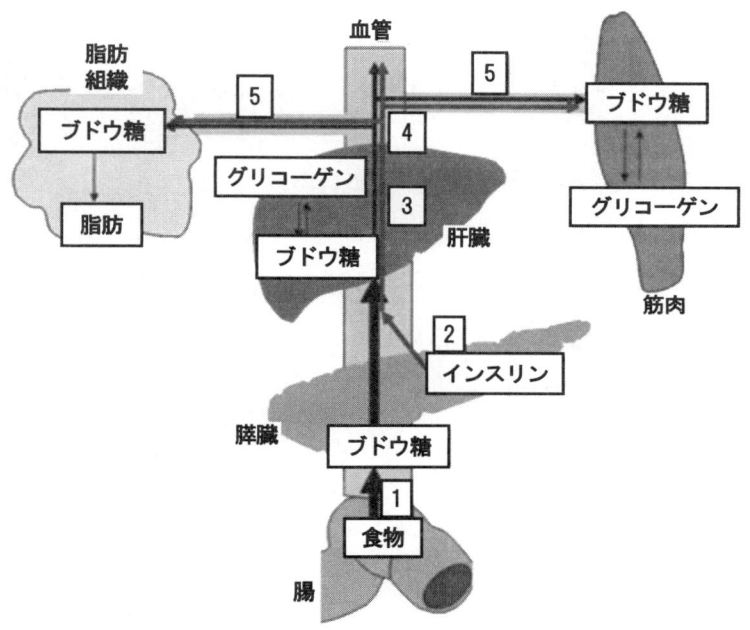

체내의 포도당과 인슐린의 생성 과정
〈출처〉http://diabetes.seesaa.net

 **血糖(GLU)の異常で疑われる疾患**
혈당(GLU) 이상으로 의심되는 질환

● 血糖(GLU)の数値が基準値より高い場合 혈당(GLU)
　수치가 기준치보다 높을 경우

- 糖尿病　とうにょうびょう　diabetes mellitus　당뇨병
- 甲状腺機能亢進症などによる二次性糖尿病　こうじょうせんきのうこうしんしょうによるにじせいとうにょうびょう　갑상샘기능항진증 등에 의한 이차성당뇨병(secondary diabetes)
- 膵臓癌　すいぞうがん　pancreatic cancer　췌장암
- 急性膵炎　きゅうせいすいぞうえん　acute pancreatitis　급성췌장염

● 血糖(GLU)の数値が基準値より低い場合
　혈당(GLU) 수치가 기준치보다 낮을 경우
- インスリノーマ　いんすりのーま　insulinoma　인슐린노마[40]
- 副腎皮質機能低下症　ふくじんひしつきのうていかしょう　hypoadreno corticism　부신피질기능저하증

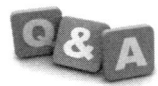

Q : 食事をしたとき健常者のブドウ糖とインスリンの状態はどうなるのでしょうか？
　식사 후 건강한 사람의 포도당과 인슐린 상태는 어떻게 됩니까?

A : 食事をとると次のような過程を経るようになります。
　식사를 하면 다음과 같은 과정을 거칩니다.

---

[40] 췌장암이라고 하며 랑게르한스섬에서 관찰되는 인슐린 생산 세포(췌장 β세포)가 종양화 된 상태를 말한다.

① 腸から食べ物が消化・吸収されて、ブドウ糖が血液の中に入ります。つまり、血糖値が上がります。
장에서 음식이 소화·흡수되어 포도당이 혈액으로 들어갑니다. 즉 혈당이 올라갑니다.

② 血糖値が上がると膵臓がそれを感知して、インスリンを出します。これをインスリンの「追加分泌」と呼びます。
혈당이 올라가면 췌장이 이를 감지하고 인슐린을 분비합니다. 이를 인슐린의 '추가 분비'라고 합니다.

③ 肝臓にインスリンとともにブドウ糖がくると、肝臓はブドウ糖を取り込みます。ブドウ糖の一部は、グリコーゲンとなって肝臓に貯められます。
간에 인슐린과 함께 포도당이 도착하면 간은 포도당을 거두어들입니다. 포도당 일부는 글리코겐이 되어 간에 저장됩니다.

④ 肝臓をすり抜けたブドウ糖により、血糖値が上がります。
간을 빠져나간 포도당에 의해 혈당이 올라갑니다.

⑤ しかし、インスリンが「ドバッ」と出ているので、血液中のブドウ糖は脂肪組織や筋肉に取り込まれます。したがって、血糖値はあまりあがらずに、徐々にもとの値に戻っていきます。
하지만 인슐린이 분비되고 있으므로 혈중 포도당은 지방조직

이나 근육에 흡수됩니다. 따라서 혈당은 그다지 오르지 않고 서서히 원래 값으로 되돌아갑니다.

⑥ 血糖値が下がると、インスリンの分泌も下がり、「基礎分泌」に戻ります。
혈당이 떨어지면 인슐린 분비도 줄어들고 '기초 분비'로 돌아갑니다.

⑦ 血糖を上げるホルモンとインスリンの「基礎分泌」のバランスで、正常の血糖値が保たれます。
혈당을 올리는 호르몬과 인슐린의 '기초 분비' 균형으로 정상 혈당이 유지됩니다.

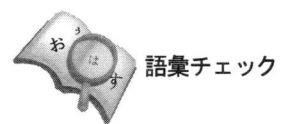 語彙チェック

- 血糖　けっとう　혈당
- ブドウ糖　ぶどうとう　포도당
- 糖尿病　とうにょうびょう　당뇨병
- 診断　しんだん　진단
- 膵臓　すいぞう　췌장
- 分泌　ぶんぴ　분비
- インスリン　いんすりん　인슐린
- 筋肉細胞　きんにくさいぼう　근육세포

- 糖分　とうぶん　당분
- 高血糖　こうけつとう　고혈당
- 脂質　ししつ　지질
- 器官　きかん　기관
- 消費　しょうか　소화
- 低下　ていか　저하
- 昏睡状態　こんすいじょうたい　혼수상태
- 合併症　がっぺいしょう　합병증

(2) ヘモグロビンA1C へもぐろびんえいわんしー HtA1c(hemoglobin A1C) 헤모글로빈 A1c

ヘモグロビンA1Cとは、ヘモグロビンと糖が結合したものです。ヘモグロビンA1c (HtA1C) を調べることにより過去1～3ヶ月程度の血糖値の平均値を測定することができます。ヘモグロビンA1C (HbA1c) は糖尿病診断のための血液検査において欠かすことのできない検査項目です。

헤모글로빈 A1c[41]란 헤모글로빈과 당이 결합한 것입니다. 헤모글로빈 A1c(HtA1c)를 검사함으로써 과거 1~3개월 정도의 혈당치 평균을 측정할 수 있습니다. 헤모글로빈 A1c(HbA1c)는 당뇨병 진단을 위해 혈액검사에서 꼭 필요한 검사 항목입니다.

---

[41] 헤모글로빈과 포도당이 결합한 것으로 '글리코헤모글로빈(glycohemoglobin)'이라고도 한다.

ヘモグロビンA1c (HbA1c) は血糖とは異なり、食事による影響を受けませんので、いつでも検索することができる血液検査項目です。グリコヘモグロビンとも呼ばれ、赤血球中に含有されているヘモグロビンにブドウ糖が結合したもので、過去120日間の平均的な血糖を分析することができます。

헤모글로빈 A1c(HbA1c)는 혈당과는 달리 식사에 영향을 받지 않으므로 언제든지 검색할 수 있는 혈액검사 항목입니다. 글리코헤모글로빈이라고도 하며, 적혈구에 함유되어 있는 헤모글로빈에 포도당이 결합한 것으로 과거 120일간의 평균 혈당을 분석할 수 있습니다.

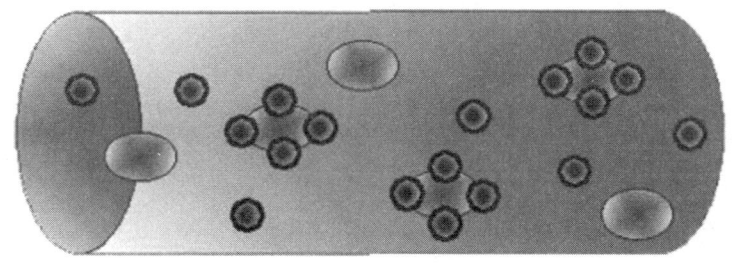

헤모글로빈 A1c
〈출처〉http://www.furano.ne.jp

 **ヘモグロビンA1c (HbA1c) の異常で疑われる疾患**
헤모글로빈(HbA1c) 이상으로 의심되는 질환

● ヘモグロビンA1c(HbA1c)の数値が基準値より高い場合
　헤모글로빈(HbA1c)의 수치가 기준치보다 높을 경우
- 糖尿病　とうにょうびょう　diabetes mellitus　당뇨병
- 甲状腺機能亢進症などによる二次性糖尿病　こうじょうせんきのうこうしんしょうによるにじせいとうにょうびょう　갑상샘기능항진증 등에 의한 이차성당뇨병(secondary diabetes)

● ヘモグロビンA1C(HbA1c)の数値が基準値より低い場合
　헤모글로빈(HbA1c)의 수치가 기준치보다 낮을 경우
- インスリノーマ　いんすりのーま　insulinoma　인슐린노마
- 副腎皮質機能低下症　ふくじんひしつきのうていかしょう　hypoadreno corticism　부신피질기능저하증

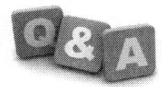

Q : どのような時にヘモグロビンA1Cの検査が行われますか。
　　어떤 때에 검사합니까?

A : 糖尿病および高血糖をきたす各種の糖代謝異常が疑われるときとか、糖尿病の経過観察のために検査を受けるようになります。

당뇨병과 고혈당을 초래하는 각종 당 대사 이상이 의심될 때라든지 당뇨병의 경과 관찰을 위해 검사를 받게 됩받습다.

Q : この検査の結果は何に使うのでしょうか。

이 검사 결과는 무엇에 사용합니까?

A : ヘモグロビンA1cは明らかに合併症のリスクに関連するのです。まず7%以下に保つのが望ましく、8%以上になると治療の見直しが必要とされます。8%以上になると合併症のリスクが急に大きくなるからです。ヘモグロビンA1cを1ポイント・パーセント下げると、心臓病、脳卒中、神経障害、腎不全などのリスクを明らかに減らすことが分っています。たとえば心臓発作のリスクを20%も少なくできるのです。

헤모글로빈 A1c는 분명히 합병증의 위험과 관련이 있습니다. 우선 7% 이하로 유지하는 것이 바람직하며, 8% 이상이 되면 치료를 재검토할 필요가 있습니다. 8% 이상이 되면 합병증의 위험이 대단히 커지기 때문입니다. 헤모글로빈 A1c를 1포인트·퍼센트 낮추면 심장 질환, 뇌졸중, 신경 장애, 신부전 등의 위험을 현저히 줄일 수 있습니다. 예를 들어 심장 발작의 위험을 20%나 줄일 수 있습니다.

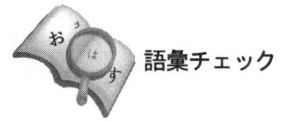 **語彙チェック**

- 血糖値　けっとうち　혈당치
- 平均値　へいきんち　평균치
- 糖尿病診断　とうにょうびょうしんだん　당뇨병진단
- 血液検査　けつえきけんさ　혈액검사
- 検査項目　けんさこうもく　검사 항목
- 影響　えいきょう　영향
- グリコヘモグロビン　ぐりこへもぐろびん　글리코헤모글로빈
- 含有　がんゆう　함유

(3) グリコアルブミン　ぐりこあるぶみん　GA(glycoalbumin) 글리코알부민

グリコアルブミン（GA）とは、アルブミンと糖が結合したものです。グリコアルブミン（GA）を調べることにより過去2週間程度の血糖値の平均値を測定することができ、臨床検査の場で欠かせない検査項目です。

글리코알부민(GA)이란 알부민과 당이 결합한 것입니다. 글리코알부민을 조사함으로써 과거 2주일 정도의 혈당 평균치를 측정할 수 있으며 임상검사에서 빼놓을 수 없는 검사 항목입니다.

血中に存在しているたんぱく質はグルコースといった還元糖と

反応し、糖化たんぱく質となります。この糖化たんぱく質をグリコアルブミン（GA）と呼び、糖化たんぱく質の量はたんぱく質が接した糖の量と時間に比例して増減します。このため、グリコアルブミンを測定することにより過去のその人の血糖値推移を調査することができます。

혈중에 존재하는 단백질은 글루코오스(glucose)와 같은 환원당과 반응하여 당화단백질이 됩니다. 이 당화단백질을 글리코알부민(GA)이라고 하며, 당화단백질의 양은 단백질이 접한 당의 양과 시간에 비례해서 증감합니다. 그렇기 때문에 글리코알부민을 측정함으로써 과거 그 사람의 혈당치 추이를 조사할 수 있습니다.

グリコアルブミンの異常で疑われる疾患
글리코알부민 이상으로 의심되는 질환

● グリコアルブミンの数値が基準値より高い場合
　글리코알부민 수치가 기준치보다 높을 경우
- 糖尿病 とうにょうびょう diabetes mellitus 당뇨병
- 甲状腺機能亢進症などによる二次性糖尿病 こうじょうせんきのうこうしんしょうによるにじせいとうにょうびょう　갑상샘기능항진증 등에 의한 이차성당뇨병(secondary diabetes)

● グリコアルブミンの数値が基準値より低い場合
　글리코알부민 수치가 기준치보다 낮을 경우
- 低タンパク症 ていたんぱくしょう hypoproteinosis 저단백증

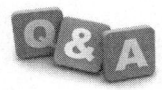

Q : グリコアルブミン (GA) 検査の場合には当日に食事をしてきても大丈夫ですか？
글리코알부민검사는 검사 당일 식사하고 와도 괜찮습니까?

A : はい、大丈夫です。GA値は食事に影響されません。健常者のGA値は、食事や運動などにより血糖値が変動した場合でも変動せず、日内変動がみられません。
예, 괜찮습니다. GA 값은 식사에 영향을 받지 않습니다. 정상인의 GA 값은 식이요법과 운동 등으로 혈당치가 변동했을 때에도 하루 내에 변하지 않습니다.

Q : HbA1c値とGA値の大まかな関係を教えてください。
HbA1c(헤모글로빈 A1c) 값과 GA(글리코알부민) 값의 대략적인 관계를 알려 주십시오.

A : 大勢の人から採血し、HbA1cとGAを同時に測定したときのそれぞれの値を比較すると、GA値はHbA1c値の約3倍となります。HbA1cは、赤血球中のヘモグロビンに糖が非酵素的に結合したものであり、2ヵ月前から採血時までの平均血糖値を反映します。
많은 사람으로부터 채혈하여 HbA1c와 GA를 동시에 측정했을 때 각각의 값을 비교하면 GA 값은 HbA1c 값의 약 3배가 됩니다. HbA1c는 적혈구 안의 헤모글로빈에 당이 비효소적으로 결합한 것으로 2개월 전부터 채혈 시까지의 평균 혈당을 반영합니다.

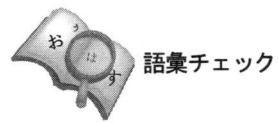 **語彙チェック**

- グリコアルブミン(GA)　ぐりこあるぶみん　글리코알부민
- アルブミン　あるぶみん　알부민
- グルコース　ぐるこーす　글루코스
- 臨床検査　りんしょうけんさ　임상검사
- 還元糖　かんげんとう　환원당
- 糖化たんぱく質　とうかたんぱくしつ　당화단백질
- 比例　ひれい　비례
- 増減　ぞうげん　증감
- 推移　すいい　추이

(4) インスリン　いんすりん　IRI(insulin)　인슐린

インスリン (IRI) 検査はインスリンの分泌能力を評価する目的で検査される血液検査の項目です。インスリン分泌におけるインスリンの感受性を測定する検査項目で糖尿病の診断において有効な検査項目とされています。

인슐린(IRI)검사는 인슐린 분비 능력을 평가할 목적으로 실시하는 혈액검사 항목입니다. 인슐린 분비에서 인슐린의 감수성을 측정하는 검사 항목으로 당뇨병 진단에 유효한 검사 항목으로 알려져 있습니다.

インスリンは血糖値を一定に保つ働きをするホルモンです。膵臓から分泌されるインスリンの血中濃度を測定することにより糖尿病やインスリン分泌機能に関して調べることができます。通常は、空腹時、ブドウ糖摂取後1時間、2時間後にそれぞれ採血して値を調べます。

인슐린은 혈당치를 일정하게 유지하는 역할을 하는 호르몬입니다. 췌장에서 분비되는 인슐린의 혈중농도를 측정함으로써 당뇨병이나 인슐린 분비 기능을 확인할 수 있습니다. 보통 공복일 때 포도당을 섭취하고 1~2시간 후에 각각 채혈하여 수치를 확인합니다.

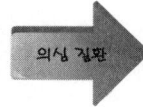

インスリン (IRI) の異常で疑われる疾患
인슐린(IRI) 이상으로 의심되는 질환

- 糖尿病 とうにょうびょう　diabetes mellitus　당뇨병

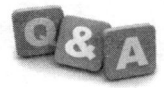

Q : インスリンが血糖値をコントロールするメカニズムについてご説明ください。
　　인슐린이 혈당치를 조절하는 메커니즘을 설명해 주십시오.

A : 人間が活動するためには、食べ物によるエネルギーが必要で

す。私たちは、ご飯などに含まれる炭水化物を胃や腸で分解
し、さらに肝臓でブドウ糖に変えて、脳や筋肉のエネルギー源
としています。
인간이 활동하기 위해서는 음식을 통한 에너지가 필요합니다.
우리는 밥 등에 포함된 탄수화물을 위나 장에서 분해하고, 간
에서 포도당으로 바꾸어 뇌와 근육의 에너지원으로 하고 있습
니다.

インスリンは、膵臓のランゲルハンス島にあるβ細胞から分
泌されると、肝臓へと送られます。肝臓はインスリンの力
で、ブドウ糖をグリコーゲンというかたまりにし、肝臓の内
部に蓄えます。
인슐린은 췌장의 랑게르한스섬(Langerhans)에 있는 β세포에서
분비되면 간으로 보내집니다. 간은 인슐린의 도움으로 포도당
을 글리코겐이라는 덩어리로 만들어 간 내부에 축적합니다.

インスリンは肝臓で役目を果たすと、今度は全身の血液に入
り、筋肉や脂肪組織に働きかけて、ブドウ糖の利用と蓄積を
促します。食事をしたあと、一時的に増加したブドウ糖量は
このようにして調節され低下します。
인슐린은 간에서 역할을 다하면 이번에는 몸 전체의 혈액으로
들어가 근육이나 지방 조직에 작용하여 포도당의 이용과 축적
을 촉진합니다. 식사 후 일시적으로 증가한 포도당량은 이와 같
은 메커니즘으로 조절되어 떨어집니다.

インスリンがうまく作られなくなると、血液中のブドウ糖はエネルギーに変わらず、どんどん溜まってゆくことになります。ついには、尿と一緒に体外に排泄されてしまい、血糖値コントロールができなくなってしまうのです。

인슐린이 제대로 만들어지지 않으면 혈중 포도당은 에너지로 변하지 않고 점점 쌓여갑니다. 결국에는 소변과 함께 체외로 배설되며 몸에서 혈당 조절을 할 수 없습니다.

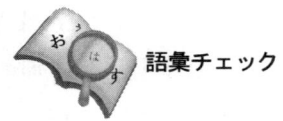 **語彙チェック**

- インスリン(IRI)　いんすりん　인슐린
- 分泌能力　ぶんぴつのうりょく　분비능력
- 感受性　かんじゅせい　감수성
- 測定　そくてい　측정
- 有効　ゆうこう　유효
- ホルモン　ほるもん　호르몬
- 膵臓　すいぞう　췌장
- 血中濃度　けっちゅうのうど　혈중농도
- 空腹時　くうふくじ　공복 시
- 摂取　せっしゅ　섭취
- 採血　さいけつ　채혈

(5) 糖負荷試験　とうふかしけん　OGTT(oral glucose tolerance test)
당부하시험

糖負荷試験とは、血糖値が基準値よりもやや高い場合、それが糖尿病によるものなのかを検査するための血液検査の一種です。空腹時の血糖値を調べた後、75gのブドウ糖水溶液を飲み、2時間後に採血して血糖値を測定する検査で、糖尿病の判定に利用する血液検査です。

당부하시험이란 혈당치가 기준보다 다소 높을 경우, 이것이 당뇨병에 의한 것인지를 검사하기 위한 혈액검사의 일종입니다. 공복 시 혈당치를 확인한 후, 75g의 포도당 수용액을 마시고 2시간 후에 채혈하여 혈당치를 측정하는 검사로 당뇨병 판정에 이용되는 혈액검사입니다.

血液中の糖分を処理する能力、すなわち膵臓から分泌されるインスリンの働き具合を調べることができる、糖尿病の診断には欠かせない検査です。

혈중의 당분을 처리하는 능력, 즉 췌장에서 분비되는 인슐린의 기능 상태를 조사할 수 있는 당뇨병 진단에 필수적인 검사입니다.

糖負荷試験(OGTT)の異常で疑われる疾患
당부하시험(OGTT) 이상으로 의심되는 질환

- 糖尿病　とうにょうびょう　diabetes mellitus　당뇨병

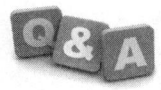

Q : ブドウ糖負荷試験で何がわかるのでしょうか。
포도당부하시험으로 무엇을 알 수 있습니까?

A : この検査で、糖尿病であるかどうかを最終的に診断します。
糖尿病の人の場合、ブドウ糖を飲んだ後に上昇した血糖値は、
時間がたってもなかなか下がらず、高血糖になります。
이 검사에서 당뇨병인지 아닌지를 최종적으로 진단합니다. 포도
당을 마신 후 상승한 당뇨병 환자의 혈당치는 시간이 지나도 좀
처럼 떨어지지 않고 고혈당이 됩니다.

Q : ブドウ糖負荷試験はどのように行なうのでしょうか。
포도당부하시험은 어떻게 하는 것입니까?

A : 空腹時の血糖を測定するために採血を行ない、その後ブドウ
糖75gをひと息で飲んで1時間後と2時間後に再び採血をして血
糖値を測定します。場合によっては30分後、1時間半後、3時間
後に採血をする場合もありますので医師の指示に従ってくだ
さい。併せて血中インスリン活性（血液中のインスリン濃度）も測
定します。
공복 시의 혈당을 측정하기 위해 채혈을 하고, 그 후 포도당 75g
을 한숨에 마시고 1시간 후와 2시간 후에 다시 채혈하여 혈당치
를 측정합니다. 경우에 따라서는 30분 후, 1시간 반 후, 3시간 후
에 채혈하는 경우도 있으므로 의사의 지시에 따르십시오. 아울

러 혈중 인슐린 활성(혈액의 인슐린 농도)도 측정합니다.

Q : 基準値と許容範囲はどうなりますか。
기준치와 허용 범위는 어떻습니까?

A : 空腹時値は110mg/dL未満で、2時間後の値は140mg/dL未満の場合は正常範囲に入ります。
공복 시 수치는 110mg/dL 미만이고 2시간 후 수치는 140mg/dL 미만이면 정상 범위에 들어갑니다.

Q : 糖尿病の患者の血糖コントロールを把握するためには、どのような検査が行なわれますか。
당뇨병 환자의 혈당 조절을 파악하기 위해 어떠한 검사가 이루어집니까?

A : 血糖コントロールを把握するためには次のような検査が必要です。
- グリコヘモグロビン (HbA1c)：過去1～2か月の血糖コントロール・状態がわかります。
- グリコアルブミン (GA)：過去1～2週間の血糖の状態を調べるのに有効です。
- フルクトサミン (FRA)：過去1～2週間の血糖の状態を調べるのに有効です。
- 1.5AG：過去数日間の血糖の状態を把握するのに有効です。

혈당 조절을 파악하기 위해서는 다음과 같은 검사가 필요합니다.

- 글리코헤모글로빈 (HbA1c): 지난 1~2월의 혈당 조절 상태를 알 수 있습니다.
- 글리코알부민(GA): 지난 1~2주간의 혈당 상태를 조사하는데 유효합니다.
- 프럭토사민(FRA): 지난 1~2주간의 혈당 상태를 조사하는데 유효합니다.
- 1.5AG: 지난 며칠 동안의 혈당 상태를 파악하는 데 유용합니다.

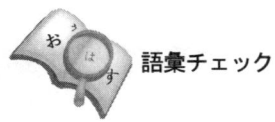 語彙チェック

- □ 糖負荷試験　とうふかしけん　당부하시험
- □ 血糖値　けっとうち　혈당치
- □ 基準値　きじゅんち　기준치
- □ 血液検査　けつえきけんさ　혈액검사
- □ 空腹時　くうふくじ　공복 시
- □ 判定　はんてい　판정
- □ 高血糖　こうけつとう　고혈당
- □ 許容範囲　きょようはんい　허용 범위
- □ 正常範囲　せいじょうはんい　정상 범위

❺

甲状腺機能検査
こうじょうせんきのうけんさ
갑상샘기능검사

甲状腺機能検査とはその名前の通り、甲状腺の異常の有無をしらべる血液検査です。検査の内容としては甲状腺ホルモン、甲状腺刺激ホルモンの血中濃度を調べることで判断することができます。
갑상샘기능검사란 갑상샘 이상 유무를 조사하는 혈액검사입니다. 검사의 내용으로는 갑상샘호르몬, 갑상샘자극호르몬의 혈중농도를 확인함으로써 판단할 수 있습니다.

- 甲状腺ホルモン　こうじょうせんほるもん　thyroid hormone　갑상샘호르몬
- 甲状腺刺激ホルモン　こうじょうせんしげきほるもん　thyroid stimulating hormone(TSH)　갑상샘자극호르몬
- 遊離トリヨードサイロニン　ゆうりとりよーどさいろにん　free triiodothyronine(FT3)　유리트리요오드타이로닌
- 遊離サイロキシン　ゆうりさいろきしん　free thyroxine(FT4)　유리티록신

(1) 遊離トリヨードサイロニン ゆうりとりよーどさいろにん
FT3(free triiodothyronine) 유리트리요오드타이로닌, 遊離サイロキシン ゆうりさいろきしん FT4(free thyroxine) 유리티록신

甲状腺は、脳下垂体（のうかすいたい）から分泌される甲状腺刺激ホルモン（TSH）の刺激を受けて、トリヨードサイロニン（T3）とサイロキシン（T4）という2つの甲状腺ホルモンを分泌します。甲状腺に異常があると、これらのホルモンの分泌が過剰になった場合は甲状腺機能亢進症、不足した場合は甲状腺機能低下症などのさまざまな症状が現れます。T3とT4は血液中ではそのほとんどがたんぱくと結合していて、残りの部分をFT3（遊離〔ゆうり〕トリヨードサイロニン）、FT4（遊離サイロキシン）といいます。実際にホルモンとして作用しているのは、FT3、FT4なので、最近はFT3、FT4を測定する方法がよく行われています。

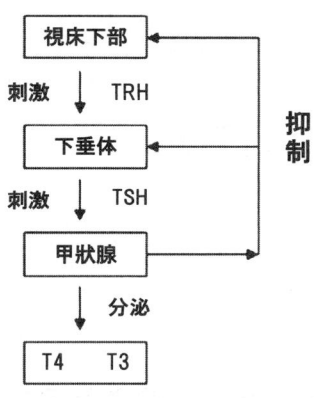

〈出처〉 http://www.fujimoto.or.jp

갑상샘은 뇌하수체에서 분비되는 갑상샘자극호르몬(TSH)의 자극으로 트리요오드타이로닌(T3)과 티록신(T4)이라는 두 개의 갑상샘호르몬이 분비됩니다. 갑상샘에 이상이 생겨 이 호르몬이 과다분비되면 갑상샘기능항진증, 부족할 경우는 갑상샘기능저하증 등의 다양한 증상이 나타납니다. T3과 T4는 혈액 속에서 대부분이 단백질과 결합하고, 나머지 부분을 FT3(유리트리요오드타이로닌), FT4(유리티록신)라고 합니다. 실제로 호르몬으로서 작용하는 것은 FT3와 FT4이기 때문에 최근에는 주로 FT3와 FT4을 측정하는 방법이 시행됩니다.

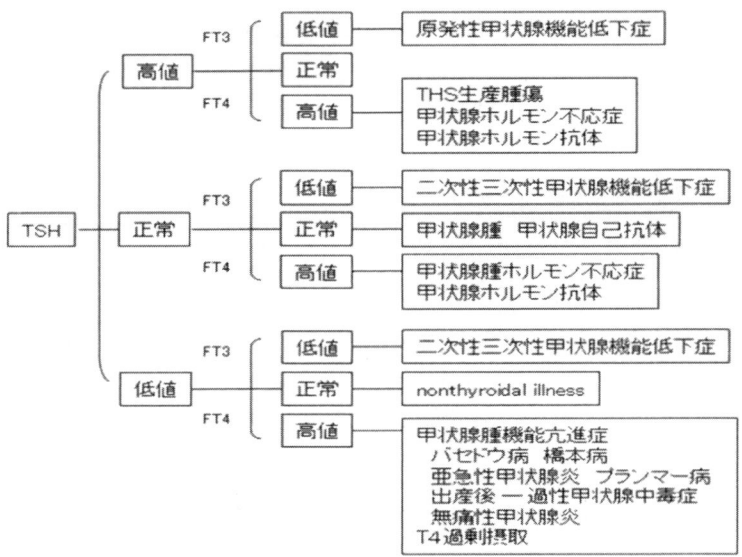

TSH·FT4·FT3 의한 검사의 진행 방법
〈출처〉 http://www.fujimoto.or.jp

TSHは、甲状腺ホルモンの分泌を調節する脳下垂体ホルモンで、脳下垂体前葉の好塩基性細胞で産生されます。TSHの分泌は、さらに上位の視床下部からのTRHにより調節されています。TRH−TSH−甲状腺ホルモン系はnegative-feedback機構によって極めて巧妙に調整され、甲状腺機能の恒常性が保たれています。

TSH는 갑상샘호르몬의 분비를 조절하는 뇌하수체호르몬, 뇌하수체 전엽의 호염기성세포에서 생성됩니다. TSH(갑상샘자극호르몬) 분비는 더 상위의 시상 하부에서 TRH(갑상샘자극호르몬방출호르몬)에 의해 조절됩니다. TRH-TSH-갑상샘호르몬계는 음성피드백(negative-feedback) 메커니즘을 통해 매우 교묘하게 조정되어 갑상샘 기능의 항상성이 유지됩니다.

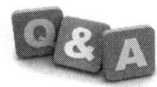

Q : 甲状腺機能検査はどんな方法で行われますか。
　　갑상샘기능검사는 어떤 방법으로 이루어집니까?

A : 血液検査です。血液中の甲状腺ホルモン、甲状腺刺激ホルモンの値を測定して、甲状腺の働きや異常を調べる検査です。
　　혈액검사입니다. 혈중 갑상샘호르몬, 갑상샘자극호르몬의 수치를 측정하여 갑상샘의 기능과 이상을 알아보는 검사입니다.

Q : 甲状腺ホルモンは体内でどんな働きをしていますか。
　　갑상샘호르몬은 체내에서 어떤 기능을 합니까?

A : 甲状腺ホルモンは、生体機能に重要なエネルギー産生やたんぱく合成などを調整しています。
　　갑상샘호르몬은 생체 기능에 중요한 에너지 생산과 단백질 합성 등을 조정합니다.

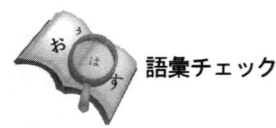 語彙チェック

□ 甲状腺　こうじょうせん　갑상샘
□ 脳下垂体　のうかすいたい　뇌하수체

- 刺激　しげき　자극
- ホルモン　ほるもん　호르몬
- 過剰　かじょう　과잉
- 甲状腺機能亢進症　こうじょうせんきのうこうしんしょう　갑상샘기능항진증
- 遊離　ゆうり　유리
- 好塩基性細胞　こうえんきせいさいぼう　호염기성세포
- 視床下部　ししょうかぶ　시상하부
- 機構　きこう　기구
- 恒常性　こうじょうせい　항상성

(2) 甲状腺刺激ホルモン　こうじょうせんしげきほるもん
TSH(thyroid stimulating hormone) 갑상샘자극호르몬

T3、T4の分泌は、脳下垂体から分泌される甲状腺刺激ホルモン (TSH) の影響を受けるので、あわせてTSHの値も測定します。FT3 (遊離トリヨードサイロニン)、FT4 (遊離サイロキシン) TSH (甲状腺刺激ホルモン) の3つの検査結果を組み合わせて、総合的に判断します。FT3、FT4の値が高くTSHの値が低い場合は、甲状腺機能亢進症です。甲状腺機能亢進症としては、バセドウ病、無痛性甲状腺炎 (むつうせいこうじょうせんえん)、亜急性甲状腺炎 (あきゅうせいこうじょうせんえん)、甲状腺機能結節 (こうじょうせんきのうけっせつ) などが考えられます。FT3、FT4の値が低くTSHの値が高い場合は、甲状腺機能低下症です。橋本病などが考えられます。

T3(트리요오드타이로닌), T4(티록신)의 분비는 뇌하수체에서 분비되는 갑상샘자극 호르몬(TSH)의 영향을 받으므로 동시에 TSH의 값도 측정합니다. FT3(유리트리요오드타이로닌), FT4(유리티록신), TSH(갑상샘자극호르몬)의 3개의 검사 결과를 조합하여 종합적으로 판단합니다. FT3, FT4의 값이 크고 TSH의 값이 작을 경우는 갑상샘기능항진증입니다. 갑상샘기능항진증으로서는 바제도병, 무통성갑상샘염, 아급성갑상샘염(subacute thyroiditis), 갑상샘기능결절(thyroid nodule) 등을 의심할 수 있습니다.

FT3, FT4의 값이 작고 TSH의 값이 클 경우는 갑상샘기능저하증으로 하시모토병 등을 의심할 수 있습니다.

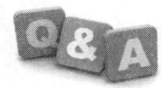

Q : 甲状腺ホルモンを調べると何がわかるのでしょうか。
갑상샘호르몬을 검사하면 무엇을 알 수 있습니까?

A : 甲状腺ホルモンの分泌を見ることによって、甲状腺の働きと異常(亢進症と低下症)がわかります。バセドウ病などに代表される甲状腺機能亢進症は甲状腺腫で発見されることが多く、暑がり、動悸、原因不明の体重減少、倦怠感、月経異常などの症状が現れます。一方、甲状腺機能低下症ではむくみや便秘、食欲不振、寒がりなどの症状が現れます。

갑상샘호르몬 분비를 관찰함으로써 갑상샘 기능과 이상(갑상샘기능항진증과 갑상샘기능저하증)을 알 수 있습니다. 바제도병 등으로 대표되는 갑상샘기능항진증은 갑상샘 종양에서 발견되는 경우가 많으며, 더위 민감증, 동계, 원인 불명의 체중 감소, 피로, 월경 이상 등의 증상이 있습니다. 한편 갑상샘기능저하증은 부종과 변비, 식욕 부진, 추위 민감증 등의 증상이 나타납니다.

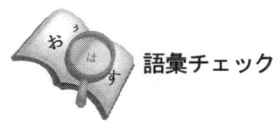 語彙チェック

- 脳下垂体　のうかすいたい　뇌하수체
- 甲状腺刺激ホルモン　こうじょうせんしげきほるもん　갑상샘자극호르몬
- 影響　えいきょう　영향
- バセドウ病　ばせどうびょう　바제도병
- 無痛性甲状腺炎　むつうせいこうじょうせんえん　무통성갑상샘염
- 亜急性甲状腺炎　あきゅうせいこうじょうせんえん　아급성갑상샘염
- 甲状腺機能結節　こうじょうせんきのうけっせつ　갑상샘기능결절
- 橋本病　はしもとびょう　하시모토병

⑥ 癌検査 がんけんさ
암검사

人体のどこかに腫瘍ができると血液中にたんぱく質、酵素、ホルモンといった物質が増えることがあります。その増加した物質から腫瘍の有無を見つけるのが腫瘍マーカーです。腫瘍マーカー検査では、腫瘍の発生や種類、進行度合いなどを判断する際に役立ちます。ただし、腫瘍マーカーではその腫瘍が良性なのか悪性なのかを判断することはできませんし、腫瘍(癌)がどこにできたのかまではわかりません。また、初期段階の癌では腫瘍マーカー値が異常を示さないことも多いため、基本的には補助的な用途や癌の進行状態・治癒状態を確認するときに用いられます。

인체 어딘가에 종양이 생기면 혈액 안에 단백질, 효소, 호르몬과 같은 물질이 증가할 수 있습니다. 그 증가한 물질로 종양의 유무를 찾는 것이 종양마커(Tumor Markers)입니다. 종양마커검사는 종양의 발생이나 종류, 진행 정도 등을 판단하는 데 도움이 됩니다. 단, 이 종양마커검사로는 종양이 양성인지 악성인지, 또 어디에 생겼는지 알 수 없습니다. 또한, 초기 단계의 암에서는 종양마커값에 이상이 없는 경우도 많으므로 기본적으로는 보조적인 용도나 암의 진행 상태·치유 상태를 확인할 때에 이용됩니다.

(1) 腫瘍マーカー（癌検査）　しゅようまーかー（がんけんさ）
CEA (carcinoembryonic antigen)　종양마커(암검사)

CEAは胎児の消化器細胞だけにあるタンパクの一種ですが、癌細胞が増殖している組織内からもつくり出されます。消化器系癌のスクリーニング検査として広く用いられ、また、癌治療後の経過観察、再発や転移の早期発見にも重要です。
CEA는 태아의 소화기 세포에만 존재하는 단백질로 암세포가 증식하는 조직 내에서도 만들어집니다. 소화기계 암의 스크리닝검사(screening test)로 널리 이용되며 또한 암 치료 후의 경과 관찰, 재발이나 전이의 조기 발견에도 중요합니다.

主に消化器系の癌でひろく陽性反応を示しますが、この検査だけで正確な部位を特定することはできません。異常値である場合には身体のどこかに癌がある可能性が高いため、血液検査以外にもCTなどの検査を実施します。CEAによる異常値反応は進行性の癌では時間がたつほど異常値が大きくなるため、再検査を実施して数値がどう変動しているのかもチェックされます。また、抗癌剤や癌の切除手術などによって癌が小さくなった場合にはCEAの値も小さくなるので、治療の経過観察としても活用されます。逆に、再び上昇するような場合には、再検査を行う必要があります。
주로 소화기계의 암에서 양성반응을 보이며, 이 검사만으로 정확한 부위를 특정 지을 수는 없습니다. 수치에 이상이 있을 경우에는 몸 어딘가에 암이 생겼을 가능성이 높으므로 혈액검사 이외에 CT 등의 검사를 해야 합니다. CEA에 의한 이상치 반응은 진행성 암에서는 시간이 흐를수록 이상치가 커지므로 재검사를 실시하여 수치가 어떻게 변동하는지도 체크합니다. 또한, 항암제나 암 절제 수술 등으로 암이 작아졌을 때에는 CEA의 수치도 낮아지므로 치료의 경과 관찰 목적으로도 활용됩니다. 반대로 다시 상승할 경우에는 재검사를 실시해야 합니다.

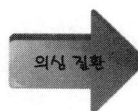

CEA (腫瘍マーカー) の異常で疑われる疾患
CEA 이상으로 의심되는 질환

- 大腸癌 だいちょうがん colorectal cancer 대장암
- 乳癌 にゅうがん breast cancer 유방암
- 胃癌 いがん gastric cancer 위암
- 膵臓癌 すいぞうがん pancreatic cancer 췌장암

(2) AFP(α-fetoprotein) 알파태아 단백질/종양마커(암검사)

AFPは腫瘍マーカーの一つで、主に肝臓癌のスクリーニングに用いられます。これも胎児に見られるたんぱく質で出生後には減少しますが、肝臓癌になると増加します。AFPは「肝癌」のスクリーニング検査として行われる血液検査の一種です。生化学検査であるAST (GOT) やALT (GPT) と一緒に診断されます。
알파태아단백질(AFP)은 종양마커의 하나로 주로 간암의 스크리닝에 이용됩니다. AFP도 태아에게 나타나는 단백질로 출생 후에는 감소하며 간암에 걸리면 증가합니다. AFP는 '간암'의 스크리닝검사를 위한 혈액검사의 일종으로 생화학검사인 AST(GOT)와 ALT(GPT)도 함께 진단합니다.

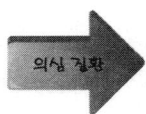 **AFP (腫瘍マーカー) の異常で疑われる疾患**
AFP(종양마커) 이상으로 의심되는 질환

• 肝臓癌 かんぞうがん liver cancer 간암

(3) PSA(prostate specific antigen) 전립선 특이항원/종양마커(암검사)

PSAは前立腺に対して特異的にみられる腫瘍マーカーの一つとして、前立腺癌が疑われる際にスクリーニングとして用いられています。また、癌の進み具合を鋭敏に反映するため、前立腺癌の早期発見や、治療効果の判定にも役立ちます。結果が異常値の場合には「前立腺癌」が疑われます。

PSA는 전립선에 대해 특이적으로 나타나는 종양마커로 전립선암이 의심될 때 스크리닝으로 이용됩니다. 또한, 암의 진행 상태를 예민하게 반영하기 때문에 전립선암의 조기 발견이나 치료 효과의 판정에도 도움이 됩니다. 결과가 이상치일 경우에는 '전립선암'을 의심할 수 있습니다.

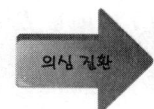 **PSA (腫瘍マーカー) の異常で疑われる疾患**
PSA(종양마커) 이상으로 의심되는 질환

- 前立腺 ぜんりつせんがん　prostate cancer　전립선암
- 前立腺肥大症　ぜんりつせんひだいしょう　benign prostatic hyperplasia　전립선비대증

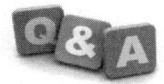

Q : 腫瘍マーカーとは何ですか。
　　종양마커란 무엇입니까?

A : 腫瘍マーカーとは、癌細胞の目印 (マーカー) になる物質の総称です。いいかえると「癌細胞がつくる物質、または癌細胞と反応して体内の正常細胞がつくる物質のうちで、それらを血液や組織、排泄物 (尿、便) などで検査することが、癌の診断または治療の目印として役立つもの」と定義することもできます。
　　종양마커는 암세포의 표시(마커)가 되는 물질의 총칭입니다. 바꿔 말하면 '암세포가 만드는 물질, 또는 암세포와 반응하여 몸의 정상 세포가 만들어지는 물질 중에서 그들을 혈액이나 조직, 배설물(소변, 대변) 등으로 검사하는 것이 암 진단 또는 치료 기준으로 도움이 되는 것'이라고 정의할 수 있습니다.

Q : そうすると、腫瘍マーカーって身体の中で癌細胞が増殖してきた時、その癌細胞が作り出したもの、つまり血液や尿中に出てくる物質のことですか。
그럼 종양마커란 신체 안에서 암세포가 증식했을 때 그 암세포가 만들어낸 것, 다시 말해 혈액이나 소변 안에 섞여 나오는 물질을 말하는 것입니까?

A : はい、おっしゃった通りです。
네, 말씀하신 대로입니다.

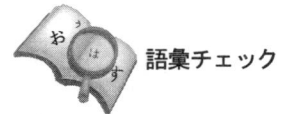 語彙チェック

- □ 胎児　たいじ　태아
- □ 消化器細胞　しょうかきさいぼう　소화기세포
- □ 増殖　ぞうしょく　증식
- □ 組織　そしき　조직
- □ 消化器系癌　しょうかきけいがん　소화기계암
- □ スクリーニング検査　すくりーにんぐけんさ　스크리닝검사
- □ 経過観察　けいかかんさつ　경과관찰
- □ 転移　てんい　전이
- □ 早期発見　そうきはっけん　조기 발견
- □ 陽性反応　ようせいはんのう　양성반응
- □ 部位　ぶい　부위

- 異常値反応　いじょうちはんのう　이상치반응
- 進行性　しんこうせい　진행성
- 抗癌剤　こうがんざい　항암제
- 切除手術　せつじょしゅじゅつ　절제수술
- 経過　けいか　경과
- 観察　かんさつ　관찰
- 上昇　じょうしょう　상승
- 再検査　さいけんさ　재검사
- 腫瘍　しゅよう　종양
- 酵素　こうそ　효소
- 物質　ぶっしつ　물질
- 腫瘍マーカー　しゅようまーかー　종양마커
- 進行度合い　しんこうどあい　진행 정도
- 良性　りょうせい　양성
- 悪性　あくせい　악성
- 初期段階　しょきだんかい　초기 단계
- 補助的　ほじょてき　보조적
- 用途　ようと　용도
- 進行状態　しんこうじょうたい　진행 상태
- 治癒状態　ちゆじょうたい　치유 상태
- 確認　かくにん　확인
- 肝臓癌　かんぞうがん　간암
- 出生　しゅっせい　출생
- 減少　げんしょう　감소

- 増加　ぞうか　증가
- 生化学検査　せいかがくけんさ　생화학검사
- 診断　しんだん　진단
- 前立腺　ぜんりつせん　전립선
- 特異的　とくいてき　특이적
- 前立腺癌　ぜんりつせんがん　전립선암
- 具合　ぐあい　상태, 형편
- 鋭敏　えいびん　예민
- 反映　はんえい　반영
- 治療効果　ちりょうこうか　치료 효과
- 異常値　いじょうち　이상치

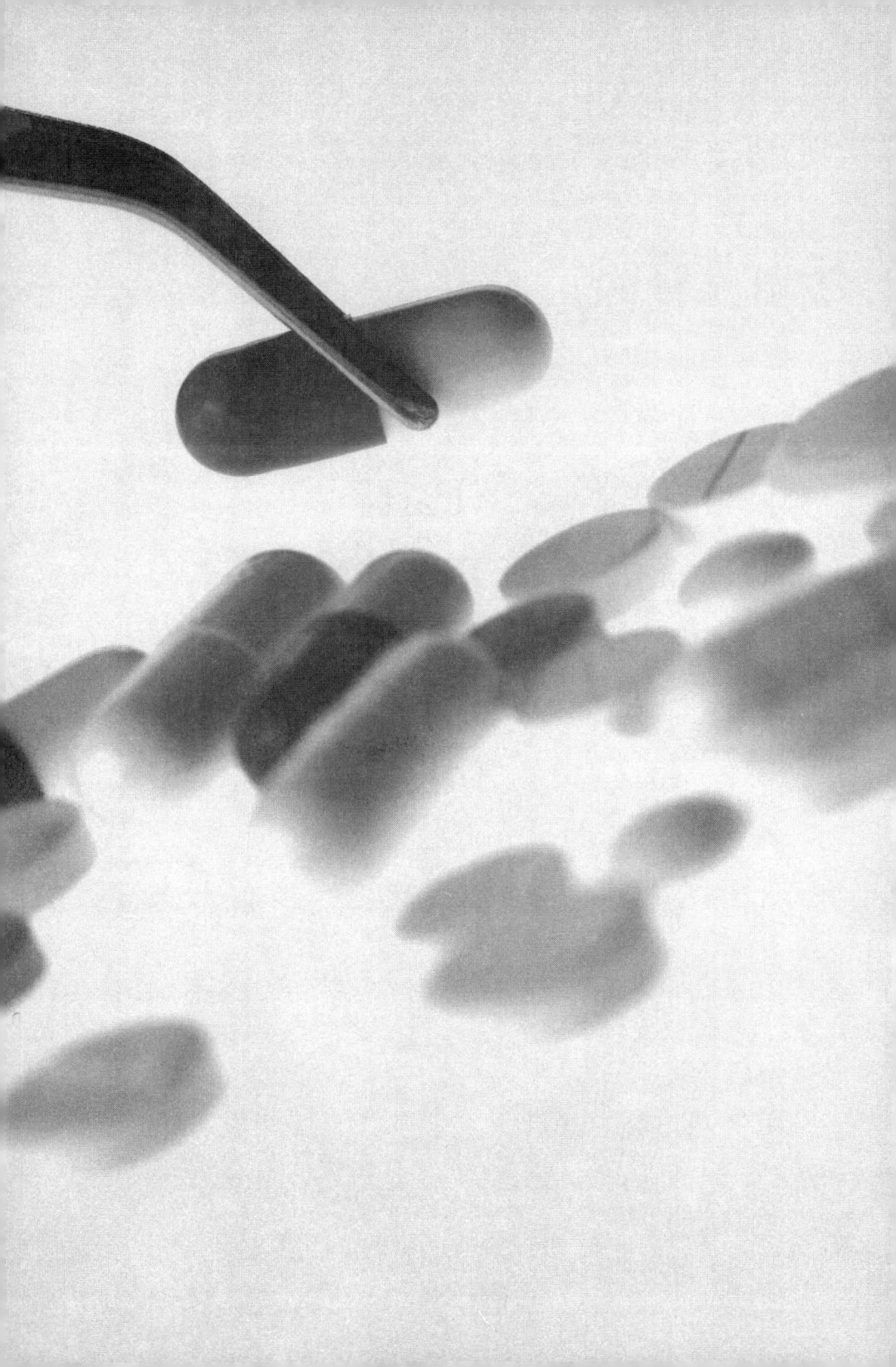

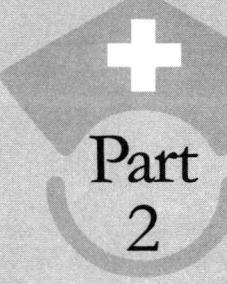

X線檢查
X선검사

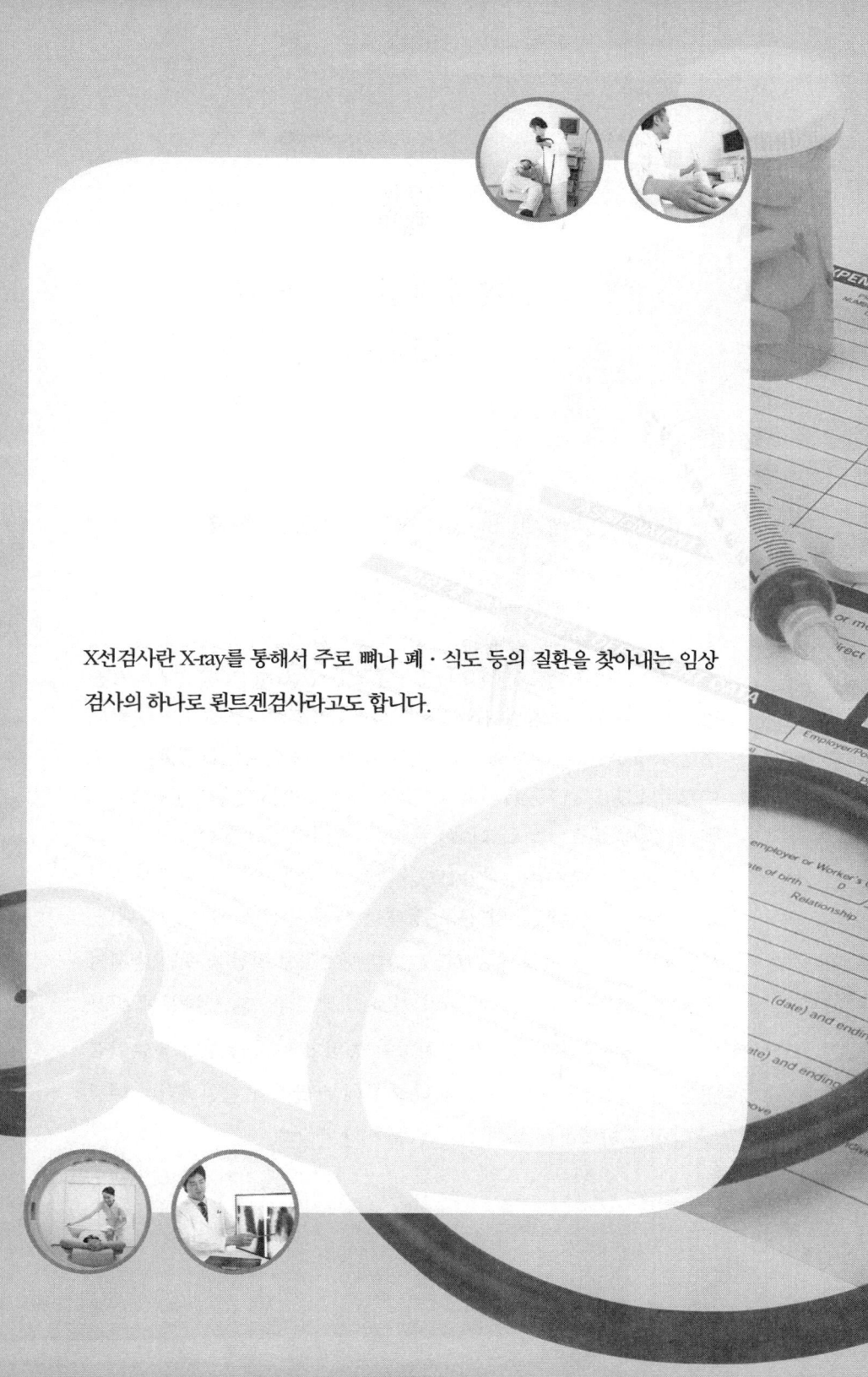

X선검사란 X-ray를 통해서 주로 뼈나 폐·식도 등의 질환을 찾아내는 임상검사의 하나로 뢴트겐검사라고도 합니다.

①

X線検査 Xせんけんさ
X선검사

(1) X線検査の原理 Xせんけんさのげんり X선검사의 원리

X線写真 (X-rayphotograph) とは、X線を物体に照らして透過したX線または反射したX線の強弱の分布状態を写真フィルムに取ったことです。X線を物体に照らしてX選管と反対側にX線フィルムを置けば、物体の種類や密度にしたがってX線がさまざまな状態に透過するから、フィルムに作用するX線の度が変化して濃淡の像になります。X線透過写真は人体の外部で骨折を調査するとか、肺結核の状態を分かるなど医学診断に利用されます。

X선 사진(X-rayphotograph)이란 X선을 물체에 비추어 투과된 X선 또는 반사된 X선의 강약 분포 상태를 사진 필름에 찍은 것입니다. X선을 물체에 조사해서 X선관과 반대쪽에 X선 필름을 두면 물체의 종류나 밀도에 따라 X선이 여러 가지 상태로 투과되기 때문에 필름에 작용하는 X선의 정도가 변화하여 농담이 나타난 상이 만들어집니다. X선의 투과 사진은 인체의 외부에서 골절을 확인하거나 폐결핵 상태를 확인하는 등 의학 진단에 이용됩니다.

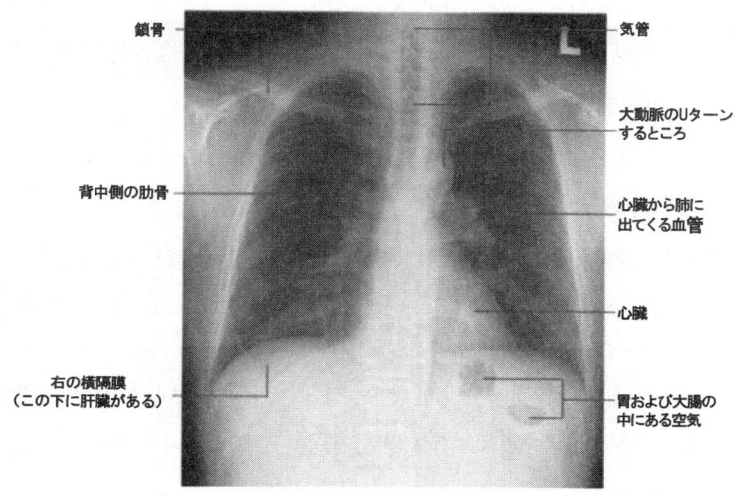

X선검사(흉부사진)
〈출처〉http://www.lnet.info

(2) X線検査の種類 Xせんけんさのしゅるい X선검사의 종류

① 胸部X線検査 きょうぶXせんけんさ chest X-ray examination 흉부 X선검사

　胸部X線検査とは、胸部に対してX線を照射して、主に胸部分の疾患を発見する為に行われるX線検査の一種です。「定期健康診断（法定健康診断）」の検査対象の一つとなっています。肺癌や肺炎、結核といった非常に多くの疾患を発見する上で重要な検査方法の一つとされています。腸閉塞や尿路結石などの状態を調べるために用いられます。

　흉부X선검사란 흉부에 X선을 조사하여 흉부 질환을 찾아내기 위한 X선검사(X-ray inspection)로 '정기건강진단(법정건강진단)' 검사

대상의 하나입니다. 폐암과 폐렴, 결핵 등 많은 질환을 발견하는 데 중요한 검사 방법의 하나입니다. 장폐색과 요로결석 등의 상태를 확인하기 위해 이용합니다.

② 歯科X線検査 치과X선검사

歯科X線検査とは、主に歯に関する異常などを調べる為に用いられるX線検査の一種です。虫歯の状態のほか、歯並びや親知らずの検査などに多く用いられます。

치과X선검사란 주로 치아에 관한 이상 등을 찾아내기 위해 사용하는 검사입니다. 충치 상태 외에 치열이나 사랑니 검사 등에 많이 이용됩니다.

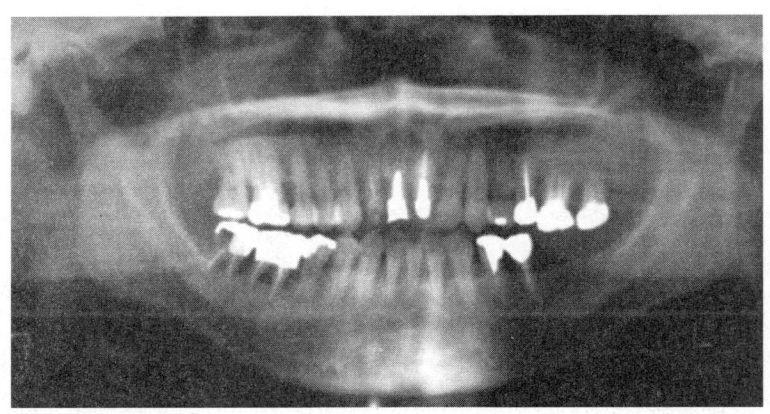

파노라마 X선 사진
〈출처〉 http://www.bandai-dental-clinic.com

③ 骨折·骨疾患X線検査 골절·골 질환 X선검사

骨折や骨疾患に関して、X線検査は非常に有効な検査方法の一つです(X線は骨を透過しないため、X線検査でその異常を発見しやす

い)。骨折などの骨の怪我のほかにも骨粗鬆症の検査などにも用いられます。

골절이나 뼈 질환에서 X선검사는 대단히 유효한 검사 방법의 하나입니다(X선은 뼈를 투과하지 않기 때문에, X선검사로 이상을 발견하기 쉽다). 골절 등 뼈 부상 외에 골다공증검사 등에도 이용됩니다.

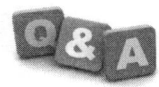

Q : 放射線と放射能の違いは何ですか。
방사선과 방사능의 차이는 무엇입니까?

A : 放射線とは「波長が短い電磁波」及び「高速で動く粒子」のことを言います。放射線を放出する能力を「放射能」といい、放射能をもった物質を「放射性物質」いいます。
방사선이란 '파장이 짧은 전기파' 및 '고속으로 움직이는 입자'를 말합니다. 방사선을 방출하는 능력을 '방사능'이라고 하며, 방사능을 가진 물질을 '방사성 물질'이라고 합니다.

Q : 胸部X線検査で何がわかるのでしょうか。
흉부 X선검사로 무엇을 알 수 있습니까?

A : 肺の病気の診断に有用です。肺癌、肺結核、肺炎などでは、異常の場合には白い影として映ります。気胸、肺気腫などは病気のあるところの空気が多くなるので、黒く映ります。気管

支拡張症や胸水なども見つけることができますね。
폐 질환 진단에 유용합니다. 폐암, 폐결핵, 폐렴 등에서는 이상(異状)이 있으면 흰 그림자로 보입니다. 기흉, 폐기종 등은 질환이 있는 부분의 공기가 많아지므로 검게 보입니다. 기관지확장증이나 흉수 등도 발견할 수 있습니다.

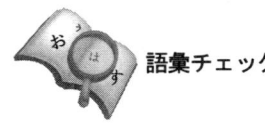 語彙チェック

- 食道　しょくどう　식도
- 物体　ぶったい　물체
- 透過　とうか　투과
- 反射　はんしゃ　반사
- 強弱　きょうじゃく　강약
- 分布状態　ぶんぷじょうたい　분포 상태
- 反対側　はんたいがわ　반대측
- 密度　みつど　밀도
- 濃淡　のうたん　농담, 짙음과 옅음
- 骨折　こっせつ　골절
- 肺結核　はいけっかく　폐결핵
- 医学診断　いがくしんだん　의학 진단
- 胸部　きょうぶ　흉부
- 定期健康診断　ていきけんこうしんだん　정기건강진단

- 肺癌　はいがん　폐암
- 肺炎　はいえん　폐렴
- 結核　けっかく　결핵
- 腸閉塞　ちょうへいそく　장폐색
- 尿路結石　にょうろけっせき　요로결석
- 虫歯　むしば　충치
- 歯並び　はならび　치열
- 親知らず　おやしらず　사랑니
- 骨疾患　こつしっかん　골 질환
- 有効　ゆうこう　유효
- 骨粗鬆症　こつそしょうしょう　골다공증

❷ CT検査 CTけんさ
컴퓨터단층촬영검사

(1) CT検査の原理 CTけんさのげんり CT검사의 원리

CTとは Computed Tomographyの略で、コンピューター断層撮影といいX線を用いて身体の横断像を撮影することが出来ます。最近の装置ではコンピューター処理によって横断面（輪切り）だけではなく、様々な方向の断層像が撮影できます。また、断層像の他にも立体的な３D画像を作成することもできます。

CT란 Computed Tomography의 약자로 컴퓨터단층촬영이라고 하며 X선을 이용해서 인체의 횡단상을 촬영할 수 있습니다. 최근의 장비로는 컴퓨터 처리로 횡단면뿐만 아니라 여러 방향의 단층상을 촬영할 수 있고, 단층상 이외에도 입체적인 3D화상도 작성할 수 있습니다.

原理はX線管球から発生したX線が、患者さんの身体を通り抜けて反対側にある検出器によって測定されるというものです。このとき測定されたX線の量をデジタル信号にしてコンピューターで計算すると、CT画像が表示されます。実際のCT画像ではX線

が通りにくい骨のような部位は白く、X線が通りやすい空気などは黒く表示されます。

원리는 X선관구에서 발생한 X선이 환자의 신체를 빠져나가 반대쪽에 있는 검출기에 의해 측정되는 원리입니다. 이때 측정된 X선의 양을 디지털 신호로 바꾸어 컴퓨터로 계산하면 CT 이미지가 표시됩니다. 실제의 CT 이미지에서는 X선이 통과하기 어려운 뼈와 같은 부위는 희고, X선이 통과하기 쉬운 공기 등은 검게 표시됩니다.

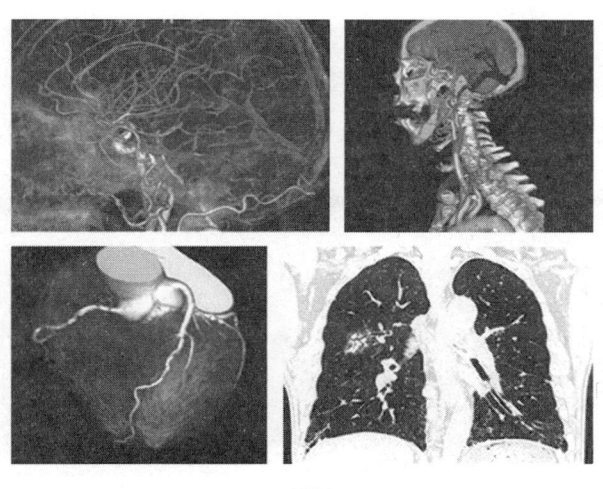

CT검사
〈출처〉http://www.m-satellite.jp

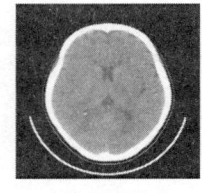

두부(頭部)

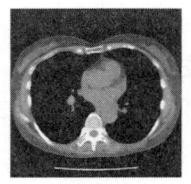

흉부(胸部)

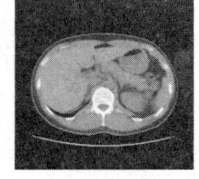

복부(腹部)

CT검사
〈출처〉http://web.sapmed.ac.jp

(2) CT検査の種類　CTけんさのしゅるい　CT검사의 종류

① 単純CT　단순 CT

単純CTとは、造影剤を使用せずに撮影を行うCTを単純CTといいます。主に脳内出血や浮腫、骨の異常、肺の異常などは造影剤を用いないで検査する方がより詳細に分析することができるとされています。

단순 CT란 조영제(contrast media)[1]를 사용하지 않고 촬영하는 CT를 단순 CT라고 합니다. 주로 뇌 안에서의 출혈이나 부종, 뼈의 이상, 폐의 이상 등은 조영제를 사용하지 않고 검사하는 편이 보다 상세하게 분석할 수 있다고 합니다.

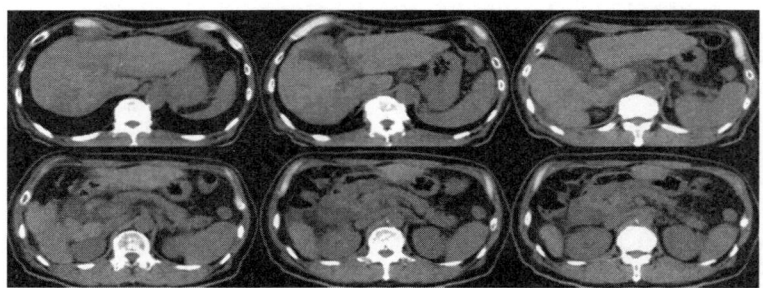

단순 CT
〈출처〉http://www.gazoigaku.gr.jp

② 造影CT　조영CT

造影CTとは、造影剤を注入した後にCT検査を行う手法です。血管内や血流が豊富な組織がより鮮明に映像化できることから、より検査しやすくなります。

---

[1] 자기공명영상(MRI)촬영이나 컴퓨터단층(CT)촬영과 같은 방사선검사 시 조직이나 혈관을 잘 볼 수 있도록 각 조직의 X선 흡수 차이를 인위적으로 크게 함으로써 영상의 대조도를 크게 해 주는 약품이다.

조영 CT란 조영제를 주입한 후 CT검사를 시행하는 방법입니다. 혈관 내 또는 혈액 순환이 풍부한 조직을 보다 선명하게 영상화할 수 있기 때문에 한층 검사하기 쉽습니다.

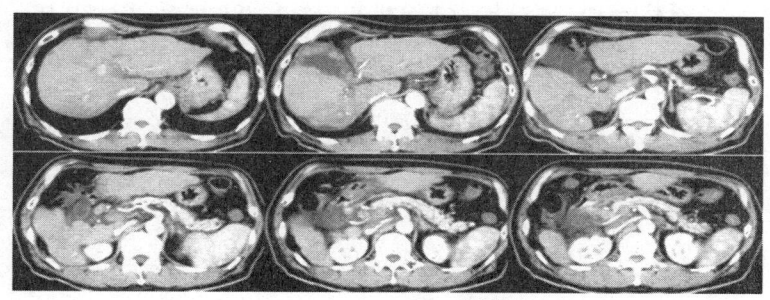

조영 CT
〈출처〉http://www.gazoigaku.gr.jp

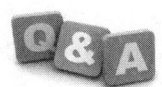

Q : 体内の画像を得る装置としてどんなものがありますか。
  체내 영상을 얻는 장치로는 어떤 것이 있습니까?

A : MRI検査 (Magnetic Resonance Imaging), CT検査 (Computed Tomography), 超音波検査 (エコー検査) などがあります。
  MRI검사, CT검사, 초음파검사 등이 있습니다.

Q : その中でCT検査 (Computed Tomography : コンピュータ断層診断装置) は主にどんな病気を診断するとき効果的なのでしょうか。
  그중에서 CT검사는 주로 어떤 병을 진단할 때 효과적입니까?

A：CT検査は、X線を使って身体の断面を撮影する検査です。体内の様々な病巣を発見することができますが、特に心臓、大動脈、気管支・肺などの胸部、肝臓、腎臓などの腹部の病変に関しては、優れた描出能が知られています。

CT검사는 X선을 사용하여 신체의 단면을 촬영하는 검사입니다. 체내의 각종 병소를 발견할 수 있는데, 특히 심장, 대동맥, 기관지·폐 등의 흉부, 간, 신장 등의 복부 병변에 대해서는 촬상 능력이 뛰어난 것으로 알려져 있습니다.

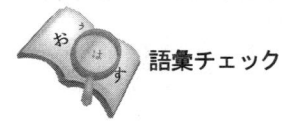 語彙チェック

- コンピューター断層撮影　こんぴゅーたーだんそうさつえい　컴퓨터단층촬영
- 身体　しんたい　신체
- 横断像　おうだんぞう　횡단상
- 装置　そうち　장치
- 処理　しょり　처리
- 横断面　おうだんめん　횡단면
- 立体的　りったいてき　입체적
- 画像　がぞう　화상
- 原理　げんり　원리
- 患者　かんじゃ　환자

- 通り抜ける　とおりぬける　빠져나가다, 통과하다
- 検出器　けんしゅつき　검출기
- 信号　しんごう　신호
- 単純　たんじゅん　단순
- 造影剤　ぞうえいざい　조영제
- 脳内出血　のうないしゅっけつ　뇌내 출혈
- 浮腫　ふしゅ　부종
- 詳細　しょうさい　상세
- 分析　ぶんせき　분석
- 血管内　けっかんない　혈관내
- 血流　けつりゅう　혈류
- 豊富　ほうふ　풍부
- 組織　そしき　조직
- 鮮明　せんめい　선명
- 映像化　えいぞうか　영상화

③

MRI検査 MRIけんさ
자기공명영상검사

(1) MRI検査の原理 MRIけんさのげんり MRI검사의 원리

MRI検査とは、「Magnetic Resonanse Imaging (磁気共鳴画像)」の頭文字をとったもので、「磁気共鳴画像撮影」とも呼ばれます。X線検査やCT検査のようにX線を使わず、強い磁場と高周波を組み合わせて撮影します。

MRI검사란 'Magnetic Resonanse Imaging(자기공명영상법)'의 머리글자를 딴 것으로 '자기공명영상촬영'이라고도 합니다. X선검사나 CT검사처럼 X선을 사용하지 않고 강한 자기장과 고주파를 조합하여 촬영합니다.

CT検査では体の横断面しか画像化できませんが、MRIではあらゆる角度からの断面を画像化することができます。また、CT検査のようにX線被爆に対して心配する必要もありません。体内にある水素原子核が磁気に共鳴して微弱な電波を発生します。MRIはその電波を受信して画像を作成します。MRI検査は、特に、脳、臓器、前立腺などの下腹部、脊椎、卵巣、足や関節などの検査や、癌の検査などに使われることが多いです。

CT검사에서는 인체의 횡단면밖에 영상화할 수 없었지만, MRI는 여러 각도의 단면을 영상화할 수 있습니다. 또한, CT검사와 같이 X선 피폭에 대한 우려도 없습니다. 체내에 있는 수소원자핵이 자기장에 공명하여 미약한 전파를 만들어 내고 MRI는 이 전파를 수신하여 영상을 만듭니다. MRI검사는 특히 뇌, 장기, 전립선 등의 하복부와 척추, 난소, 발, 관절 등의 검사와 암검사 등에 많이 사용됩니다.

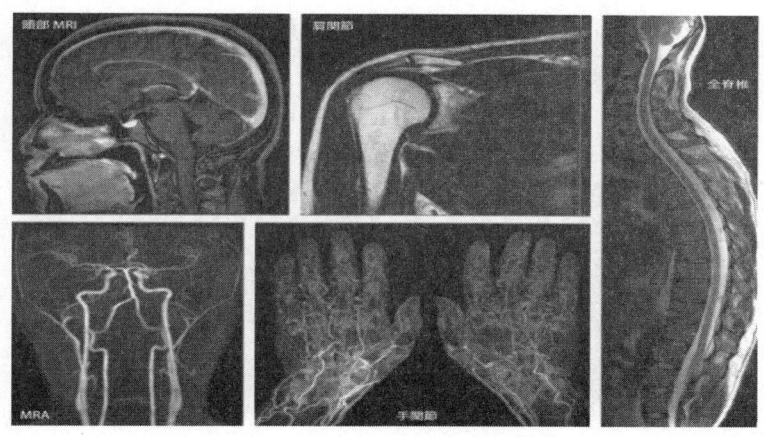

MRI검사
〈출처〉 http://www.m-satellite.jp

(2) MRI検査の種類 MRIけんさのしゅるい MRI 검사의 종류

MRIは大きく造影MRIと磁気共鳴血管画像という二種類の方法が一般的です。
MRI는 일반적으로 조영 MRI와 자기공명혈관영상이 있습니다.

① 造影MRI 조영 MRI

造影MRIとは、造影剤を注入した後にMRI検査を行う方法です。通常MRIは組織特異性が低いことから造影剤を用いないMRIはほとんど行われません。造影剤としては、ガドリニウム化合物や超常磁性酸化鉄が用いられます。

조영 MRI란 조영제를 주입한 후 MRI검사를 하는 방법입니다. 보통 MRI는 조직특이성이 낮기 때문에 조영제를 사용하지 않는 경우는 거의 없습니다. 조영제로는 가돌리늄(Gadolinium) 화합물과 초상자성산화철이 사용됩니다.

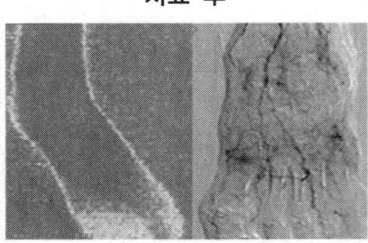

조영 MRI
〈출처〉 http://www.hosp.go.jp

② 磁気共鳴血管画像 자기공명혈관영상

磁気共鳴血管画像とは、血管内を動くプロトンのみを高信号に描写する手法で主に血管系の異常を見つける場合に利用されます。また、造影剤と併用することにより大動脈瘤の診断にも有効とされています。

자기공명혈관영상이란 혈관 내에서 이동하는 프로톤(proton)만을 고신호로 묘사하는 방법으로 주로 혈관계 이상을 찾아낼 때 이용됩니다. 또한, 조영제와 병용함으로써 대동맥류(aortic aneurysm)[2] 진단에도 유효합니다.

 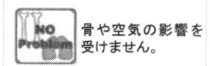 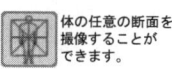

MRI의 특징
〈출처〉http://www.hitachi-medical.co.jp

- 방사선을 사용하지 않습니다.
- 뼈와 공기의 영향을 받지 않습니다.
- 신체 임의 단면을 촬영할 수 있습니다.

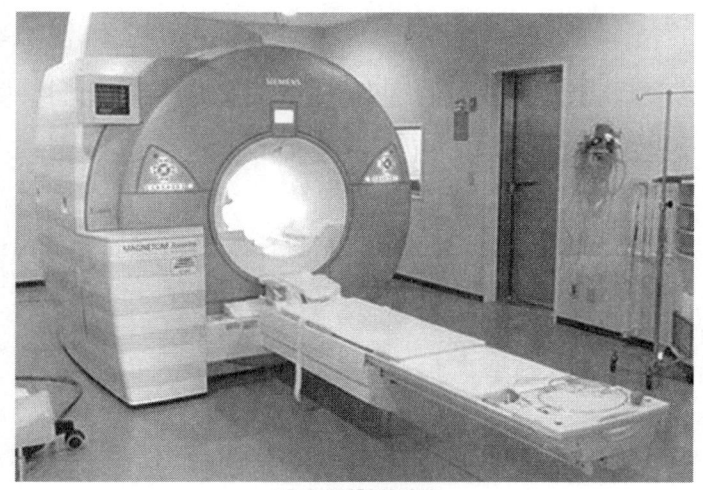

자기공명혈관영상
〈출처〉http://www.kuki-kousei.jp

---

2 대동맥류란 혈관 벽이 부풀어 돌기나 풍선 형태로 변형되는 질병이다.

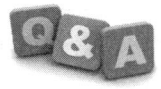

Q : MRIはどのような方式と原理で画像を撮像しているのでしょうか？
MRI는 어떠한 방식과 원리로 영상을 촬영합니까?

A : MRIはMagnetic Resonance Imaging（磁気共鳴画像）の名の通り、人体に磁気を当て画像を撮像する装置です。体内にある水素原子核が磁気に共鳴して微弱な電波を発生します。MRIはその電波を受信して画像を作成します。
MRI는 Magnetic Resonance Imaging（자기공명영상）의 약자로 인체에 자기장을 조사하여 영상을 촬영하는 장치입니다. 체내에 있는 수소원자핵이 자기에 공명하여 미약한 전파를 발생합니다. MRI는 그 전파를 수신하여 영상을 만들어 냅니다.

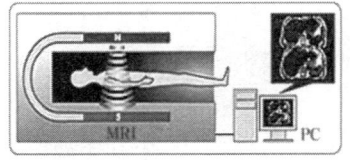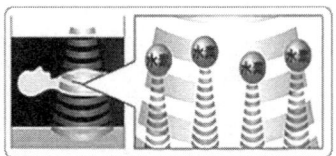

MRI촬영 원리
〈출처〉 http://www.hitachi-medical.co.jp

Q : MRIにはどのような種類があるのでしょうか？
MRI에는 어떠한 종류가 있습니까?

A：トンネル型MRIとオープン型MRIがありますが、具体的な説明は次のようです。

　터널형 MRI와 오픈형 MRI가 있는데 자세한 설명은 다음과 같습니다.

• トンネル型MRI 터널형 MRI
MRIは超電導磁石による装置が主流で、この形式から発展してきたため、現在でも磁石の形状であるトンネル型が一般的です。トンネル型の磁石は製造が容易で高性能を達成しやすいので、高磁場装置では多く用いられています。

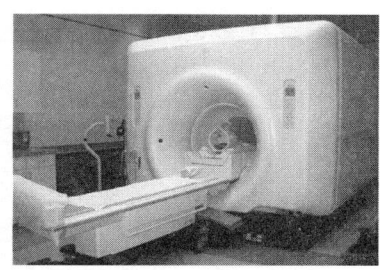

터널형 MRI
〈출처〉http://www.hitachi-medical.co.jp

MRI는 초전도자석에 의한 장치가 주류이며 이 형식에서 발전해 왔기 때문에 현재도 자석 형상인 터널형이 일반적입니다. 터널형의 자석은 제조하기 쉽고 고성능을 달성할 수 있으므로 자기장 장치로 많이 이용됩니다.

• オープン型MRI 오픈형 MRI
永久磁石は超電導磁石と異なり、装置のデザインを自由にできます。このため、トンネル型ではない新しいMRIの形「オープン型MRI」が可能になりました。オープン型MRIは広く開

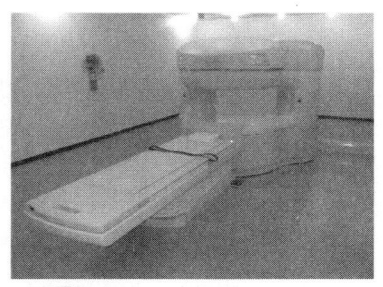

오픈형 MRI
〈출처〉http://www.hitachi-medical.co.jp

放した環境で検査が受けられるので、狭いところが苦手な方や小児やお年寄りなど、MRI検査が苦手な方にも配慮しています。
영구자석은 초전도자석과는 달리 장치 디자인을 자유롭게 할 수 있습니다. 이 때문에 터널형이 아닌 새로운 MRI형 '오픈형 MRI'가 가능해졌습니다. 오픈형 MRI는 넓게 개방된 환경에서 검사를 받을 수 있으므로 폐소공포증이 있는 분이나 소아, 노약자 등 MRI검사를 꺼리는 분에게도 유용합니다.

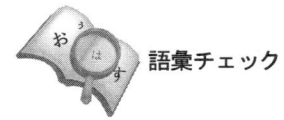 **語彙チェック**

- 磁気共鳴画像　じききょうめいがぞう　자기공명영상
- 高周波　こうしゅうは　고주파
- 角度　かくど　각도
- 断面　だんめん　단면
- 水素原子核　すいそげんしかく　수소원자핵
- 微弱　びじゃく　미약
- 電波　でんぱ　전파
- 前立腺　ぜんりつせん　전립선
- 下腹部　かふくぶ　하복부
- 脊椎　せきつい　척추
- 卵巣　らんそう　난소
- 造影剤　ぞうえいざい　조영제

- 注入　ちゅうにゅう　주입
- ガドリニウム化合物　がどりにうむかごうぶつ　가돌리늄화합물
- 超常磁性酸化鉄　ちょうじょうせいさんかてつ　초상자성 산화철
- 描写　びょうしゃ　묘사
- 大動脈瘤　だいどうみゃくりゅう　대동맥류
- 撮像　さつぞう　촬상, 촬영
- 永久磁石　えいきゅうじしゃく　영구자석
- 超電導磁石　ちょうでんどうじしゃく　초전도자석
- 配慮　はいりょ　배려

④

PET検査 ぺっとけんさ
양전자방사단층촬영검사

PETの正式名称は「陽電子放射断層撮影法」といい、「苦痛がほとんどなく一度の検査で全身を調べることができる」「小さな癌も発見することができる」として、近年注目されている検査です。
PET의 정식명칭은 '양전자방사단층촬영법(Positron Emission Tomography)'이라고 하며 '고통이 거의 없이 한 번의 검사로 전신을 검사 할 수 있다', '작은 암도 발견할 수 있다'는 점에서 최근 주목받고 있는 검사입니다.

PETは、放射線を出す検査薬を注射し、その薬が発する放射線を特殊なカメラを使って外部から検出し画像化します。検査薬は細胞のエネルギー源となるブドウ糖に似た糖に放射性物質を結合させたものです。
PET는 방사선을 방출하는 검사약을 주사하고, 그 약이 방출하는 방사선을 특수 카메라로 외부에서 검출하여 영상화합니다. 검사약은 세포의 에너지원인 포도당과 비슷한 당으로 방사성 물질을 결합한 것입니다.

癌細胞は通常の細胞よりも増殖スピードが速いため、より多くのブドウ糖を必要とします。つまり、癌のあるところから放射線が多く放出され、それが画像に映し出される（白黒の場合は黒く、カラー画像では明るい）のです。この細胞の「機能」の違いから病巣を見つけるという特性は、「形」の異常から病巣をとらえるCTやMRI、超音波検査と大きく異なります。PET検診で最もよく発見される癌は、甲状腺癌と肺癌です。その他、食道癌、肝臓への転移癌、子宮癌、卵巣癌、悪性リンパ腫などの発見に有用です。

암세포는 보통 세포보다 증식 속도가 빨라서 더 많은 포도당이 필요합니다. 즉, 암이 있는 곳에서 방사선이 많이 방출되고 그것이 화상으로 찍히는 것입니다(흑백에서는 검고 컬러 이미지에서는 밝음). 이 세포 '기능'의 차이로 병소를 찾아내는 특성은 '모양' 이상으로 병소가 있는 곳을 파악하는 CT나 MRI, 초음파검사와는 많이 다릅니다. PET검사로 가장 잘 발견되는 암은 갑상샘암과 폐암입니다. 그 외 식도암, 간장으로 전이된 암, 자궁암, 난소암, 악성림프종 등을 발견하는 데 유용합니다.

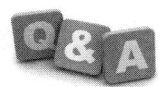

Q : PET検査はCT検査やMRI検査とはどう違いますか。
　　PET검사는 CT검사, MRI검사와 어떻게 다릅니까?

A : CT検査やMRI検査では、病変の形などから癌を見つけだしていましたが、PET検査では、細胞の活動や性質などから、癌の

場所やその大きさまで知ることができます。
CT검사나 MRI검사에서는 병에 의한 생체 변화 등으로 암을 찾아내지만, PET검사에서는 세포 활동이나 성질 등으로 암이 있는 장소와 크기까지 알 수 있습니다.

Q : PET検査の流れについてご説明していただけますか。
PET검사의 흐름에 대해 설명해 주시겠습니까?

A : 検査1~2週間前、検査当日、検査薬の注射、PETカメラ撮影、検査終了に分けてご説明致します。
검사 1~2주 전, 검사 당일, 검사약의 주사, PET 카메라 촬영, 검사 완료로 나누어 설명해 드리겠습니다.

① 検査1~2週間前 검사 1~2주 전
検査の同意書と注意事項、病気の治療状況や問診票などが郵送してもらうか、直接病院に訪れて取り受けられます。これらの情報は検査を受けられる状態の確認や検査結果の診断に使用されます。
검사 동의서와 주의사항, 질병의 치료 상황과 문진표 등을 발송해달라고 하거나 직접 병원에 방문하여 받을 수 있습니다. 이러한 정보는 검사를 받을 수 있는 상태 확인이나 검사 결과 진단에 사용됩니다.

② 検査当日 검사 당일
PET検査は、細胞がエネルギー源として取り込むブドウ糖

の性質を利用したものなので、食事で糖分を取ると正しい検査が行えません。したがって、検査の6時間くらい前からは絶食する必要があります。

PET검사는 세포가 에너지원으로 취하는 포도당의 성질을 이용한 것이므로, 식사를 통해 당분을 섭취하면 올바른 검사를 할 수 없습니다. 따라서 검사 6시간 전부터는 단식해야 합니다.

③ 検査薬の注射 검사약 주사

FDGというブドウ糖に似た糖に放射性物質を結合させた検査薬を腕から静脈注射します。そして1時間ほど安静にして、検査薬が体の隅々にまで行き渡るのを待ちます。

FDG라는 포도당과 유사한 당에 방사성 물질을 결합한 검사약을 팔의 정맥에 주사합니다. 그리고 1시간 정도 안정을 취하여 검사약이 전신으로 퍼질 때까지 기다립니다.

④ PETカメラ撮影 PET 카메라 촬영

寝台の上で仰向けになり、寝台をゆっくりと円筒状のPET装置(写真参照)の中をくぐらせながら、全身を3mm単位で撮影していきます。MRIと違い穴の部分が大きいため圧迫感や騒音はなく、患者さんの負担はありません。撮影時間は20〜30分くらいです。

위쪽을 향해 누운 상태에서 침대를 천천히 원통형의 PET 장치 속으로 통과시키면서 전신을 3mm 단위로 촬영해 나갑니다. MRI와 달리 터널형 부분이 크기 때문에 압박감이나 소음이 없으며 환자에게 부담이 없습니다. 촬영 시간은 20~30분 정도입니다.

⑤ 検査終了 검사완료

そのまま帰宅となります。注射した検査薬は尿として排泄されるので体内には残りません。検査結果は郵送されてくる場合もありますし、検査を受けた医療機関で医師から結果説明を受ける場合もあります。

그대로 귀가합니다. 주사한 검사약은 소변으로 배설되기 때문에 체내에 남지 않습니다. 검사 결과는 우편으로 받을 수 있으며, 검사를 받은 의료기관에서 의사에게 설명을 들을 수도 있습니다.

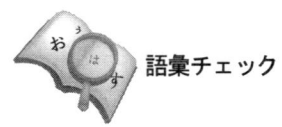 語彙チェック

- 正式名称　せいしきめいしょう　정식 명칭
- 陽電子放射断層撮影法　ようでんしほうしゃだんそうさつえいほう　positron emission tomography(PET)　양전자방사단층촬영법
- 苦痛　くつう　고통
- 全身　ぜんしん　전신
- 特殊　とくしゅ　특수
- 画像化　がぞうか　영상화

- エネルギー源　えねるぎーげん　에너지원
- ブドウ糖　ぶどうとう　포도당
- 放射性物質　ほうしゃせいぶっしつ　방사성 물질
- 結合　けつごう　결합
- 癌細胞　がんさいぼう　간세포
- 増殖スピード　ぞうしょくすぴーど　증식속도
- 機能　きのう　기능
- 病巣　びょうそう　병소, 병원균이 모여 조직이 허물어진 부분
- 特性　とくせい　특성
- 超音波検査　ちょうおんぱけんさ　초음파검사
- 甲状腺癌　こうじょうせんがん　갑상샘암
- 肺癌　はいがん　폐암
- 食道癌　しょくどうがん　식도암
- 肝臓　かんぞう　간장
- 転移癌　てんいがん　전이암
- 子宮癌　しきゅうがん　자궁암
- 卵巣癌　らんそうがん　난소암
- 悪性リンパ腫　あくせいりんぱしゅ　악성림프종

⑤ SPECT検査 すぺくとけんさ
단일광자단층촬영검사

* Single Photon Emission Computed Tomography(SPECT)

体内に投与した放射性同位体から放出される「γ線(ガンマ線)」を検出して、その分布を断層画像にすることで、脳血管障害や心臓病、癌などの早期発見に有効とされている検査手法です。

체내에 투여한 방사성동위원소(RI)에서 방출되는 'γ선(감마선)'을 검출하여 그 분포를 단층 영상화함으로써 뇌혈관장애나 심장병, 암 등의 조기발견에 유효한 검사 방법입니다.

放射線同位体を体内に注入するということから、被爆などが多少心配はありますが、実際にSPECT検査による総被爆量は通常のX線検査による被爆量とほぼ同様とされています。SPECTは、従来のCTでは表わせなかった血流量や代謝機能の情報が得られるため、とくに脳血管障害や心疾患の診断で威力を発揮します。

방사선동위원소를 체내에 주입하므로 피폭 우려는 있지만, 실제로 SPECT검사에 의한 총피폭량은 보통 X선검사(X ray inspection) 시의 피폭량과 거의 같다고 할 수 있습니다. SPECT는 종래의 CT에서 나타나지 않았던 혈액 순환량이나 대사 기능의 정보를 얻을 수 있기 때문에 특히 뇌혈관장애나 심장 질환 진단에서 위력을 발휘합니다.

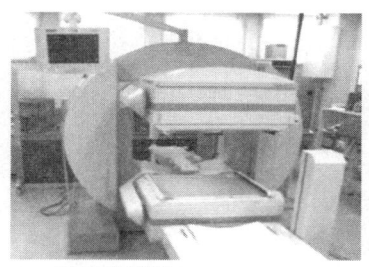

SPECT장치
〈출처〉http://www.ncgm.go.jp

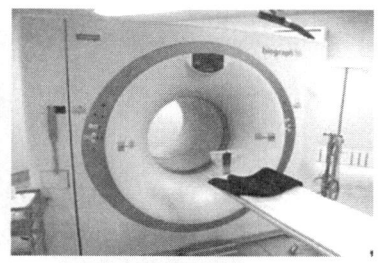

PET/CT장치(일체형)
〈출처〉http://www.ncgm.go.jp

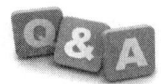

Q : SPECT・PET検査で何がわかるのか？
　　SPECT・PET검사로 무엇을 알 수 있습니까?

A : 脳の断面の血流状態がよくわかり、血液が流れていない虚血領域を確認することができます。また、PETではほかの画像診断では見つからない小さな癌の発見が可能です。これにより、初期の脳梗塞やその他の脳血管障害、一過性脳虚血発作、てんかん、アルツハイマー病、パーキンソン病、脳腫瘍などが診断でき、脳神経外科や神経内科での治療方針の決定に役立ちます。
　　뇌 단면의 혈류 상태를 잘 알 수 있고 혈액이 흐르지 않는 허혈 영역을 확인할 수 있습니다. 또한, PET에서는 다른 화상진단에서는 발견할 수 없는 작은 암을 발견할 수 있으므로 초기 뇌경색(cerebral infarction)과 그 외 뇌혈관장애, 일과성뇌허혈발작(transient ischemic attack), 간질(epilepsy), 알츠하이머병(Alzheimer's disease), 파킨슨병(Parkinson's disease), 뇌종양(brain tumor) 등을 진단할 수 있고 신경외과와 신경내과의 치료 방침을 결정하는 데 도움이 됩니다.

Q : SPECT・PETはどのような検査でしょうか？
SPECT・PET검사는 어떤 검사입니까？

A : 検査着に着替えてRI検査室に入り、ベッドに横になって、静脈にRI（放射性同位元素）を注入します。体を回転しながら、シンチカメラで撮影します。検査時間は、脳の撮影だけだと30分程度で済みますが、全身を撮影する場合は数時間かかることもあります。注射をするときに痛みがあり、長時間ベッドで横になっているのでその痛みもあります。
검사복으로 갈아입고 RI검사실로 들어가 침대에 누워 정맥에 방사성동위원소(RI)를 주입합니다. 몸을 회전시키면서 신틸레이션 카메라(scintillation camera)[3]로 촬영합니다. 검사 시간은 뇌만 촬영한다면 30분 정도 걸리며, 전신 촬영할 경우에는 몇 시간이 걸릴 수도 있습니다. 주사 시 통증이 따르며 장시간 누워있어야 합니다.

---

[3] 체내의 방사성 물질을 탐사 및 기록하는 카메라

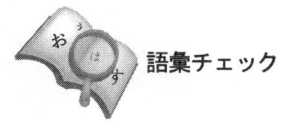 **語彙チェック**

- 放射性同位元素　ほうしゃせいどういげんそ　방사성동위원소
- 放出　ほうしゅつ　방출
- 断層画像　だんそうがぞう　단층 영상
- 脳血管障害　のうけっかんしょうがい　뇌혈관장애
- 心臓病　しんぞうびょう　심장병
- 早期発見　そうきはっけん　조기발견
- 検査手法　けんさしゅほう　검사 수법
- 体内　たいない　체내
- 総被爆量　そうひばくりょう　총피폭량
- 代謝機能　たいしゃきのう　대사기능
- 心疾患　しんしっかん　심장 질환
- 威力　いりょく　위력
- 発揮　はっき　발휘
- 虚血領域　きょけつりょういき　허혈 영역
- 脳梗塞　のうこうそく　뇌경색
- 一過性脳虚血発作　いっかせいのうきょけつほっさ　transient ischemic attacks(TIA)　일과성뇌허혈발작
- 脳腫瘍　のうしゅよう　뇌종양
- 脳神経外科　のうしんけいげか　뇌신경외과
- 神経内科　しんけいないか　신경내과
- 治療方針　ちりょうほうしん　치료 방침

□ 静脈　じょうみゃく　정맥
□ 回転　かいてん　회전

참고 일과성뇌허혈발작 (TIA)

여러 가지 원인에 의해 뇌순환장애가 발생하지만, 일시적인 신경 증상이 발생한 후 길어도 24시간 이내에 아무 일도 없었던 것처럼 되는 경우를 일과성뇌허혈발작(TIA)이라고 한다. 신경 증상이 24시간 이상 지속, 3주 이내에 소실되는 경우에는 '린드(RIND; Reversible Ischemic Neurological Deficits: 가역성허혈신경결손)'라고 부른다. 증상이 3주 이상 또는 영구적으로 존속하는 경우를 '완전뇌졸중(complete stroke)'이라고 한다.

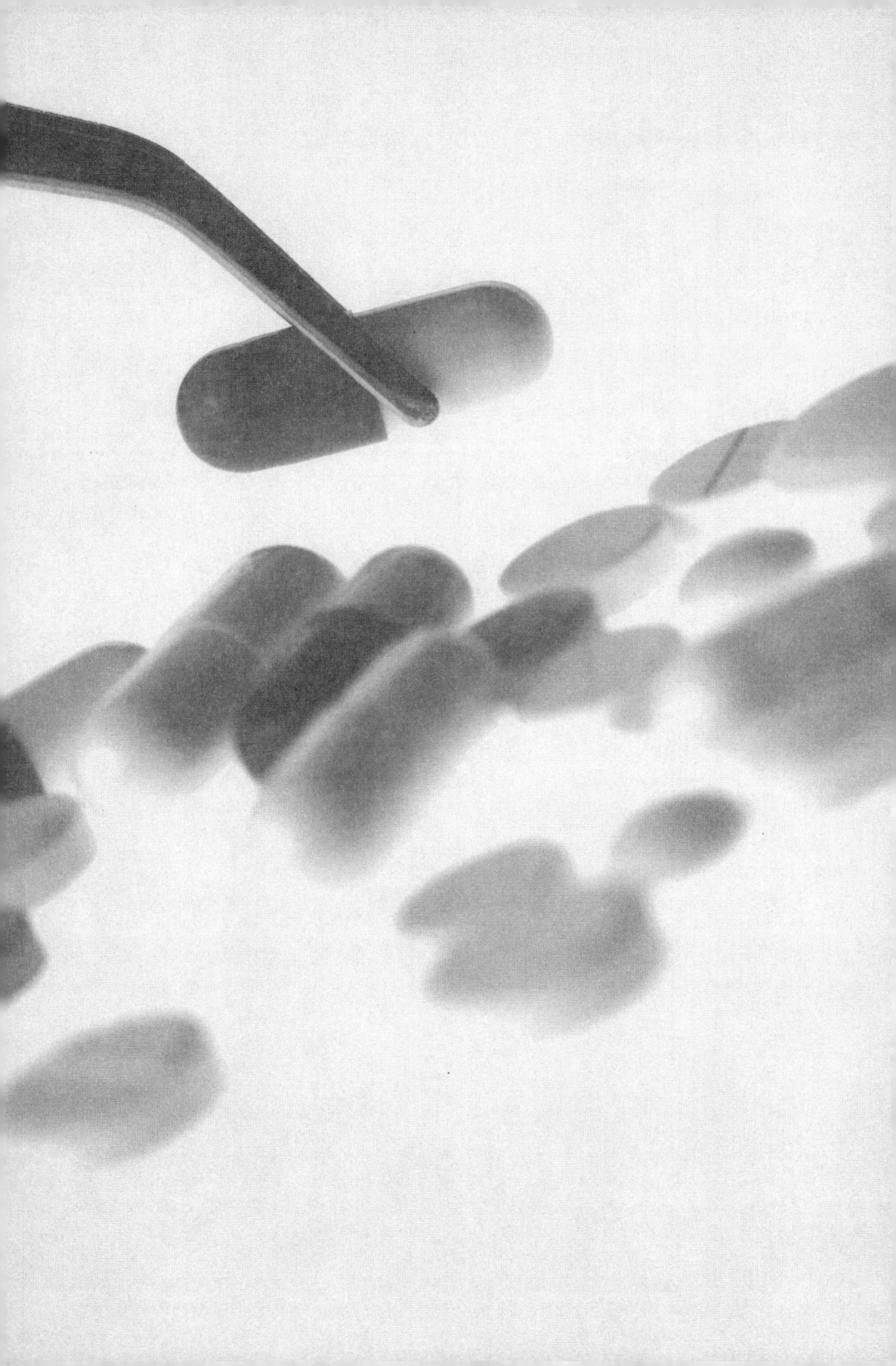

Part 3

尿檢査
요검사

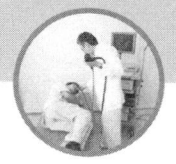
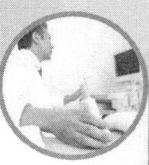

요검사(urinalysis)란 일반적인 건강진단에서도 시행되는 검사 항목으로 소변에 존재하는 세포나 단백질, 당 등을 이용하여 인체의 건강 상태를 검사합니다. 주로 신장계통이나 요로계통의 질환을 찾아내는 것이 목적이지만, 검사 결과는 당뇨병과 간장병, 교원병(collagen disease)과 골수종, 암 진단 등에도 이용됩니다.

요검사는 소변검사지를 사용하는데 소변검사지란 미국에서 개발된 검사지입니다. 현재는 1장의 소변검사지로 1~10항목까지 측정할 수 있습니다. 이 검사지는 각 의료시설에서 이용되며 약국 등에서도 셀프 소변검사지가 판매되고 있습니다.

소변검사지는 일반적으로 가늘고 긴 플라스틱 모양의 막대에 시약을 스며들게 한 여과지를 붙인 것입니다. 이 소변검사지로 검사할 수 있는 항목으로는 요 pH·비중·단백질·당·잠혈·케톤(ketone)체·빌리루빈(bilirubin)·우로빌리노겐(urobilinogen)·백혈구 등이 있습니다.

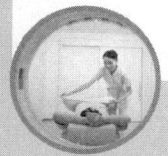
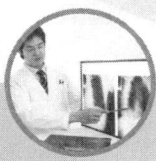

① 尿蛋白 にょうたんぱく
요단백

尿蛋白とは、尿の中に蛋白質が含まれていないかについての検査です。なお、尿蛋白に陽性反応があった場合再検査が行われますが、尿蛋白は 普通でも含まれている場合がありますので、常に陽性反応という場合以外は問題にはなりません。

요단백(urine protein)이란 소변 속에 단백질이 포함되어 있는지를 검사하는 것입니다. 한편, 요단백 검사에서 양성반응을 보이면 재검사가 실시되며, 요단백은 이상이 없을 경우에도 포함될 수 있으므로 항상 양성반응인 경우 이외에는 문제가 되지 않습니다.

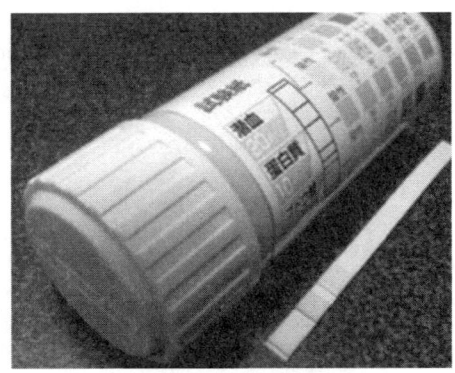

요검사용 시험지
〈출처〉http://aikei.blog.ocn.ne.jp

(1) 尿蛋白が陽性となる原因 にょうたんぱくがようせいとなる げんいん 요단백이 양성이 되는 원인

陽性反応でも問題の無い原因は次のようです。
양성반응이라도 문제가 없는 경우는 다음과 같습니다.

① 体位性蛋白尿 たいいせいたんぱくにょう   postural proteinuria
체위성단백뇨

小児などは多く背骨が曲がっているから腎臓の血管が圧迫され陽性反応がでますが、通常は成長により消えますので問題になりません。
소아는 대개 등뼈가 굽어 있어 신장 혈관이 압박을 받아 양성반응을 보일 수 있으나 대개 성장함에 따라 사라지므로 문제 되지 않습니다.

② 運動性蛋白尿 うんどうせいたんぱくにょう   exercise proteinuria
운동성단백뇨

運動・食事・入浴などのとき、一時的に陽性反応がでます。この場合、再検査ではほとんど陰性となります。
운동·식사·목욕 시 일시적으로 양성반응이 나타납니다. 이 경우 재검사에서는 대부분 음성으로 나옵니다.

③ 熱性蛋白尿 ねっせいたんぱくにょう   febrile proteinuria   열성단백뇨

発熱をしているときは一時的に尿蛋白が検出されます。熱が

下がると消える一過性のもので心配はありません。
발열 시 일시적으로 요단백이 검출됩니다. 열이 내리면 사라지는 일과성으로 걱정할 필요는 없습니다.

④ その他の原因 기타 원인

月経前、妊娠中、精液・膣分泌物混入、ストレスなどでも一時的な尿蛋白がでることがありますが、一過性で時間が経過すると陰性となります。
월경 전과 임신 중 그리고 정액·질 분비물의 혼입, 스트레스 등에 의해 일시적으로 요단백이 나타날 수 있으나 일과성으로 시간이 지나면 음성으로 바뀝니다.

참고 운동성단백뇨

생리적단백뇨라고도 한다. 건강한 사람이 심한 운동을 했을 때 일시적으로 나타날 수 있는 단백뇨를 말한다. 적혈구가 섞여 나오는 경우도 있다. 몇 시간 후에는 단백뇨가 검출되지 않는 것이 보통이다.

(출처: 체육학대사전, 이태신, 2000.2.25, 민중서관)

(2) 陽性反応で疾患が疑われる原因 ようせいはんのうでしっかんがうたがわれるげんいん 양성반응으로 질환이 의심되는 원인

特に尿中に蛋白だけでなく赤血球も同時に見られる場合は腎臓病である可能性が高くなります。大きなものとしては「腎臓に

おける蛋白ろ過機能・再吸収機能の障害」「蛋白の過剰生成」など
が挙げられます。腎臓病により疑われる病気は20種類以上あり
ます。再検査・精密検査を受ける場合はより細かな診断を行い
ます。

특히 단백질이 소변뿐만 아니라 적혈구에서 동시에 검출될 경우는
신장병일 가능성이 높아집니다. 이 경우 대표적인 증상으로는 '신장
단백질 여과기능·재흡수 기능 장애', '단백질 과잉 생성' 등을 들 수
있습니다. 신장병으로 기인한 질환은 20종류 이상 있습니다. 재검
사·정밀검사를 받을 경우 보다 상세한 진단을 실시하게 됩니다.

(3) 尿検査でわかる病気 にょうけんさでわかるびょうき 요검사로 알 수 있는 병

① 急性腎炎 きゅうせいじんえん acute nephritis 급성신장염

腎臓の炎症。腎臓において血液の濾過機能が低下し、主に
血尿・たんぱく尿などの症状が現れます。尿検査項目以外で
は、発熱・むくみ・尿量の減少などの症状も現れる場合があり
ます。

신장의 염증상태를 말합니다. 신장의 혈액 여과 기능이 저하되
고 주로 혈뇨·단백뇨 등의 증상이 나타납니다. 소변검사 항목 이
외의 다른 검사에서 발열·부종·소변량 감소 등의 증상도 나타날
수 있습니다.

② 慢性腎炎 まんせいじんえん chronic nephritis 만성신장염

尿タンパクや高血圧などが1年以上続いている状態です。急性腎炎が続くものと、急性腎炎を伴わない場合があります。高血圧やむくみなどが症状として現れ、慢性腎炎が進行すると、腎不全に至る可能性もありますので注意が必要です。

요단백이나 고혈압 등의 증상이 1년 이상 계속되는 상태를 말합니다. 급성신장염이 계속될 경우와 급성신장염을 수반하지 않는 경우가 있습니다. 고혈압과 부종 등의 증상이 나타나고 만성신장염이 진행되면 신부전으로 발전할 가능성도 있으므로 주의해야 합니다.

③ ネフローゼ症候群 ねふろーぜしょうこうぐん nephrotic syndrome 네프로시스증후군(신장증후군)

ネフローゼ症候群とは、腎糸球体の障害により発症する病気です。症状として高度の蛋白尿や低蛋白血症が挙げられます。慢性化しやすい病気で、症状の程度も軽くなったり重くなったりします。

네프로시스증후군(신장증후군)이란 신사구체(신장모세혈관구) 장애에 의해 발병하는 질환입니다. 증상으로는 고도의 단백뇨와 저단백혈증을 들 수 있습니다. 만성화되기 쉬운 질환으로 증상이 호전되기도 하고 악화되기도 합니다.

④ 腎不全 じんふぜん renal insufficiency 신부전

腎不全とは、腎臓機能が低下した状態で、慢性腎不全と急性腎不全があります。慢性腎不全の場合、ほとんどのケースで慢

性腎炎や糖尿病性腎炎から引き起こされます。呼吸困難や心不全などの症状が現れ、尿毒症になる恐れがあるため、人工透析が必要となります。現代医学では慢性腎不全は根治できないので、腎不全となる前に的確な対策が必要です。

신부전이란 신장 기능이 저하된 상태로 만성신부전과 급성신부전이 있습니다. 만성신부전은 대부분 만성신장염이나 당뇨병성 신장염으로부터 야기됩니다. 호흡곤란이나 심부전 등의 증상이 나타나며, 요독증(uremia)을 유발할 수도 있으므로 인공투석(artificial dialysis)을 해야 합니다. 현대의학에서 만성신부전은 완치 될 수 없으므로 신부전으로 발전하기 전에 확실한 대책이 필요합니다.

⑤ 尿路感染症 にょうろかんせんしょう urinary tract infection 요로감염증

尿路(尿管・尿道など)の機関が炎症を起すことを言います。特に尿道が短い女性に多い病気で膀胱炎の場合は頻尿・残尿感・排尿後の不快感などが症状として現れます。

요로(요관·요도 등) 등에 염증이 생기는 것을 말합니다. 특히 요도가 짧은 여성에게 많은 질환으로 방광염은 빈뇨·잔뇨감·배뇨 후의 불쾌감 등의 증상이 나타납니다.

⑥ 尿路結石 にょうろけっせき urinary stone 요로결석

腎臓(腎結石)・尿管・膀胱・尿道などに結石ができる病気をいいます。特に尿路結石の場合、非常に激しい痛みが生じる場合があり、血尿などの症状が現れる場合もあります。結石が尿

管に引っかかってしまった場合には手術をして除去する必要があります。

신장(신장결석)·요관·방광·요도 등에 결석이 생기는 질환을 말합니다. 특히 요로결석은 매우 심한 통증을 동반하며 혈뇨 등의 증상이 나타날 수도 있습니다. 결석이 요관에 걸릴 경우는 수술로 제거해야 합니다.

⑦ 前立腺肥大症　ぜんりつせんひだいしょう　benign prostatic hyperplasia 전립선비대증

男性特有の病気で前立腺が加齢により肥大化し尿道を圧迫することにより様々な障害が発生します。主な症状としては尿が出にくくなったり残尿感が挙げられます。前立腺肥大症が進行すると、尿が全くでなくなるような場合があります。ここまで症状が進行すると手術が必要となります。

남성 특유의 병으로 전립선이 나이가 듦에 따라 비대해지고 요도를 압박하여 여러 가지 장애가 발생합니다. 주요 증상으로는 배뇨가 어려워지거나 잔뇨(residual urine)감을 들 수 있습니다. 전립선비대증이 진행되면 소변이 전혀 나오지 않는 증상이 나타날 수도 있습니다. 여기까지 증상이 진행되면 수술이 필요합니다.

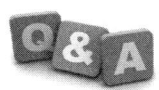

Q : 尿タンパクの検査で何がわかるのでしょうか。
　　요단백 검사에서 무엇을 알 수 있습니까?

A : 尿タンパクは健康な状態ではごくわずかしか出ませんが、腎臓をはじめとする体のどこかに機能障害があると、多量のタンパクが尿に漏れ出す「タンパク尿」となってしまいます。

요단백은 건강한 상태에서는 아주 소량만 검출되지만, 신장을 비롯한 몸 어딘가에 기능 장애가 있는 경우 다량의 단백질이 소변으로 흘러나오는 '단백뇨'가 됩니다.

Q : 尿タンパクの検査はどのように行なうのでしょうか。
요단백 검사는 어떻게 실시합니까?

A : 検査方法としては、試験紙を尿で濡らしたときの変色具合で判断する定性検査と、1日分の尿にどれくらいタンパクが出ているかを分析測定する定量検査があります。一般には、定性検査で尿タンパクが出ていることが認められた場合に定量検査が行われます。腎臓機能障害が重いほど、定量検査の数値は大きくなる傾向があります。

검사 방법으로는 시험지를 소변에 적셨을 때 변색 상태로 판단하는 정성검사와 하루분의 소변에 얼마나 단백질이 포함되어 있는지를 분석 측정하는 정량검사가 있습니다. 일반적으로 정성검사에서 단백뇨가 확인되면 정량검사가 이루어집니다. 신장 기능 장애가 심할수록 정량검사의 수치가 커지는 경향이 있습니다.

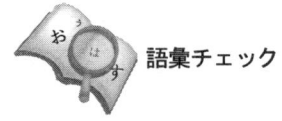 語彙チェック

- 尿検査　にょうけんさ　요검사
- 検査項目　けんさこうもく　검사 항목
- 腎臓系　じんぞうけい　신장계
- 尿路系　にょうろけい　요로계
- 糖尿病　とうにょうびょう　당뇨병
- 肝臓病　かんぞうびょう　간장병
- 膠原病　こうげんびょう　교원병
- 骨髄腫　こつずいしゅ　골수종
- 尿検査紙　にょうけんさし　소변검사지
- 比重　ひじゅう　비중
- 潜血　せんけつ　잠혈
- 白血球　はっけっきゅう　백혈구
- 尿蛋白　にょうたんぱく　요단백
- 体位性尿蛋白　たいいせいたんぱくにょう　체위성단백뇨
- 運動性蛋白尿　うんどうせいたんぱくにょう　운동성단백뇨
- 熱性蛋白尿　ねっせいたんぱくにょう　열성단백뇨
- 月経前　げっけいぜん　월경전
- 妊娠中　にんしんちゅう　임신중
- 精液　せいえき　정액
- 膣分泌物　ちつぶんぴつぶつ　vaginal discharge　질 분비물

- 過機能　かきのう　과기능
- 再吸収機能　さいきゅうしゅうきのう　재흡수기능
- 精密検査　せいみつけんさ　정밀검사
- 急性腎炎　きゅうせいじんえん　급성신장염
- 発熱　はつねつ　발열
- 慢性腎炎　まんせいじんえん　만성신장염
- ネフローゼ症候群　ねふろーぜしょうこうぐん　네프로시스 증후군(신장증후군)
- 腎不全　じんふぜん　심부전
- 呼吸困難　こきゅうこんなん　호흡곤란
- 尿毒症　にょうどくしょう　요독증
- 人工透析　じんこうとうせき　인공투석
- 尿路感染症　にょうろかんせんしょう　요로감염증
- 頻尿　ひんにょう　빈뇨
- 残尿感　ざんにょうかん　잔뇨감
- 排尿　はいにょう　배뇨
- 不快感　ふかいかん　불쾌감
- 尿路結石　にょうろけっせき　요로결석
- 前立腺肥大症　ぜんりつせんひだいしょう　전립선비대증
- 尿道　にょうどう　요도
- 圧迫　あっぱく　압박

❷ 尿糖 にょうとう
요당

尿糖とは尿に含まれている糖の割合を調べたものです。通常糖は血液が腎臓でろ過されたもので、尿として排出される前に尿細管（細尿管）で吸収されますが、血糖が過剰な場合吸収しきれずに尿で検出されます。過剰な場合糖尿病や腎障害の恐れがあります。

요당(urine sugar)이란 소변에 포함되어 있는 당의 비율을 조사한 것입니다. 일반적으로 당은 혈액이 신장에서 여과된 것으로 소변으로 배출되기 전에 요세관(세뇨관)에서 흡수되며, 혈당이 지나치게 많을 경우 전부 흡수되지 않은 채 소변에서 검출됩니다. 과다 검출 시 당뇨병 또는 신장 장애를 의심할 수 있습니다.

(1) 尿糖が陽性となる原因　にょうとうがようせいとなるげんいん
　　요당 양성반응의 원인

尿糖が陽性となる原因としては大きく「高血糖による原因」と「高血糖によらない原因」が挙げられます。

요당이 양성반응을 보이는 원인으로는 크게 '고혈당에 의한 원인'과 '고혈당에 의하지 않은 원인'을 들 수 있습니다.

そもそも、尿に含まれる糖分(ブドウ糖)は尿細管と呼ばれる排出管で吸収されますので、体外に排出される際は糖を含まないのが通常です。この尿糖が尿検査で検出される場合は、血糖値が腎臓による尿吸収力を超過している場合(高血糖を伴う原因)か、腎臓が尿を排出する閾値が下がってしまった場合(高血糖を伴わない原因)のいずれかになります。

원래 소변에 포함되어 있는 당분(포도당)은 요세관이라는 배출관에서 흡수되므로 체외로 배출될 때는 소변에 당이 포함되지 않는 것이 보통입니다. 요당이 소변검사에서 검출되는 것은 혈당치가 신장에 의한 소변 흡수력을 초과할 경우(즉, 고혈당에 의한 원인)와 신장이 소변을 배출할 수 있는 한계치가 저하되었을 경우(즉, 고혈당에 의한 원인이 아님)로 나눌 수 있습니다.

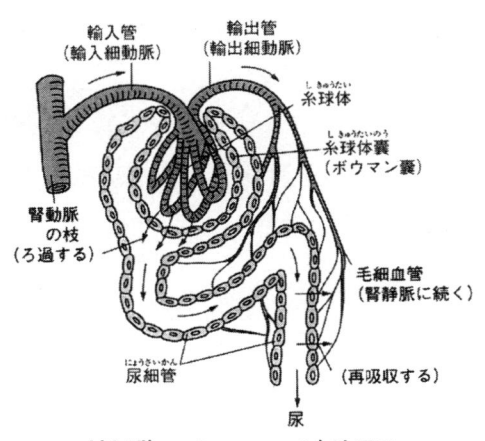

신소체(renal corpuscle)의 구조
〈출처〉 http://www.naoru.com

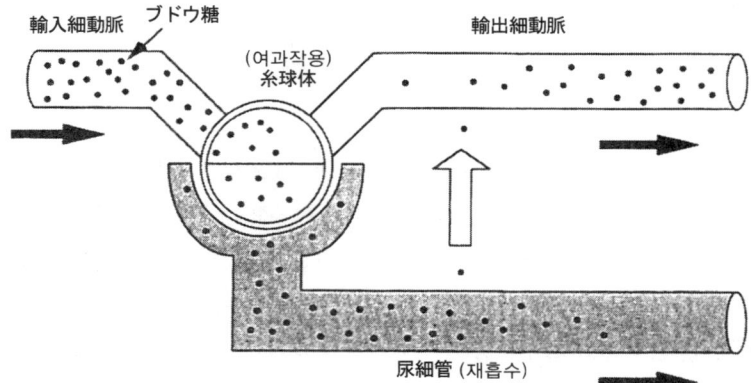

신장의 사구체와 요세관의 기능
〈출처〉http://www.jaclap.org

> **(2) 尿糖で陽性反応が出た場合の対応** にょうとうでようせいはんのうがでたばあいのたいおう 요당에서 양성반응이 나왔을 때의 대응

一般的に以上のような二つの原因を考えた上で精密検査が行われます。具体的には採血による空腹時血糖値やヘモグロビンA1cなどの値を計測して判断されます。

일반적으로 다음과 같은 원인(요인)을 염두하고 정밀 검사를 실시합니다. 구체적으로는 공복 시 채혈에 의한 혈당치나 헤모글로빈 A1c 등의 값을 계측해서 판단합니다.

③
尿潜血反応 にょうせんけつはんのう
요잠혈반응

(1) 尿潜血反応とは にょうせんけつはんのうとは 요잠혈반응이란

尿潜血反応は陽性の場合、尿の中に血液が含まれていることになります。肉眼で見える場合がありますが、肉眼では確認できない場合もあります。尿検査による潜血反応とは、尿のなかに血液が混じっているかどうかを調べるものです。見た目でわからなくとも、尿には少量の赤血球が混じっていることがありますが、この状態を「潜血」と言います。尿潜血反応が出ても、一時的なものなら問題のないケースもあります。

요잠혈반응(occult blood test in urine)이 양성인 경우 소변에 혈액이 섞여 있습니다. 육안으로 확인 가능한 경우도 있지만, 육안으로는 확인할 수 없는 경우도 있습니다. 소변검사에서 잠혈반응이란, 소변에 혈액이 섞여 있는지를 조사하는 것입니다. 육안으로 알 수 없더라도 소변에는 소량의 적혈구가 섞여 있는 경우가 있으며, 이 상태를 '잠혈'이라고 합니다. 요잠혈반응이 나오더라도 일시적이라면 문제 되지 않을 수 있습니다.

(2) 尿潜血反応が陽性となる原因　にょうせんけつはんのうがようせいとなるげんいん　요잠혈반응이 양성이 되는 원인

腎臓系の疾患や膀胱における疾患が考えられます。その原因は多数ありますが、多くは結石であったり炎症であることが多いのです。場合によっては腫瘍がある可能性もあります。このほか、生理中の女性では陽性反応が出るほか、一部の鎮痛解熱剤や抗生剤、利尿剤を利用している場合でも陽性反応がでる場合がありますが、この場合は問題ありません。

신장계 질환이나 방광 질환을 의심할 수 있습니다. 그 원인은 여러 가지로 대부분은 결석이나 염증일 때가 많으며 경우에 따라서는 종양이 있을 가능성도 있습니다. 이 밖에 생리 중인 여성에게서 양성 반응이 나타날 수도 있고 일부 진통해열제나 항생제, 이뇨제를 투여하고 있으면 양성반응을 보일 수도 있으며 이러한 경우라면 문제가 되지는 않습니다.

④ 尿ウロビリノーゲン
にょううろびりのーげん
요우로빌리노겐

尿ウロビリノーゲンとは肝臓や胆嚢の機能異常の有無を診断する尿検査の一種です。ウロビリノーゲンとは古くなった赤血球が肝臓で分解されてできるビルビリンという成分が胆汁となり腸に排出され、そこで腸内細菌により分解されたものです。一部は腸から血中に吸収され尿として排出されます。

요우로빌리노겐(urobilinogen in urine)이란 간장이나 담낭 기능에 대한 이상 유무를 진단하는 소변검사의 일종입니다. 요우로빌리노겐이란 오래된 적혈구가 간장에서 분해되어 생기는 빌리루빈(bilirubin)이라는 성분이 담즙으로 변하여 장으로 배출되고, 거기에서 장내 세균에 의해 분해된 것입니다. 일부는 장에서 혈중에 흡수되어 소변으로 배출됩니다.

健康な人の場合は、ビリルビンが尿中に出ることはありませんが、肝臓や胆道の病気になると尿中に排出されます。特に、急性肝炎では黄疸が出る前から尿ビリルビンは陽性を示し、肝機能が回復してくると、黄疸が残っていても陰性になります。そのため

尿ビリルビンは急性肝炎の早期発見と経過観察に重要です。

건강한 사람은 빌리루빈(bilirubin)이 소변에 섞여 나오지 않으며 간장이나 담도에 질환이 생기면 소변으로 배출됩니다. 특히, 급성간염에서는 황달이 나타나기 전부터 요빌리루빈(bilirubin)이 양성을 나타내고, 간 기능이 회복되면 황달[1]이 남아있더라도 음성이 됩니다. 이 때문에 요빌리루빈(bilirubin)은 급성간염의 조기 발견과 경과 관찰에 중요하다고 할 수 있습니다.

---

1 빌리루빈 생성이 증가하거나 빌리루빈의 순환장애가 있을 때, 공막(눈의 흰자위)과 피부가 노랗게 변하는 증상을 말한다.

5

尿比重 にょうひじゅう
요비중

(1) 尿比重とは にょうひじゅうとは 요비중이란

尿比重とは、尿に含まれている水分とそのほかの成分の割合を指します。尿の量とその濃度は体内の水分量・電解質のバランスに応じて腎臓で調整されますが、この数値が異常であった場合は腎臓の尿濃縮能力・希釈能力、体内の水分と電解質のバランスなどの状態がおかしいことがわかります。

요비중(specific gravity of urine)이란 소변에 포함되어 있는 수분과 그 밖의 성분 비율을 가리킵니다. 소변의 양과 그 농도는 체내의 수분량·전해질 균형에 따라 신장에서 조정되며, 이 수치에 이상이 있을 경우 신장의 요농축 능력·희석 능력, 체내 수분과 전해질 균형 등의 상태에 이상이 발생했다고 할 수 있습니다.

(2) 尿比重が強陽性・陰性となる原因 にょうひじゅうがきょうようせい・いんせいとなるげんいん 요비중이 강한 양성・음성이 되는 원인

尿比重の基準値は1.010～1.030とされていますが、健康な人でも条件によって変動することがあります。なお、尿の比重が1.01以下の場合は脳の濃縮能力が低下しており、水分が多く排出される腎不全利尿期、尿崩症などが考えられます。逆に、1.03以上の場合は腎不全による乏尿、ネフローゼ症候群、糖尿病、心不全、脱水症状などがリスク要因として考えられます。

요비중의 기준치는 1.010～1.030으로 알려져 있지만, 건강한 사람이라도 조건에 따라 변동될 수 있습니다. 한편, 요비중이 1.01 이하가 되면 뇌의 농축 능력이 저하되고 수분이 많이 배출되는 신부전 이뇨기, 요붕증(diabetes insipidus) 등을 의심할 수 있습니다. 반대로, 1.03 이상이 되면 신부전에 의한 핍뇨(oliguria)[2], 네프로시스증후군(신장증후군, nephrotic syndrome), 당뇨병, 심부전, 탈수 등의 질환을 일으키는 요인이 될 수 있습니다.

---

[2] 하루 소변량이 정상과 비교했을 때 현저하게 감소한 상태이다. 요량은 1일 300~350mL 이하가 되며, 요의 생성이 적고, 요량이 감소한 상태로 방광 등 요로의 통과 장애가 없는 것을 말한다. 원인으로는 수분 섭취량 감소, 구토, 설사, 고도의 발한에 의한 수분상실, 쇼크, 출혈에 의한 신혈류량 저하, 신증, 사구체신염 등 고도로 신기능이 저하된 경우 등을 들 수 있다.

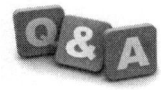

Q : 尿比重検査で何がわかるのでしょうか。
   요비중검사로 무엇을 알 수 있습니까?

A : 尿比重とは尿と水分の割合を言います。尿の量と濃さは体内の水分量や電解質のバランスに応じて腎臓で調整されています。尿中の水分と、水分以外の物質の割合を算出したものが尿比重で、これを調べれば腎臓の尿濃縮能力や希釈能力、体内の水分・電解質などの状態を調べることができます。
   요비중은 소변과 수분의 비율을 말합니다. 소변의 양과 농도는 체내 수분량과 전해질의 균형에 따라 신장에서 조정됩니다. 소변의 수분과 그 외 물질의 비율을 산출한 것이 요비중이며, 이를 살펴보면 신장의 소변 농축 능력과 희석 능력, 체내의 수분·전해질 등의 상태를 알 수 있습니다.

Q : 尿比重検査の測定方法には何がありますか。
   요비중검사의 측정방법에는 무엇이 있습니까?

A : 測定方法には試験紙で調べる方法、尿中に浮きのようなものを浮かべて比重を測定する方法、プリズムに尿を滴下して屈折率から比重を測定する方法があります。
   측정방법에는 시험지로 조사하는 방법, 소변에 부표와 같은 것을 띄워 비중을 측정하는 방법, 프리즘에 소변을 떨어뜨려 굴절률로 비중을 측정하는 방법이 있습니다.

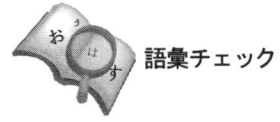 語彙チェック

- 尿糖　にょうとう　요당
- 排出　はいしゅつ　배출
- 細尿管　さいにょうかん　세뇨관
- 尿吸収力　にょうきゅうしゅうりょく　요흡수력
- 閾値　いきち　threshold value　한계치, 역치(생물이 외부환경의 변화, 즉 자극에 대해 어떤 반응을 일으키는 데 필요한 최소한의 자극의 크기를 말하며 문턱값이라고 한다)
- 尿潜血反応　にょうせんけつはんのう　요잠혈반응
- 少量　しょうりょう　소량
- 膀胱　ぼうこう　방광
- 腫瘍　しゅよう　종양
- 鎮痛解熱剤　ちんつうげねつざい　진통해열제
- 抗生剤　こうせいざい　항생제
- 利尿剤　りにょうざい　이뇨제
- 胆嚢　たんのう　담낭
- 機能異常　きのういじょう　기능 이상
- 分解　ぶんかい　분해
- 胆汁　たんじゅう　담즙
- 細菌　さいきん　세균
- 胆道　たんどう　담도
- 急性肝炎　きゅうせいかんえん　급성간염

- 黄疸　おうだん　황달
- 経過観察　けいかかんさつ　경과 관찰
- 尿比重　にょうひじゅう　요비중
- 成分　せいぶん　성분
- 割合　わりあい　비율
- 濃度　のうど　농도
- 水分量　すいぶんりょう　수분량
- 電解質　でんかいしつ　전해질
- 腎臓　じんぞう　신장
- 調整　ちょうせい　조정
- 尿濃縮能力　にょうのうしゅくのうりょく　요농축 능력
- 希釈能力　きしゃくのうりょく　희석 능력
- 強陽性　きょうようせい　강양성
- 変動　へんどう　변동
- 腎不全利尿期　じんふぜんりにょうき　신부전 이뇨기
- 尿崩症　にょうほうしょう　요붕증
- 乏尿　ぼうにょう　핍뇨
- ネフローゼ症候群　ねふろーぜしょうこうぐん　네프로시스 증후군(신장증후군)
- 糖尿病　とうにょうびょう　당뇨병
- 心不全　しんふぜん　심부전
- 脱水症状　だっすいしょうじょう　탈수 증상

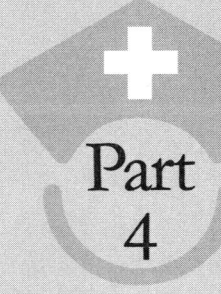

心電図検査
심전도검사

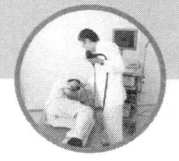
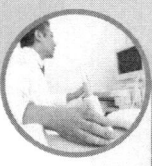

심장 근육이 전신으로 혈액을 순환시키기 위해 확장과 수축을 되풀이할 때 미약한 활동 전류가 발생합니다. 이 변화를 파형으로 기록하고 이를 토대로 질환의 징후를 파악하는 것이 심전도검사(electrocardiography)입니다. 심장 질환에 관한 검사 중에서는 비교적 간단하게 실시할 수 있다는 점에서 조기 발견을 위한 방법으로 자주 이용됩니다.

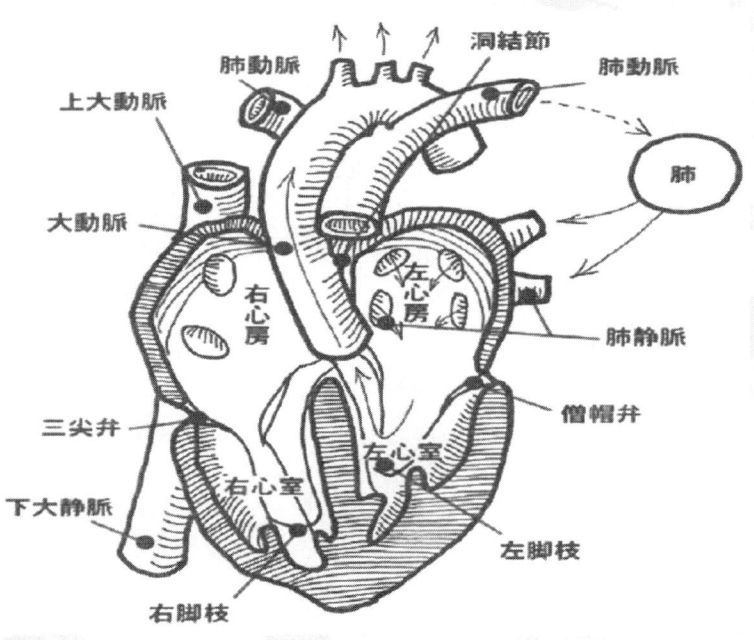

심장구조
〈출처〉http://www.eisei.org

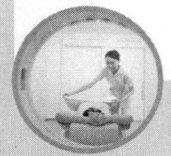
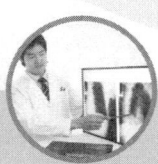

12誘導心電図検査
じゅうにゆうどうしんでんずけんさ
12유도심전도검사

12誘導心電図は手首と足首そして胸部に6つの電極を取り付けて、心臓を12の方向から見た波形から心電図を計測します。計測に必要となる時間はわずか数分程度で終わりますので、非常に簡

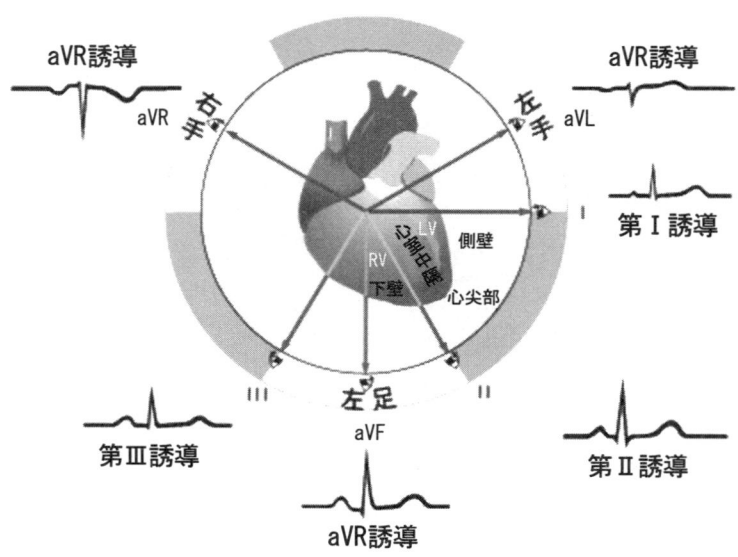

12유도심전도 보는 법
〈출처〉http://www.cardiac.jp

単な心電図検査の方法です。ただし、不整脈などがある場合は、12誘導心電図計測においてその症状のすべてが現れるとはみられないので、ホルター検査などを行います。

12유도심전도는 손목과 발목 그리고 흉부에 6개의 전극을 붙여 심장을 열두 방향에서 본 파형으로 심전도를 계측합니다. 계측에 필요한 시간은 불과 몇 분 정도로 매우 간단한 검사입니다. 단, 부정맥 등이 있을 경우에는 12유도심전도 계측에서 모든 증상이 나타난다고 볼 수 없으므로 홀터검사 등을 실시합니다.

❷ 心室ホルター検査
しんしつほるたーけんさ
심실홀터검사

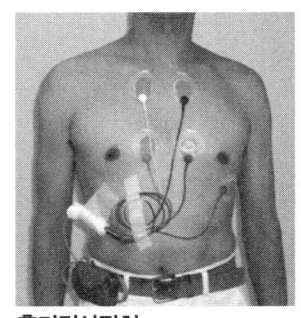

홀터검사장치
〈출처〉 http://www.nozomi.or.jp

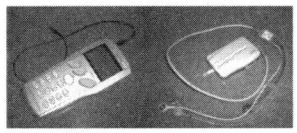

홀터검사장치
〈출처〉 http://www.okamura.or.jp

ホルター検査とは、患者が一日の間日常生活をしながら心電図を記録する方法で自然発生する不整脈の診断に最も適合し、不整脈と日常生活との関連性、抗不整脈治療効果の判定、人工拍動期の機能判定および急性心筋梗塞症患者において今後急死危険判定に効果があります。

홀터검사(holter monitoring system)란 환자가 하루 동안 일상생활을 하면서 심전도를 기록하는 방법으로 자연적으로 발생하는 부정맥 진단에 가장 적합하며 부정맥과 일상생활과의 관련성, 항부정맥 치료 효과 판정, 인공박동기 기능 판정 및 급성심근경색 환자의 향후 급사 위험 판정에 효과적인 검사입니다.

③

イベント心電図検査
いべんとしんでんずけんさ
이벤트심전도검사

イベント心電図検査は、動悸などの心臓系の症状などが稀に現れる患者向けに使われる心電図計測法です。携帯可能なサイズの心電図測定器で、症状が現れた際に装着し心電図を計測することができます。心電図データはFAXなどを使って医療機関に送信し、医師等の所見を受けることになります。

이벤트심전도검사는 심장 동계(動悸) 등 심장 계통의 증상이 드물게 나타나는 환자에게 적합한 심전도 계측법입니다. 증상이 나타났을 때 휴대 가능한 크기의 심전도 측정기를 장착하여 심전도를 계측할 수 있습니다. 심전도 데이터는 FAX 등을 이용하여 의료기관에 송신하고 의사의 소견을 받습니다.

❹ 運動負荷心電図検査
うんどうふかしんでんずけんさ
운동부하심전도검사

(1) 運動負荷心電図検査　うんどうふかしんでんずけんさ　운동부하심전도검사

運動負荷心電図検査は、安静時以外の心臓の状態を調べる為の検査項目です。主に、不整脈や心臓病、心筋梗塞などの診断などにはこの運動負荷を伴う心電図検査が行われることがあります。この検査にはトレッドミル運動負荷試験、マスター二段階テスト、エルゴメーター検査などがあります。

운동부하심전도검사(exercise test)는 안정을 취할 때를 제외한 심장 상태를 확인하기 위한 검사 항목입니다. 주로 부정맥과 심장병, 심근경색 등의 진단 시 운동부하심전도검사가 실시됩니다. 이 검사에는 트레드밀(Tread Mill) 운동부하시험, 마스터 2단계 테스트, 에르고미터(ergometer) 검사 등이 있습니다.

トレッドミル運動負荷試験とは、ベルトコンベア状の運動器具の上を歩きながら心電図を測定する方法で、通常心電図の他血圧も

測定します。一定時間ごとにベルトのスピードや傾斜を変えながら（負荷を強くしながら）経過を測定します。また、運動終了後も血圧や心電図が安定するまでの経過も検査対象となります。

트레드밀(Tread Mill) 운동부하시험이란 벨트컨베이어 형태의 운동기구 위를 걸으면서 심전도를 측정하는 방법으로 심전도 외에 혈압도 측정할 수 있습니다. 일정 시간마다 벨트 속도나 경사를 바꾸면서 (부하를 강하게 하면서) 경과를 측정합니다. 또한, 운동 종료 후 혈압과 심전도가 안정될 때까지의 경과도 검사 대상이 됩니다.

マスター二段階テストとは、二段式の階段を一定時間上り下りし、その後の心電図を計測する心電図検査です。トレッドミル運動負荷試験のような機器がなくても測定することができる簡易的な運動負荷心電図検査の一つです。

마스터 2단계 테스트란 2단식 계단을 일정 시간 동안 오르내린 후 심전도를 계측하는 심전도검사입니다. 트레드밀(Tread Mill) 운동부하시험과 같은 기기가 없어도 측정할 수 있는 간이적인 운동부하심전도검사의 하나입니다.

エルゴメーター検査とは、エアロバイクのような器具を使い、運動負荷を与え心電図を計測する検査法です。主に下肢に負荷を掛けて心電図を検査したい場合に用いられる検査方法の一つです。

에르고미터(ergometer)검사란 에어로바이크와 같은 기구를 사용하고 운동 부하를 주어 심전도를 계측하는 검사법입니다. 주로 다리에 부하를 걸어서 심전도를 검사하고 싶을 때 이용하는 검사 방법의 하나입니다.

以上のように心電図検査では、心臓に起因する病気や健康状態を調べることができます。また、電極から受信する電気信号を波形として記録します。そして、その波形の形状や間隔などから心臓に関する様々な疾患などが確認できます。

이와 같이 심전도검사에서는 심장에 기인한 질환이나 건강 상태를 확인할 수 있습니다. 또한, 전극으로 수신되는 전기신호를 파형으로 기록합니다. 그리고 이 파형의 형상이나 간격 등으로부터 심장과 관련된 여러 가지 질환 등을 확인할 수 있습니다.

(2) 検査結果の判定 けんさけっかのはんてい 검사 결과의 판정

1回分の心臓の収縮は、P波（心房の収縮）、QRS波（心室の収縮）、T波（心室の収縮の終了）という組み合わせで表示され、心臓の拍動が規則的に行なわれていれば、P波は常に一定間隔で現れます。ただし、健康な人でも、体調によって心臓の不規則な収縮（期外収縮）が起こり、QRS波に乱れが生じることがあります。

1회분의 심장 수축은 P파(심방 수축), QRS파(심실 수축), T파(심실 수축 종료)라는 조합으로 표시되며, 심장박동이 규칙적이면 P파는 항상 일정한 간격으로 나타납니다. 단, 건강한 사람이라도 몸 상태에 따라 심장이 불규칙하게 수축(기외 수축)하고, QRS파에 불규칙한 파장이 생길 수 있습니다.

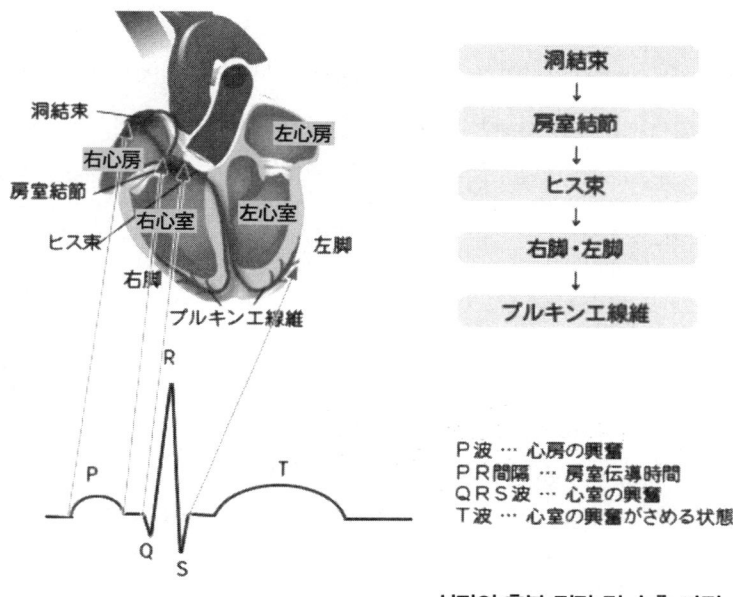

심장의 흥분 전달 및 수축 과정
〈출처〉http://www.genkiplaza.or.jp

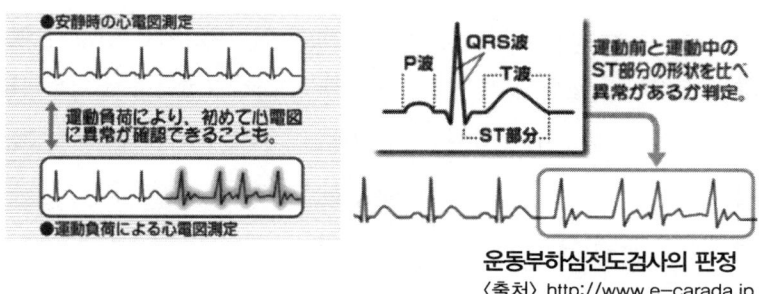

운동부하심전도검사의 판정
〈출처〉http://www.e-carada.jp

　心臓の収縮で発生する電流が一時的にきれた状態を脚ブロックといい、それが左心室内で起これば左脚ブロック、右心室内で起これば右脚ブロックといいます。左脚ブロックは心不全が疑われますが、右脚ブロックは心臓に異常がなくても起こる場合があります。

심장의 수축으로 발생하는 전류가 일시적으로 끊어진 상태를 각블록(bundle branch block)이라 하고, 이 상태가 좌심실 내에서 일어나면 좌각블록(left bundle branch block), 우심실 내에서 일어나면 우각블록(right bundle branch block)이라고 합니다. 좌각블록은 심부전(heart failure)을 의심할 수 있으며, 우각블록은 심장에 이상이 없어도 발생할 수 있습니다.

また、心電図が細かい揺れのような波形を示す場合は、心房の筋肉が不規則に収縮していると判断されます。これは心臓の弱っている高齢者や心房中隔欠損症、心筋梗塞、拡張型心筋症による心不全などが考えられます。ほかにも波長の異常が疑われる病気ごとに特徴があり、不整脈、心不全、心臓偏位、心臓弁膜症、狭心症など、それぞれの波形を示します。
또한 심전도가 작은 요동과 같은 파형을 그릴 때는 심방의 근육이 불규칙하게 수축하고 있다고 판단할 수 있습니다. 이는 심장이 쇠약한 고령자나 심방중격결손증, 심근경색, 확장형심근증에 의한 심부전 등을 의심할 수 있습니다. 이외에도 파장 이상이 의심되는 질환마다 특징이 있고 부정맥, 심부전, 심장전위, 심장판막증, 협심증 등 질환에 따라 각각의 파형을 보입니다.

なお、心臓に異常があれば必ず心電図に変化が現れるわけではありません。例えば、狭心症や不整脈などでは発作が起こったときでないと変化がみられないこともありますので、測定時の心電図が正常だからとして心臓病がないとは言い切れません。
한편, 심장에 이상이 있다고 해서 반드시 심전도에 변화가 나타나는 것은 아닙니다. 예를 들면, 협심증이나 부정맥 등에서는 발작이 일어났을 때가 아니면 변화를 보이지 않을 수도 있으므로 측정 시의 심전도가 정상이라고 해서 심장병이 아니라고 단언할 수는 없습니다.

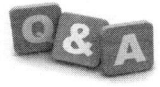

Q : 運動負荷心電図検査はなぜ行われますか。
운동부하심전도검사는 왜 하는 것입니까?

A : 安静時以外の心臓の状態を調べる為ですね。
안정을 취할 때를 제외한 심장의 상태를 알아보기 위해서입니다.

Q : この検査にはどんな検査方法がありますか。
이 검사에는 어떤 검사방법이 있습니까?

A : トレッドミル運動負荷試験、マスター二段階テスト、エルゴメーター検査などがあります。
트레드밀(Tread Mill) 운동부하시험, 마스터 2단계 테스트, 에르고미터(ergometer)검사 등이 있습니다.

Q：虚血性心疾患とはどんな病気ですか。
　　허혈성 심장 질환이란 어떤 병입니까?

A：心臓の筋肉（心筋）に血液を送る動脈（冠状動脈）が狭くなったり、塞がったりして、心筋が酸素不足に陥る状態を虚血性心疾患と呼びます。
　　심장 근육(심근)에 혈액을 보내는 동맥(관상 동맥)이 좁아지거나 막혀서 심근이 산소 부족에 빠지는 상태를 허혈성 심장 질환이라고 합니다.

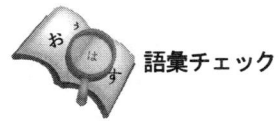 **語彙チェック**

- 12誘導心電図　じゅうにゆうどうしんでんず　12유도심전도
- 電極　でんきょく　전극
- 不整脈　ふせいみゃく　부정맥
- 抗不整脈　こうふせいみゃく　항부정맥
- 治療効果　ちりょうこうか　치료효과
- 人工拍動期　じんこうはくどうき　인공박동기
- 急性心筋梗塞症　きゅうせいしんきんこうそくしょう　급성심근경색증
- 急死危険判定　きゅうしきけんはんてい　급사위험판정
- 動悸　どうき　동계
- 装着　そうちゃく　장착

- 運動負荷心電図検査　うんどうふかしんでんずけんさ　운동부하심전도검사
- 簡易的　かんいてき　간이적
- 心房　しんぼう　심방
- 心室　しんしつ　심실
- 収縮　しゅうしゅく　수축
- 拍動　はくどう　박동
- 脚ブロック　きゃくぶろっく　bundle branch block　각블록
- 左心室　さしんしつ　좌심실
- 左脚ブロック　さきゃくぶろっく　left bundle branch block　좌각블록
- 右脚ブロック　うきゃくぶろっく　right bundle branch block　우각블록
- 右心室　うしんしつ　우심실
- 波形　はけい　파형
- 心房中隔欠損症　しんぼうちゅうかくけっそんしょう　심방중격결손증
- 心筋梗塞　しんきんこうそく　심근경색
- 拡張型心筋症　かくちょうがたしんきんしょう　확장형심근증
- 心臓偏位　しんぞうへんい　ectocardia　심장전위
- 心臓弁膜症　しんぞうべんまくしょう　valvular heart disease　심장판막증
- 狭心症　きょうしんしょう　협심증

Part 5

疾患一覽
질환일람

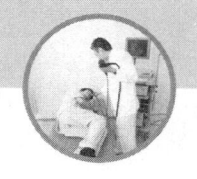
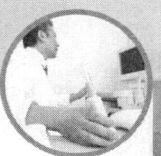

질환일람에서는 일상 진료에서 자주 사용되는 의료용어 중심으로 소개하였습니다. 뇌·신경계 질환, 암, 신장·요로 질환, 눈 질환, 위장·식도 질환, 간장·담낭·췌장 질환, 심장·혈관 질환, 폐·기관지 질환, 혈액·조혈기 질환, 골·관절·근육 질환, 이비인후 질환, 피부 질환, 내분비계 질환, 대사계 질환, 여성 특유 질환, 교원병·면역 질환, 정신 질환, 그 밖의 질환 등의 순으로 구성되어 있습니다.

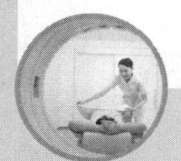
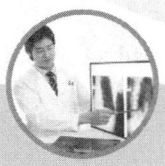

脳·神経系の疾患
のう·しんけいけいのしっかん
뇌·신경계 질환

(1) 脳梗塞 のうこうそく cerebral infarction 뇌경색

脳梗塞は高い死亡率を占めている病気です。突然意識を失ったり、手足の麻痺などの症状が上げられます。主な原因としては脳出血や脳血栓などがあります。

뇌경색은 사망률이 높은 질환입니다. 갑자기 의식을 잃거나 수족 마비 등의 증상을 보이며 주된 원인으로는 뇌출혈이나 뇌혈전 등을 들 수 있습니다.

(2) 脳血栓症 のうけっせんしょう cerebral thrombosis 뇌혈전증

脳血栓症とは、動脈硬化を基盤にして脳の動脈内に血栓が形成され血管が閉塞する病気です。悪化と小康状態を繰り返しながら段階的に多発性脳梗塞へと進行して行きます。

뇌혈전증이란 동맥경화로 뇌 동맥 안에 혈전이 형성되어 혈관이 폐쇄되는 질환입니다. 악화와 소강상태를 되풀이하면서 점차 다발성 뇌경색으로 진행됩니다.

(3) 脳塞栓症 のうそくせんしょう cerebral embolism 뇌색전증

脳塞栓症とは、心臟疾患(心臟弁膜症·心筋梗塞·細菌性心内膜炎·心房細動など)に由来する血栓が脳の血管に運ばれて脳内で詰まる病気で突発性が強い病気です。意識障害は脳血栓症より強く段階的に脳梗塞へと進行します。

뇌색전증이란 심장 질환(심장판막증·심근경색·세균성심내막염·심방세동 등)으로 혈전이 뇌혈관으로 이동하여 뇌에서 막히는 질환으로 돌발성이 강합니다. 의식장애는 뇌혈전증보다 심하며 단계적으로 뇌경색으로 진행됩니다.

(4) 脳出血 のうしゅっけつ cerebral hemorrhage 뇌출혈

脳出血とは、脳にある脆くなった血管が高血圧や動脈硬化などを原因に破れて出血し、血液が脳に侵入して脳機能に障害が起る病気です。脳出血自体は突発的に起こるケースが多く死亡率も高い危険な病気です。

뇌출혈이란 뇌의 약해진 혈관이 고혈압이나 동맥경화 등에 의한 파열로 출혈을 일으키고, 혈액이 뇌로 흘러들어 뇌 기능에 장애를 일으키는 질환입니다. 뇌출혈 자체는 돌발적으로 일어나는 경우가 많으며 사망률도 높은 위험한 질환입니다.

(5) クモ膜下出血　くもまくかしゅっけつ　subarachnoid hemorrhage
　　　지주막하출혈

クモ膜下出血とは、脳の表面にある血管が破れて、クモ膜下腔に出血がおこり、髄膜が強く刺激されてしまう病気です。前触れなくおこり、突然の強烈な頭痛がおこります。再発することも多く、再発が続くほどクモ膜下出血の症状は重症になります。

지주막하출혈(subarachnoid hemorrhage)이란 뇌의 표면에 있는 혈관이 파열되어 지주막하에 출혈이 일어나고, 수막이 강하게 자극받는 질환입니다. 전조 증상 없이 일어나며 갑작스럽고 심한 두통을 동반합니다. 재발하는 경우도 많으며 재발이 계속되는 만큼 지주막하출혈의 증상은 심해집니다.

(6) パーキンソン病　ぱーきんそんびょう　Parkinson's disease
　　　파킨슨병

パーキンソン病とは、50代後半に最も多い原因不明の運動障害のことを指します。脳幹、大脳基底核を中心として大脳皮質までを含めた範囲で病的な変化が生じ、症状が進行すると日常生活が困難となります。

파킨슨병(Parkinson's disease)이란 50대 후반에 가장 많이 발병하는 원인 불명의 운동 장애를 가리킵니다. 뇌간(뇌줄기 brain stem)[1], 대뇌핵(대뇌 기저핵, basal ganglia)을 중심으로 대뇌피질(cerebrum cortex)까지 포함한 범위에서 병적인 변화가 일어나고 증상이 진행되면 일상생활이 곤란해집니다.

---
1 뇌에서 좌우 대뇌반구 및 소뇌를 제외한 나머지 부분을 말한다.

(7) てんかん epilepsy 간질

てんかんとは、脳の細胞に異常な興奮が発生し、突然意識をなくしてしまったり、体が痙攣したり、舌をかんでしまったり、失禁してしまったりといったてんかん特有の発作を起す病気です。一般に乳幼児期にてんかんが発症するケースが多く、成人になると少なくなります。

간질이란 뇌세포에서 이상 흥분이 발생하고 갑작스럽게 의식을 잃거나 경련을 일으키며 혀를 깨물거나 실금(incontinence)[2]하는 등 간질 특유의 발작을 일으키는 질환입니다. 일반적으로 유아기에 간질이 발병하는 경우가 많으며 성인이 되면 줄어듭니다.

(8) 神経痛 しんけいつう neuralgia 신경통

神経痛(しんけいつう)とは、知覚神経が刺激を受けたり、過敏になったりして起こる痛みを指します。通常、鋭く激しい痛みが突然発生し、それが数秒から数分間続きとまる発作を繰りかえします。

신경통이란 지각신경이 자극을 받거나 과민해지면서 발생하는 통증을 가리킵니다. 보통 날카롭고 심한 통증이 발생하고 이 증상이 수 초에서 수 분간 계속되다 멈추는 발작을 되풀이합니다.

---

2 소변이나 대변이 무의식, 또는 불수의로 배출되는 상태를 말한다.

❷ 癌 がん
암

(1) 肺癌 はいがん lung cancer 폐암

肺癌とは、韓国人における癌死亡患者の中で最も多い病気です。特に、肺癌の場合発見の遅れに伴う外科的な手術の遅れによる原因が最も多いことから積極的な健康診断による肺癌検査が勧められます。

폐암은 한국인 암 환자가 가장 많이 사망하는 원인입니다. 특히, 폐암은 늦은 발견으로 외과 수술이 늦어져 사망에 이르는 경우가 많은 만큼 적극적인 건강검진을 통한 폐 검사를 실시해야 합니다.

(2) 食道癌 しょくどうがん carcinoma of esophagus 식도암

食道癌とは、食道上に発生するタイプの癌でほとんどが扁平上皮癌とされています。患者数は60代の男性に多く、飲酒・喫煙が大きなリスクファクターの一つと言われています。また、熱い飲料などを好む人は食道が火傷を負いやすく、これもまた食道癌の要因の一つとされます。

식도암이란 식도에 발생하는 암으로 대부분이 편평상피암입니다. 환자는 60대 남성이 많고 주로 음주와 흡연이 위험 요인으로 알려져 있습니다. 또한 뜨거운 음료 등을 좋아하는 사람은 식도가 화상 입기 쉽고, 이 또한 식도암 요인의 하나로 여겨집니다.

(3) 胃癌 いがん gastric cancer 위암

胃癌の進行は度合いに応じて早期癌と進行癌に分類することができます。遺伝的因子や環境、ライフスタイルなどが胃癌発生の原因とされていますが、近年では、ヘリコバクター・ピロリ菌と胃癌の関連性も指摘されています。

위암의 진행은 정도에 따라 조기암과 진행암으로 분류할 수 있습니다. 유전적 인자나 환경, 라이프 스타일 등이 위암 발생의 원인으로 알려져 있으며, 최근에는 헬리코박터 파일로리균(Helicobacter pylori)과 위암의 관련성도 지적되고 있습니다.

(4) 大腸癌 だいちょうがん colorectal cancer 대장암

大腸癌は、その進行程度により早期大腸癌と進行大腸癌に分類することができます。食生活の欧米化(大量の脂肪摂取、食物繊維の不足)などが大腸癌が増加する原因の一つとされています。

대장암은 그 진행 정도에 따라 조기 대장암과 진행 대장암으로 분류할 수 있습니다. 식생활의 서구화(대량의 지방섭취, 식물 섬유의 부족)가 대장암이 증가하는 원인의 하나로 여겨지고 있습니다.

(5) 肝臓癌 かんぞうがん liver cancer 간암

肝臓癌とは、男性に特に多い癌の一種で、男女ともに癌による死亡率が高い割合を占めています。特に、初期段階では自覚症状がほとんどあるいは全くなく、進行した段階で気づくことが多くなっています。特に、肝硬変やB型・C型肝炎が大きなリスクファクターとして知られています。

간암은 주로 남성에게 많이 나타나고 남녀 모두 사망률이 높은 암입니다. 특히, 초기 단계에서는 자각 증상이 거의 또는 전혀 없으며, 암이 진행된 단계에서 발견되는 경우가 많습니다. 주로 간경변증이나 B형·C형 간염이 주요 위험 요인으로 알려져 있습니다.

(6) 膵臓癌 すいぞうがん pancreatic cancer 췌장암

膵臓癌とは、主に膵管上皮細胞に発生する癌の一つで、早期発見が非常に難しい癌です。実際に膵臓癌が発見されるときは、かなり進行している段階であるケースが多いのが特徴です。発生部位によって膵頭部癌、膵体部癌、膵尾部癌に分類されます。

췌장암이란 주로 췌관상피세포(pancreatic ductal epithelium)에 발생하는 암의 하나로 조기 발견이 대단히 어려운 암입니다. 실제로 췌장암이 발견될 때는 상당히 진행된 경우가 많은 것이 특징입니다. 발생 부위에 따라 췌두부암(Pancreatic head cancer), 췌체부암(pancreatic body cancer), 췌미부암(pancreas tail cancer)으로 분류됩니다.

(7) 上顎癌 じょうがくがん maxillary cancer 상악암

上顎癌とは、上顎洞の粘膜から発生する癌のことで、上顎洞癌とも呼ばれ、50歳〜70歳の高齢者に多い癌で知られています。
상악암이란 상악동(maxillary sinus) 점막에 발생하는 암으로 상악동암이라고도 하며, 50세~70세의 고령자에게 많은 암으로 알려져 있습니다.

(8) 喉頭癌 こうとうがん laryngeal cancer 후두암

喉頭癌とは、喉頭という声帯や喉頭蓋などからできている部分が癌細胞に侵食されたものを喉頭癌といいます。患者比率は以前は男性の方が多かったですが、近年では女性の患者数が増加する傾向です。主に喫煙や飲酒が大きなリスクファクターとされています。
후두암이란 후두라는 성대와 후두개(epiglottis)[3] 등으로 이루어져 있는 부분이 암세포에 침식된 것을 말합니다. 환자 비율은 남성이 많았지만 최근 여성 환자 수가 증가하고 있으며 흡연이나 음주가 주요 위험 요인으로 알려져 있습니다.

---

[3] 혀 뿌리 아래의 뒤쪽에 있으며 후두 입구의 앞 벽을 이루어 위쪽으로 돌출한 부위를 말한다. 이는 음식물이 후두로 잘못 들어가는 것을 막아주는 역할을 한다.

(9) 咽頭癌 いんとうがん pharyngeal cancer 인두암

咽頭癌とは、咽頭部分にできる癌の一種で、癌ができる部位によりさらに「上咽頭癌」「中咽頭癌」「下咽頭癌」に分類されます。主に、喫煙および飲酒が咽頭癌のリスクファクターとされています。

인두암이란 인두 부분에 생기는 암의 일종으로 암이 생기는 부위에 따라 상인두암, 중인두암, 하인두암으로 분류됩니다. 주로 흡연 및 음주가 인두암의 위험 요인으로 알려져 있습니다.

- 上咽頭癌 じょういんとうがん upper pharynx cancer 상인두암
- 中咽頭癌 ちゅういんとうがん oropharyngeal cancer 중인두암
- 下咽頭がん かいんとうがん hypopharyngeal cancer 하인두암

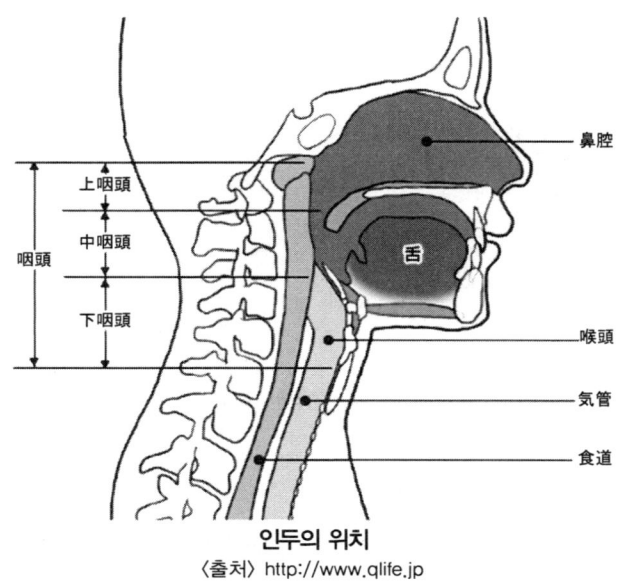

인두의 위치
〈출처〉http://www.qlife.jp

(10) 皮膚癌 ひふがん skin cancer 피부암

皮膚癌とは、名前の通り皮膚に発生する癌で、主に繰り返される刺激により癌が発生し、一般に皮膚癌は白色人種の方が有色人種よりもかかりやすいとされています。皮膚にできるため、発見が早期に行われる場合は完治も可能です。

피부암은 이름 그대로 피부에 발생하는 암으로 주로 반복되는 자극으로 발생하며, 일반적으로 백인종이 유색인종보다 걸리기 쉬운 것으로 알려져 있습니다. 피부에 생기므로 조기에 발견될 경우 완치도 가능합니다.

(11) 急性白血病 きゅうせいはっけつびょう acute leukemia 급성백혈병

急性白血病とは、主に未分化・未成熟の細胞が癌化することにより起こる病気で、細胞の種類により、リンパ性白血病、骨髄性白血病に分類されます。なお、国内における急性白血病の大半は骨髄性となっています。

급성백혈병이란 주로 미분화·미성숙 세포가 암으로 발전하여 발생하는 질환으로 세포 종류에 따라 림프성백혈병, 골수성백혈병으로 분류됩니다. 한편, 국내 급성백혈병의 대부분은 골수성백혈병으로 알려져 있습니다.

- リンパ性白血病 りんぱせいはっけつびょう lymphocytic leukemia 림프성백혈병

- 骨髄性白血病　こつずいせいはっけつびょう　myelogenous Ieukemia 골수성백혈병

(12) 慢性白血病　まんせいはっけつびょう　chronic leukemia 만성백혈병

慢性白血病とは、造血幹細胞から分化する途中の白血球細胞や比較的成熟している白血球細胞が癌化することにより起こる病気です。
만성백혈병이란 조혈 줄기세포에서 분화하는 도중의 백혈구 세포나 비교적 성숙한 백혈구 세포가 암으로 발전함으로써 일어나는 질환입니다.

(13) 多発性骨髄腫　たはつせいこつずいしゅ　multiple myeloma(MM) 다발성골수종

多発性骨髄腫とは、癌化した細胞が周囲の骨を破壊する病気で、形質細胞性腫瘍の一種です。高齢の男性に多い病気で、健康診断や人間ドックなどで発見されることが多くなっています。
다발성골수종이란 암으로 발전한 세포가 주위 뼈를 파괴하는 질환으로 형질세포성종양의 일종입니다. 고령의 남성에게 많이 나타나는 질환으로 건강진단이나 인간독(정기건강검진, general medical examination)[4]으로 발견되는 경우가 많아지고 있습니다.

---

4 자각 증상의 유무와 관계없이 정기적으로 병원·진료소에 가서 신체 각 부위의 정밀 검사를 받고, 평소 자각하기 어려운 질환이나 장기의 이상이나 건강 상태를 체크하는 건

(14) 悪性リンパ腫 あくせいりんぱしゅ malignant lymphoma 악성 림프종

悪性リンパ腫とは、リンパ球の腫瘍性増殖による病気で、主に頸部に発生するケースが多いリンパ球の癌です。悪性リンパ腫の発症する原因は現在不明であり、様々な方面から研究が続けられています。

악성림프종이란 림프구의 종양성 증식에 의한 질환으로 주로 경부에서 발생하는 림프구암입니다. 악성림프종이 발병하는 원인은 현재 불분명하며 여러 가지 방면에서 연구가 진행되고 있습니다.

강진단의 일종. '독(dock)'은 독(배를 수리·점검하기 위한 설비)을 의미하는 영어 dock에서 유래했다.

③

腎臓・尿路の疾患
じんぞう・にょうろのしっかん
신장·요로 질환

(1) 腎不全 じんふぜん renal failure 신부전

腎不全とは、腎臓機能が低下した状態で、慢性腎不全と急性腎不全があります。慢性腎不全の場合、ほとんどのケースで慢性腎炎や糖尿病性腎炎から引き起こされます。呼吸困難や心不全などの症状が現れ、尿毒症になる恐れがあるため、人工透析が必要となります。現代医学では慢性腎不全は根治できません。腎不全となる前に的確な対策が必要です。

신부전이란 신장 기능이 저하된 상태로 만성신부전과 급성신부전이 있습니다. 만성신부전은 대부분 만성신장염이나 당뇨병성신장염으로 발생합니다. 호흡곤란이나 심부전 등의 증상이 나타나고 요독증이 유발될 우려가 있으므로 인공투석이 필요합니다. 현대의학에서 만성신부전은 완치될 수 없으므로 신부전으로 발전하지 않도록 주의해야 합니다.

(2) ネフローゼ症候群　ねふろーぜしょうこうぐん　nephrotic syndrome 네프로시스증후군(신장증후군)

ネフローゼ症候群とは、腎糸球体の障害により発症する病気です。高度の蛋白尿や低蛋白血症が症状として挙げられます。慢性化しやすい病気で、症状の程度も軽くなったり重くなったりします。

네프로시스증후군(신장증후군)이란 신장의 모세혈관구 장애로 발병하는 질환으로 고도의 단백뇨와 저단백혈증(hypoproteinemia) 증상이 나타날 수 있습니다. 만성화되기 쉬운 질환으로 증상의 호전과 악화를 거듭합니다.

(3) 急性糸球体腎炎　きゅうせいしきゅうたいじんえん　acute glomerulonephritis(AGN) 급성사구체신염

急性糸球体腎炎とは、その名のとおり腎臓の糸球体という部分に急激に炎症が起こる病気です。腎臓病は、ほとんど成人に現れます。しかし、急性糸球体腎炎は特に3～10歳ぐらいの子どもに多いのが特徴です。

급성사구체신염(급성모세혈관구신장염)이란 신장의 사구체(모세혈관구) 부분에 급격한 속도로 염증이 일어나는 질환입니다. 신장병은 대부분 성인에게 나타나지만 급성사구체신염은 특히 3~10세 정도의 어린이에게 많이 나타나는 것이 특징입니다.

(4) 慢性糸球体腎炎　まんせいしきゅうたいじんえん　chronic glomerulonephritis 만성사구체신염

慢性糸球体腎炎とは、急性糸球体腎炎の発症後から1年以上にわたり異常所見が見られる状態を指します。

만성사구체신염(만성모세혈관구신장염)[5]이란 급성사구체신염 발병 후 1년 이상에 걸쳐 이상 소견이 보이는 상태를 말합니다.

(5) IgA腎症　あいじーえーじんしょう　IgA nephropathy 또는 Berger's disease[6] IgA 신증

IgA腎症は血尿と蛋白尿（初期には陰性のこともある）を呈する慢性糸球体腎炎の半数以上を占める頻度の高い疾患です。現在、末期腎不全のため透析導入が必要となる患者数としては糖尿病性腎症の次に多い疾患とされています。

IgA 신증은 혈뇨와 단백뇨(초기에는 음성인 경우도 있음)증상이 나타나

---

5 사구체 손상을 나타내는 주요 증상은 혈뇨, 단백뇨, 고질소혈증, 부종, 고혈압 등이다. 이들 증상은 모든 예에서 나타나는 것이 아니므로 발현 증상, 증후 및 진행 속도 등에 따라 다섯 가지 임상 증후군으로 구분할 수 있다.
- ▶ 급성사구체신염(acute glomerulonephritis, acute nephrotic syndrome)
- ▶ 급성진행성사구체신염(rapidly progressive glomerulonephritis)
- ▶ 신증후군(nephrotic syndrome)
- ▶ 무증후성요이상군(asymptomatic urinary abnormalities)
- ▶ 만성사구체신염(chronic glomerulonephritis)

6 버거씨병은 일명 폐색성혈전혈관염이라고도 부르며, 전형적으로 젊은 남성 흡연자에게 많이 발생하는 질병이다. 혈관 폐쇄로 사지 말단이 괴사(세포나 조직 일부가 죽음) 상태에 빠지거나, 심할 경우 절단까지 초래할 수 있는 혈관 질환이다.

는 만성사구체(모세혈관구)신장염의 절반 이상을 차지하는 빈도가 높은 질환입니다. 현재, 말기신부전으로 투석(dialysis)을 시행해야 하는 환자 수는 당뇨병성신장증 다음으로 많은 것으로 알려져 있습니다.

(6) 尿路結石 にょうろけっせき urinary stone 요로결석

尿路結石とは、様々な原因により結石が形成され、このことにより腎臓、尿管、膀胱、尿道までの尿路に結石が詰まることを指します。特に、尿管において起こることが多い病気です。疼痛や血尿が伴います。

요로결석이란 여러 가지 원인에 의해 결석이 형성되고 이로 인해 신장, 요관, 방광, 요도까지 요로에 결석이 차는 것을 말합니다. 특히 요관에서 발생하는 경우가 많은 질환으로 동통(pain)과 혈뇨(hematuria)를 동반합니다.

④

目の疾患 めのしっかん
눈 질환

(1) 白内障 はくないしょう cataract 백내장

白内障とは、目をカメラに例えた際のレンズ部分に該当する「水晶体」が、その構成成分であるタンパク質が変化して、濁りなどが生じる疾患を指します。白内障の大部分は老人性白内障が多数を占めます。

백내장이란 눈을 카메라에 비유했을 때 렌즈 부분에 해당하는 '수정체'가 그 구성 성분인 단백질이 변화하여 회백색으로 흐려지는 질환을 말합니다. 백내장은 노인성백내장이 대부분을 차지합니다.

(2) 緑内障 りょくないしょう glaucoma 녹내장

緑内障とは、眼球の内圧が高くなり、これに起因して網膜や視神経などを圧迫し、視野および視力に対して悪影響を与える疾患のことです。

녹내장이란 안구(eyeball)의 내부 압력(internal pressure)이 높아져 망막이나 시신경 등을 압박하고, 시야 및 시력에 악영향을 미치는 질환을 말합니다.

(3) 糖尿病性網膜症　とうにょうびょうもうまくしょう　diabetic retinitis　당뇨병망막증[7]

糖尿病性網膜症とは、長期間に渡る糖尿病による血液の慢性的な高血糖を受けて身体に起こる代表的な疾患の一つです。成人の失明原因の第1位を占めています。

당뇨병망막증이란 당뇨병이 장기화되면서 혈액이 만성적인 고혈당 상태가 되고 이 때문에 발생하는 대표적인 질환의 하나입니다. 성인의 실명 원인 중 하나로 꼽히고 있습니다.

(4) 老人性黃斑変性症　ろうじんせいおうはんへんせいしょう　age-related macular degeneration　노인성황반변성증

老人性黃斑変性症とは、黃斑と呼ばれる目の解像力の集中している部位が加齢により変性し、視力が悪化する病気の一つです。特に文字などが読みづらくなる症状が代表的です。

노인성황반변성증(AMD)이란 눈의 해상력이 집중되어 있는 황반 부위가 나이가 듦에 따라 변성하여 시력이 악화되는 질환의 하나입니다. 대표적으로 글을 읽기 어려워지는 증상 등이 나타납니다.

---

7 당뇨병망막증이란 당뇨를 오래 앓은 환자의 망막에 성숙하지 않은 신생혈관이 발생하는 경우로 신생혈관은 잘 터지고 산소공급이 원활하지 못하기 때문에 시력장애를 일으킨다.

(5) 眼精疲労 がんせいひろう eye strain 안정피로

眼精疲労とは、いわゆる疲れ目など目を酷使することにより異常反応が起こることを総じて指します。眼精疲労は目に関する症状以外にも漠然とした全身症状を伴う場合もあります。

안정피로란 소위 눈이 피로해지는 등 눈을 혹사함으로써 이상 반응이 일어나는 것을 총칭합니다. 눈에 관한 증상 이외에도 막연한 전신 증상을 수반하는 경우도 있습니다.

(6) ドライアイ dry eye syndrome 안구건조증

ドライアイとは、涙の量が減少したり、その成分が変化することにより眼球の表面が乾燥する症状を指します。主な症状としては目の疲れやかすみ、視力低下などが上げられます。近年になり患者数が急激に増加している現代病の一種で、一般的にオフィス勤務者がドライアイの症状を持つ傾向が高まっているといわれています。

안구건조증이란 눈물의 양이 감소하거나 그 성분이 변화함으로써 안구 표면이 건조해지는 증상을 가리킵니다. 주된 증상으로는 눈이 피로해지거나 뿌옇게 보이는 증상, 시력저하 등을 들 수 있습니다. 최근 환자 수가 급격히 증가하는 현대 질병의 일종으로 사무실 근로자에게 안구건조증 증상이 나타나는 경우가 늘어나고 있습니다.

(7) 結膜炎 けつまくえん conjunctivitis 결막염

結膜炎とは目に関する病気の中でも最も多い疾患の一つです。目における「結膜」がウイルスや細菌、アレルギー反応などを原因として炎症が生じる病気とされています。

결막염이란 눈과 관련된 질환 중 가장 흔한 질환의 하나입니다. 눈의 '결막' 부분이 바이러스와 세균에 감염되거나 알레르기 반응 등에 의해 염증이 발생하는 질환입니다.

❺ 胃腸・食道の疾患
いちょう・しょくどうのしっかん
위장·식도 질환

(1) 胃下垂 いかすい gastroptosis 위하수

胃下垂とは、胃全体が正常な位置より下にある状態を指します。ひどい場合には臍の付近にまで垂れ下がることもあり、消化不良の状態が続くようになります。

위하수란 위 전체가 정상적인 위치보다 아래에 있는 상태를 가리킵니다. 심한 경우 배꼽 부근까지 아래로 처지고 소화불량 상태가 계속됩니다.

(2) 急性胃炎 きゅうせいいえん acute gastritis 급성위염

急性胃炎は様々な刺激などにより胃の粘膜部分が損傷を受けて、急性の炎症をおこす症状を言います。ストレスやアルコールや薬品などにより症状が生じるケースが多くなっています。

급성위염은 여러 가지 자극으로 위 점막 부분이 손상되어 급성염증을 일으키는 증상을 말합니다. 스트레스나 알코올, 약품 등이 원인으로 발병하는 경우가 늘고 있습니다.

(3) 慢性胃炎 まんせいいえん chronic gastritis 만성위염

慢性胃炎は、主に「びらん性胃炎」と「萎縮性胃炎」の二種類に分類することができます。多くのの場合、ヘリコバクター・ピロリ菌が原因となっています。

만성위염은 주로 미란성위염과 위축성위염 두 종류로 분류할 수 있습니다. 대부분은 헬리코박터·파일로리균이 원인으로 알려져 있습니다.

(4) 胃ポリープ いぽりーぷ gastric polyp 위폴립

胃ポリープは、局所性胃粘膜の内側への突出を現しており、「胃の隆起性病変」とされます。ただし、胃ポリープの9割程度は良性で悪性かつ癌にまで発展すると考えられる胃ポリープは全体の3%前後と言われています。

위폴립은 주변 점막보다 안쪽으로 돌출되어 있고 '위의 융기성 병변'으로 알려져 있습니다. 단, 위폴립의 90% 정도는 양성으로 전체의 약 3% 정도가 악성 또는 암으로 진행되는 것으로는 알려져 있습니다.

(5) 大腸ポリープ　だいちょうぽりーぷ　colon polyp　대장폴립(대장용종)[8]

大腸ポリープは大腸の粘膜の内側へ突出したものをいいます。「腫瘍性ポリープ」と「非腫瘍性ポリープ」に分類されますが、8割前後は前者の腫瘍性ポリープといわれています。また、この腫瘍性ポリープは癌に発展する可能性も高いので、大腸ポリープが発見された場合は精密検査を受けることをおすすめします。

대장폴립은 대장 주변의 점막 안쪽으로 돌출되어 있습니다. 종양성 폴립과 비종양성 폴립으로 분류되며 약 80% 정도는 종양성 폴립으로 알려져 있습니다. 또한, 이 종양성 폴립은 암으로 발전할 가능성도 높으므로 대장폴립이 발견되었을 때는 정밀 검사를 받아야 합니다.

(6) 胃潰瘍　いかいよう　gastric ulcer　위궤양

胃潰瘍とは、消化性潰瘍とも呼ばれる潰瘍の一つです。本来は食品を消化するという役割をする胃液（消化液）が胃の粘膜を溶かしてしまうという病気です。

위궤양이란 소화성궤양이라고 불리웁니다. 원래는 소화 기능을 하는 위액(소화액)이 위 점막을 녹여 버리는 질환입니다.

---

8 대장폴립이라고도 하며 대장 점막이 비정상적으로 자라 혹이 되어 장 안쪽으로 돌출되어 있는 상태를 말한다. 크게 암으로 발전할 가능성이 있는 종양성 폴립과 암으로 발전할 가능성이 없는 비종양성 폴립으로 나뉜다.

(7) 十二指腸潰瘍 じゅうにしちょうかいよう duodenal ulcer 십이지장궤양

十二指腸潰瘍とは、胃潰瘍と同様に消化性潰瘍と呼ばれる病気の一つで、本来は消化の働きをする胃液により十二指腸にある粘膜を溶かしてしまうことにより起こる病気です。

십이지장궤양이란 위궤양과 마찬가지로 소화성궤양의 하나로 원래는 소화 기능을 하는 위액이 십이지장의 점막을 녹여 발생하는 질환입니다.

(8) 虫垂炎 ちゅうすいえん appendicitis 충수염(맹장염)

虫垂炎とは、腹部にある虫垂(盲腸の先端部)が炎症を起す病気です。幼児から高齢者まで幅広い層にみられる病気です。特に幼児の場合は腹膜が完全に発達していないことから虫垂炎の感染により重い症状となることもあるので注意が必要です。

충수염이란 복부에 있는 충수(맹장의 선단부)가 염증을 일으키는 질환으로 유아에서 고령자에 이르기까지 폭넓은 층에서 볼 수 있습니다. 특히 유아는 복막이 완전히 발달하지 않아 맹장염에 감염되면 중증으로 발전할 수 있으므로 주의해야 합니다.

(9) 腸閉塞 ちょうへいそく intestinal atresia 장폐색

腸閉塞とは名前の通り、腸が閉塞（へいそく）してしまう病気です。大きく「機械的腸閉塞」と「機能的腸閉塞」に分類することができます。腹痛やガスが腸内にたまることによる腸活動の低下などの症状が危惧される病気です。

장폐색이란 장이 폐쇄되어 버리는 질환입니다. 크게 '기계적장폐색'과 '기능적장폐색'으로 분류할 수 있습니다. 복통이나 가스가 장내에 쌓이면서 장 활동이 저하될 수 있는 질환입니다.

(10) 潰瘍性大腸炎 かいようせいだいちょうえん ulcerative colitis
궤양성대장염

潰瘍性大腸炎とは、大腸粘膜が傷ついて潰瘍をおこす病気です。現在原因は不明で、治りにくい上に再発の可能性も高いやっかいな病気で特定疾患に指定されています。

궤양성대장염이란 대장 점막이 상처 입어 궤양을 일으키는 병입니다. 현재 원인은 불분명하며 치유가 어렵고 재발 가능성이 높아 특정 질환으로 지정되어 있습니다.

(11) 食中毒 しょくちゅうどく food poisoning 식중독

細菌性食中毒とは「感染型」と「毒素型」の二つに大きく分類されます。食品を通じて感染する病気で、代表的な原因菌はサルモネラ菌や腸炎ビブリオ菌、O-157などが挙げられます。

세균성식중독이란 크게 '감염형(infection type)'과 '독소형(toxin type)'으로 분류됩니다. 식품을 통해 감염되는 질환으로 대표적인 원인균은 살모넬라균(salmonella)과 장엄비브리오균(vibrio parahaemolyticus), O-157[9] 등을 들 수 있습니다.

---

[9] 장출혈성대장균[EHEC]에는 O-157, O-26, O-111 등이 있으며 이는 생물학적 변이를 일으키는 병원성세균으로 베로톡신(VT) 등 치명적인 독소를 지니고 있다

⑥ 肝臓・胆嚢・膵臓の疾患
かんぞう・たんのう・すいぞうのしっかん
간장·담낭·췌장 질환

(1) 肝硬変 かんこうへん liver cirrhosis 간경변증

肝硬変とは、主にウイルス感染による肝炎が慢性化する最終的な状態を指します。肝細胞が破壊され、繊維性隔壁に結節ができる症状をさします。肝硬変になると肝臓機能の大部分を失ってしまいます。

간경변증이란 주로 바이러스 감염으로 간염이 만성화되는 최종적인 상태를 가리킵니다. 간세포가 파괴되고 섬유성 격벽에 결절이 생기는 증상을 말합니다. 간경변증에 걸리면 간장기능 대부분을 잃습니다.

(2) A型肝炎 Aがたかんえん hepatitis A A형 간염

A型肝炎とは、肝炎の中でも唯一口から感染する伝染性の急性疾患です。A型肝炎ウイルス (HAV) に感染して肝細胞障害がおこって発症します。

A형 간염이란 간염 중에서도 유일하게 입으로 감염되고 전염성을 띠는 급성 질환입니다. A형 간염 바이러스(HAV)에 감염되어 간세포 장애가 일어나 발병하는 질환입니다.

(3) B型肝炎 Bがたかんえん hepatitis B B형 간염

B型肝炎とはB型肝炎ウイルス(HBV)により血液を介して感染します。主に血液や体液を通じて感染し、急性肝炎、慢性肝炎、肝硬変、肝臓癌へと進行します。キャリア(肝障害は起していないが、血中にHBV(B型肝炎ウイルス)を保持している人)から発症する場合は慢性化します。

B형 간염이란 B형 간염 바이러스(HBV)에 의해 혈액을 통해서 감염됩니다. 주로 혈액이나 체액을 통해서 감염되고 급성간염, 만성간염, 간경변증, 간암으로 진행됩니다. 캐리어(간 장애는 일으키지 않았지만 혈중에 HBV(B형 간염 바이러스)를 보유하고 있는 사람) 상태에서 발병하면 만성화됩니다.

(4) C型肝炎 Cがたかんえん hepatitis C C형 간염

C型肝炎とは、感染した人の血液を媒介して感染します。C型肝炎ウイルス(HCV)に感染すると慢性化する可能性が高く、肝硬変や肝臓癌へと進行します。肝臓癌患者の80%程度はC型肝炎ウイルスの陽性反応が出ています。

C형 간염이란 감염된 사람의 혈액을 매개로 감염됩니다. C형 간염 바이러스(HCV)에 감염되면 만성화될 가능성이 높고 간경변증이나 간암으로 진행됩니다. 간암 환자의 80% 정도는 C형 간염 바이러스에 양성반응을 보입니다.

(5) 脂肪肝 しぼうかん fatty liver 지방간

脂肪肝とは、肝臓における肝小葉と呼ばれる部位に中性脂肪が30%以上含まれている状態を指します。アルコールの過剰摂取や肥満などが主な原因となります。

지방간이란 간장의 간소엽(hepatic lobules)이라는 부위에 중성지방이 30% 이상 포함되어 있는 상태를 가리킵니다. 알코올의 과잉 섭취나 비만 등이 주된 원인입니다.

(6) 胆石 たんせき gallstone 담석

胆石とは、肝臓で作られた胆汁が流れる道である「胆道」、「肝内胆管」「総胆管」「胆嚢」において結石が生じる疾病のことで胆石症（たんせきしょう）ともいいます。また、成分によりコレステロール胆石、色素胆石、その他胆石にも分類ができます。

담석이란 간장에서 만들어진 담즙이 흐르는 길인 담도와 간내담관, 총담관, 담낭에 결석이 생기는 질환으로 담석증이라고도 합니다. 성분에 따라 콜레스테롤 담석, 색소 담석, 기타 담석으로도 분류할 수 있습니다.

(7) 胆嚢炎・胆管炎　たんのうえん・たんかんえん　cholecystitis・cholangitis 담낭염・담관염

胆嚢炎・胆管炎とは、胆嚢や胆管に細菌が感染することを通じて起こる疾病で、胆嚢炎の9割以上は胆石症とともにおこります。
담낭염・담관염이란 담낭이나 담관이 세균에 감염되어 발생하는 질환으로 담낭염의 90% 이상은 담석증과 함께 발생합니다.

(8) 急性膵炎　きゅうせいすいえん　acute pancreatitis 급성췌장염

急性膵炎とは、膵臓から分泌されるリパーゼやアミラーゼ、トリプシンなどの酵素などの消化酵素(膵酵素)が膵臓内で活性化して膵臓の自己消化を起こすことを言います。
급성췌장염이란 췌장에서 분비되는 리파아제(lipase)나 아밀라아제(amylase), 트립신(trypsin) 등의 효소가 췌장 내에서 활성화되어 췌장의 자가 소화를 일으키는 것을 말합니다.

⑦
心臓・血管の疾患
しんぞう・けっかんのしっかん
심장·혈관 질환

(1) 心筋梗塞　しんきんこうそく　myocardial infarction　심근경색[10]

心筋梗塞とは、冠動脈（心臓の壁に分布する動脈）の動脈硬化が進行して血栓（血のかたまり）によって冠動脈の内側が閉塞し、閉塞部位より心筋に血液が流れなくなり、心筋細胞が壊死してしまうことをいいます。

심근경색이란 관동맥(심장벽에 분포하는 동맥)의 동맥경화가 진행되어 혈전(피의 덩어리)에 의해 관동맥 안쪽이 폐색되고, 폐색 부위에서 심근으로 혈액이 흐르지 않아 심근 세포가 괴사하는 것을 말합니다.

---

[10] 급성심근경색은 치사율이 높은 병이므로 치료 시 촌각을 다툰다. 따라서 급성기(초기)의 치료는 최대한 신속히 폐쇄하고 있는 관동맥을 재개통시켜 장애를 없애야 한다. 이러한 재개통 요법은 심근경색 발병 12시간 이내에 이루어지는 것이 치료에 유효하며 이 요법에는 혈전용해요법과 카테터(Catheter)치료가 있다.

(2) 狭心症 きょうしんしょう angina pectoris 협심증

狭心症とは、心臓の筋肉に酸素を供給している冠動脈が異常を起すことによる一過性の心筋虚血を起す疾患のことです。一過性のため、胸部の痛みなどは一時的(長くても15分程度)です。なお、一過性でない場合は心筋梗塞と呼ばれます。

협심증이란 심장 근육으로 산소를 공급하는 관동맥에 이상이 발생하여 일과성심근허혈을 일으키는 질환을 말합니다. 일과성이기 때문에 흉부의 통증은 일시적(길어도 15분 정도)입니다. 일과성이 아닐 경우에는 심근경색이라고 합니다.

(3) 心不全 しんふぜん heart failure 심부전

心不全とは、心臓において血液を送り出す量が不十分で人体が必要とするだけの血液循環量を保てない状態を心不全と言います。心不全は病気というよりも、心臓が必要な血液を送り出せない状態を言います。

심부전이란 심장에서 보내는 혈액이 충분하지 못해 인체가 필요로 하는 혈액순환량을 유지할 수 없는 상태를 심부전이라고 합니다. 심부전은 질환이라기보다 심장이 인체에 필요한 만큼의 혈액을 충분히 보낼 수 없는 상태를 말합니다.

(4) 高血圧 こうけつあつ hypertension 고혈압

高血圧とは、特定の疾患というわけではなく、血圧が標準よりも高い状態を言います。高血圧の原因が発見されないものを本態性高血圧、原因となる疾患が明らかにわかる高血圧を二次性高血圧と呼びます。

고혈압이란 특정 질환이라기보다 혈압이 표준보다 높은 상태를 말합니다. 원인을 알 수 없는 것을 본태성고혈압(essential hypertension), 원인을 명확히 알 수 있는 것을 이차성고혈압(secondary hypertension)[11] 이라고 부릅니다.

(5) 不整脈 ふせいみゃく arrhythmia 부정맥

不整脈とは、心臓における電子信号に異常が生じて脈拍が乱れる疾患のことを言います。不整脈の状態では脈が早すぎる頻脈、遅すぎる除脈など様々な現象が起こります。

부정맥이란 심장의 전자신호에 이상이 생겨 맥박이 고르지 못한 질환을 말합니다. 부정맥 상태에서는 맥이 지나치게 빠른 빈맥(tachycardia), 너무 늦은 서맥(bradycardia) 등 여러 가지 현상이 나타납니다.

---

11 속발성고혈압이라고도 부르며 환자에게 고혈압을 일으키는 원인 질환이 있으며, 이로 인해 고혈압이 발생하는 것을 의미한다.

(6) 心臓弁膜症　しんぞうべんまくしょう　valvular heart disease
　　심장판막증

心臓弁膜症とは、心臓にある4つの弁が正常に働きをしない病気のことを指します。心臓における弁は4つ存在し、それぞれが異なった働きをしています。これらの弁に障害が起る状態を心臓弁膜症と言います。

심장판막증이란 심장에 있는 4개의 변(판. 밸브)이 정상적으로 기능하지 못하는 병을 가리킵니다. 심장의 변은 4개가 존재하고 각각 다른 기능을 하고 있습니다. 이 변에 장애가 일어난 상태를 심장판막증이라 합니다.

참고 心臓弁膜の異常による疾患 심장판막 이상에 의한 질환

● 大動脈弁の疾患 대동맥판막 질환
- 大動脈弁狭窄症　だいどうみゃくべんきょうさくしょう　aortic valve stenosis(AS)　대동맥판막협착증
- 大動脈弁閉鎖不全症　だいどうみゃくべんへいさふぜんしょう　aortic insufficiency(AR)　대동맥판막폐쇄부전증

● 肺動脈弁の疾患 폐동맥판막 질환
- 肺動脈弁狭窄症　はいどうみゃくべんきょうさくしょう　pulmonary valve stenosis　폐동맥판막협착증
- 肺動脈弁閉鎖不全症　はいどうみゃくべんへいさふぜんしょう　pulmonary valve insufficiency　폐동맥판막폐쇄부전증

- 三尖弁の疾患 삼첨판막 질환
  - 三尖弁狭窄症　さんせんべんきょうさくしょう　tricuspid stenosis(TS)　삼첨판막협착증
  - 三尖弁閉鎖症　さんせんべんへいさしょう　tricuspid atresia(TA) 삼첨판막폐쇄증
  - 三尖弁閉鎖不全症　さんせんべんへいさふぜんしょう　tricuspid regurgitation(TR)　삼첨판막폐쇄부전증

- 僧帽弁の疾患　승모판막 질환
  - 僧帽弁狭窄症　そうぼうべんきょうさくしょう　mitral stenosis(MS) 승모판막협착증
  - 僧帽弁閉鎖不全症　そうぼうべんへいさふぜん　mitral regurgitation(MR)　승모판막폐쇄부전증

(7) 突発性心筋症　とっぱつせいしんきんしょう　DCMP(dilated cardiomyopathy) 돌발성심근증[12]

突発性心筋症とは、原因不明の疾患の一つで、心室の拡張や心室壁の肥大により心機能が低下する疾患です。大きく「拡張型心筋症」と「肥大型心筋症」の二つに分類することができます。
돌발성심근증이란 원인 불명 질환의 하나로 심실 확장이나 심실 벽이 비대해져 심기능이 저하되는 질환입니다. 크게 확장형심근증

---

[12] '확장성심근증'이나 '확장형심근증' 또는 '비대형심근증'이라고도 불린다.

(dilated cardiomyopathy)과 비대형심근증(hypertrophic cardiomyopathy) 두 가지로 분류할 수 있습니다.

(8) 心筋炎 しんきんえん myocarditis 심근염

心筋炎とは、ウイルス感染などによる心筋の炎症のことを指します。原因としては、ウイルスや細菌によるものが最も多いですが、他に膠原病による非感染症心筋炎に大別することができます。

심근염이란 바이러스 감염 등에 의한 심근의 염증을 가리킵니다. 원인으로는 바이러스나 세균에 의한 것이 가장 많으며, 이 외에 교원병[13]에 의한 비감염증심근염으로 크게 나눌 수 있습니다.

---

13 교원병은 하나의 질병이 아니라 전신에 있는 장기에 공통으로 존재하는 결합 조직에 변화가 일어나는 몇 가지 병을 모아서 교원병이라고 한다. 대표적인 병은 ① 발열에 따라 얼굴이나 사지에 홍반(紅斑)이 나타나고 근육통, 관절통, 탈모, 레이노 증상 따위를 일으키는 전신성에리테마토데스(systemic lupus erythematosus : SLE), ② 홍반, 모세혈관 확장, 색소 침착 및 석회화를 보이는 피부근염(dermatomyositis), ③ 사지말단, 안면에서 시작되는 경우가 많고 부종, 위축으로 서서히 진행하여 피부뿐만 아니라 폐, 신장, 심장, 소화기 등 전신으로 확산되는 전신성강피증(systemic sclerosis), 인체의 면역계 세균이 자신의 관절을 세균으로 착각하여 공격하는 관절류머티즘(rheumatoid arthritis : RA), 중요 장기에 혈액을 공급해 주는 동맥에 염증이 생겨서 혈액의 공급이 원활하지 못하게 되어 장기에 손상을 주는 결절성다발동맥염(polyarteritis nodosa : PN) 등이 있다.

(9) 大動脈瘤 だいどうみゃくりゅう aortic aneurysm 대동맥류

大動脈瘤とは、大動脈の弱い部分が生じることにより、その弱い部分が膨張、突出する病気のことを指します。大動脈瘤の原因としては動脈硬化が原因となる場合がほとんどですが、梅毒を始めとした感染症や大動脈炎、外傷、先天的な血管壁が弱くなるのがその原因となることもあります。

대동맥류란 대동맥의 약해진 부분이 팽창, 돌출하는 병을 가리킵니다. 대동맥류의 주된 원인으로는 동맥경화를 들 수 있고 매독을 비롯한 감염증이나 대동맥염, 외상, 선천적으로 혈관 벽이 약해지는 것도 그 원인이 될 수 있습니다.

(10) 閉塞性動脈硬化症 へいそくせいどうみゃくこうかしょう ASO(arteriosclerosis obliterans) 폐색성동맥경화증

閉塞性動脈硬化症とは、動脈硬化により動脈の根元部分で内腔の狭窄や閉塞が生じ、血液循環が悪くなる病気です。特に、糖尿病や高血圧、脂質異常症を持つ人に多い病気で近年閉塞性動脈硬化症を患う患者数は急激に増えています。

폐색성동맥경화증이란 동맥경화로 동맥의 말초 부분에서 내강 협착과 폐색이 발생하여 혈액순환이 나빠지는 질환입니다. 특히 당뇨병이나 고혈압, 이상지질혈증이 있는 사람에게 많은 병으로 최근 폐색성동맥경화증을 앓는 환자 수는 급격히 증가하고 있습니다.

(11) 低血圧症 ていけつあつしょう hypotension 저혈압증

低血圧症とは、血圧が非常に低くなって自覚的や他覚的な症状がみられる状態を指します。血圧が下がる原因となる疾患が証明されない本態性低血圧と心臓病や神経系疾患、出血などに伴う低血圧の原因が明らかである二次性低血圧があります。

저혈압증이란 혈압이 매우 낮아져 자각적이고 타각적인 증상을 보이는 상태를 가리킵니다. 혈압이 떨어지는 원인 질환을 알 수 없는 본태성저혈압(essential hypotension)과 심장병이나 신경계 질환, 출혈로 인한 저혈압 등 원인이 명확한 이차성저혈압이 있습니다.

- 本態性低血圧　ほんたいせいていけつあつしょう　essential hypotension 본태성저혈압
- 二次性低血圧　にじせいていけつあつ　secondary hypotension 이차성저혈압

(12) 動脈硬化症 どうみゃくこうかしょう atherosclerosis 동맥경화증

動脈硬化症の症状は、どの動脈にどの程度の動脈硬化が発症しているかによって異なっており、いろいろな症状がみられます。脳動脈硬化症では脳梗塞や脳出血などでみられる神経の圧迫による顔面けいれんなどの症状、冠動脈硬化症では狭心症や心筋梗塞、腎動脈硬化症では腎血管性高血圧や尿毒症、大動脈硬化症では大動脈瘤、末梢動脈硬化症では四肢の冷感や間欠性跛行などの各種の症状がみられます。

동맥경화증 증상은 어느 동맥에 어느 정도의 동맥경화가 발병했는가에 따라 다르고 증상 또한 다양합니다. 뇌동맥경화증에서는 뇌경색이나 뇌출혈 등에서 나타나는 신경 압박에 의한 안면 경련, 관동맥경화증에서는 협심증이나 심근경색, 신장동맥경화증에서는 신장 혈관성고혈압이나 요독증, 대동맥경화증에서는 대동맥류, 말초동맥경화증에서는 사지 냉감과 간헐성 파행 등의 증상이 나타납니다.

⑧ 肺・気管支の疾患
はい・きかんしのしっかん
폐·기관지 질환

(1) 肺炎 はいえん pneumonia 폐렴

肺炎とは、細菌やウイルス、かびなどの病原微生物が肺の奥にある肺胞（はいほう）と呼ばれる場所に入り込み、そこで増殖し肺組織に炎症をおこす病気です。この病原微生物に対して体がそれに対抗して炎症反応を起すことにより発生する症状を肺炎と呼びます。

폐렴이란 세균이나 바이러스, 곰팡이 등의 병원미생물이 폐 안쪽에 있는 폐포(허파꽈리)라는 곳에 침입, 증식하여 폐 조직에 염증을 일으키는 병입니다. 이 병원미생물에 몸이 대항하여 염증반응을 일으킴으로써 발생하는 증상을 폐렴이라고 합니다.

(2) 肺結核　はいけっかく　pulmonary tuberculosis　폐결핵

肺結核とは、結核菌による慢性的な肺炎を指します。近年では治療法の確立などにより患者数は激減していますが、高齢者やHIV患者など抵抗力が弱っている人にとっては今でも致死率の高い病気と知られています。

폐결핵이란 결핵균에 의한 만성적인 폐렴을 가리킵니다. 최근 치료법이 확립되면서 환자 수는 격감하고 있지만, 고령자나 HIV(후천성 면역 결핍 증후군) 환자 등 저항력이 약한 사람의 경우 치사율이 높은 질환으로 알려져 있습니다.

(3) 気管支炎　きかんしえん　bronchitis　기관지염

気管支炎とは、気管および気管支粘膜の炎症で、細菌やウイルスなど多様の原因で起こる病気です。ここには慢性気管支炎と急性気管支炎の二種類の気管支炎があります。

기관지염이란 기관 및 기관지 점막에 생긴 염증으로 세균이나 바이러스 등이 원인으로 발생하는 질환입니다. 만성기관지염과 급성기관지염 두 종류의 기관지염이 있습니다.

(4) 気管支拡張症 きかんしかくちょうしょう bronchiectasis 기관지확장증

気管支拡張症は、気管支の壁が直接的に傷ついたり、有害物質を防ぐための正常な防御機構が間接的に障害されるなど、さまざまな問題によって生じます。最も一般的な原因は重症の呼吸器感染症です。

기관지확장증은 기관지 벽이 직접 상처를 입거나 유해 물질을 막기 위한 정상적인 방어 기구가 간접적으로 장애를 겪는 등 다양한 문제에 의해 발생합니다. 가장 일반적인 원인으로 중증호흡기감염증을 들 수 있습니다.

- 防御機構 ぼうぎょきこう　방어 기구
- 重症 じゅうしょう　중증

(5) 気管支喘息 きかんしぜんそく bronchial asthma 기관지천식

気管支喘息とは、気管支が急激に収縮を起こし細くなる病気を指し、呼吸困難を伴います。重症の気管支喘息の場合は精神不安定や失神など生命に関する症状を引き起こすこともあります。

기관지천식이란 기관지가 급격하게 수축을 일으켜 좁아지는 병을 가리키며 호흡곤란을 수반합니다. 중증기관지천식은 정신 불안정이나 실신 등 생명과 관련된 증상을 일으킬 수도 있습니다.

(6) 肺気腫 はいきしゅ pulmonary emphysema 폐기종

肺気腫とは、喫煙や加齢などを原因として肺胞（はいほう）に弾力がなくなり、吐息が弱くなる病気のことをいいます。喫煙する高齢者かつ男性に患者が多いのが特徴で、悪化を繰り返すたびに肺気腫は進行します。

폐기종이란 흡연이나 나이가 듦에 따라 폐포의 탄력이 떨어지고 날숨이 약해지는 질환을 말합니다. 나이 많은 흡연자와 남성 환자가 많은 것이 특징으로 악화를 거듭할 때마다 폐기종은 진행됩니다.

(7) 自然気胸 しぜんききょう spontaneous pneumothorax 자연기흉 primary spontaneous pneumothorax 원발성자연기흉 secondary spontaneous pneumothorax 속발성자연기흉

自然気胸とは、肺を包んでいる胸膜に孔（穴）があき、肺の中の空気が胸腔に漏れてしまい、肺をしぼませてしまう病気です。典型的な症状は胸痛と息切れです。

자연기흉이란 폐를 덮고 있는 흉막에 구멍이 생겨 폐 속의 공기가 흉강으로 새어 나와 폐가 오그라드는 질환입니다. 전형적인 증상으로 흉통과 숨이 찬 증상 등을 들 수 있습니다.

(8) 胸膜炎 きょうまくえん pleuritis 흉막염(가슴막염)

胸膜炎とは、胸膜の炎症性疾患で主に結核・肺炎・膠原病・膵炎の胸膜への浸潤などの疾患に伴う病気です。特に結核性胸膜炎や癌による胸膜炎の割合がほとんどを占めます。

흉막염이란 흉막의 염증성 질환으로 주로 결핵·폐렴·교원병·췌장염의 흉막 침윤 등에 수반되는 질환입니다. 특히 결핵성흉막염과 암에 의한 흉막염이 대부분을 차지합니다.

⑨

血液・造血器の疾患
けつえき・ぞうけつきのしっかん
혈액·조혈기 질환

(1) 貧血 ひんけつ anemia 빈혈

貧血とは、血中の赤血球数またはヘモグロビンという物質が一定以下に下がった上体を刺し、動悸、息切れなどの症状を引き起こします。様々な原因により起こるとされており、治療は原因疾患の除去が重要です。

빈혈이란 혈중 적혈구 수 또는 헤모글로빈이 일정 수준 이하로 떨어진 상태를 말하며 동계, 헐떡임 등의 증상이 나타납니다. 여러 가지 원인에 의해 발병하며 치료는 원인 질환을 제거하는 것이 중요합니다.

(2) 二次性貧血 にじせいひんけつ 이차성빈혈

二次性貧血とは、名前の通り他の疾患が原因で貧血が起こってしまうことを指します。症状は基礎疾患に基づいて徐々に進行す

るため、初期段階では目立ちにくいという特徴があります。

이차성빈혈이란 다른 질환이 원인으로 빈혈이 발생하는 것을 말합니다. 증상이 기초 질환에 의해 서서히 진행되기 때문에 초기 단계에서 발견되기 어려운 것이 특징입니다.

(3) 鉄欠乏性貧血　てつけつぼうせいひんけつ　iron deficiency anemia 철결핍성빈혈

鉄欠乏性貧血とは、貧血の一種で、鉄分 (Fe) が不足することにより起こる貧血です。

철결핍성빈혈이란 빈혈의 일종으로 철분(Fe)이 부족하여 발생하는 빈혈을 말합니다.

(4) 再生不良性貧血　さいせいふりょうせいひんけつ　AA(aplastic anemia) 재생불량성빈혈

再生不良性貧血とは、骨髄における造血機能が損なわれることにより血球が作られなくなる病気です。再生不良性貧血には原因が不明の特発性と原因の明らかな二次性に大別することができます。

재생불량성빈혈이란 골수의 조혈 기능이 손상되어 혈구를 만들 수 없게 되는 질환입니다. 재생불량성빈혈에는 원인이 불분명한 특발성과 원인이 명확한 이차성으로 크게 나눌 수 있습니다.

(5) 巨赤芽球性貧血 きょせきがきゅうせいひんけつ megaloblastic anemia 거적아구성빈혈

巨赤芽球性貧血とは、骨髄中のビタミンB12や葉酸の欠乏により巨赤芽が変化することにより貧血を引き起こしてしまう疾患です。この病気による代表的な例として「悪性貧血」が挙げられます。

거적아구성빈혈이란 골수 안의 비타민 B12와 엽산 부족으로 거적아가 변화하면서 빈혈을 일으키는 질환입니다. 이 질환의 대표적인 예로 '악성빈혈'을 들 수 있습니다.

(6) 溶血性貧血 ようけつせいひんけつ hemolytic anemia 용혈빈혈

溶血性貧血とは、赤血球の寿命異常により起こる貧血の一種っです。赤血球の寿命が通常の1/10程度になってしまうことにより発生し、大きく先天性溶血性貧血と後天性溶血性貧血に分類することができます。

용혈빈혈이란 적혈구 수명의 이상으로 발생하는 빈혈의 일종입니다. 적혈구 수명이 통상의 1/10 정도로 짧아짐으로써 발생하고, 크게 선천성용혈빈혈과 후천성용혈빈혈로 분류할 수 있습니다.

(7) 出血傾向 しゅっけつけいこう bleeding tendency 출혈 경향

出血傾向とは、生体の止血メカニズムである三つの流れのうち、一つ以上が異常をきたすことにより止血しにくい状態となることを指します。

출혈 경향이란 생체의 지혈 메커니즘인 세 개의 흐름 중 하나 이상이 문제를 일으키면서 지혈하기 어려워지는 상태를 가리킵니다.

- 1次止血 1차 지혈

  血小板の凝集により傷害を受けた血管部分をふせぎます。血小板障害、フォン・ウィル・ブランド病(VWD)、血管疾患などにより1次止血障害が起こります。血小板栓子が形成されないため少量出血しますが凝固因子によるフィブリン塊が形成され血液凝固が起こります。典型的な出血の仕方は点状出血・斑状出血です。
  検査：出血時間、血小板数/機能、VWF濃度など。

  혈소판(blood platelet)의 응집이 상해를 입은 혈관 부분을 막습니다. 혈소판장애, 폰 빌러브란트씨 병(Von Willebrand's Disease, VWD), 혈관 질환 등에 의해 1차 지혈 장애가 일어납니다. 혈소판 전자(platelet emboli)가 형성되지 않기 때문에 소량의 출혈이 발생합니다. 응혈

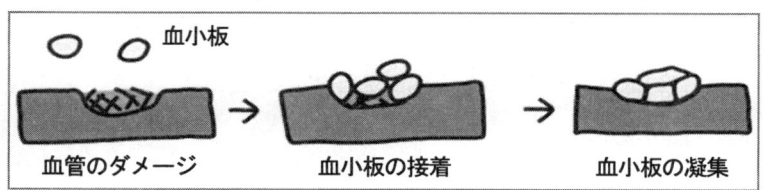

1차 지혈과정
〈출처〉http://nihon.matsu.net

인자(clotting factor)에 의한 피브린(fibrin) 입자체(덩어리)가 형성되어 혈액응고(blood coagulation)[14]가 일어납니다. 전형적인 출혈의 방법은 점상출혈(petechia)·반상출혈(ecchymosis)[15]입니다.
검사: 출혈 시간, 혈소판 수/기능, VWF농도 등

- 2次止血 2차 지혈

凝集因子による血小板の融合とフィブリン形成による血栓の安定化が起こります。凝固因子異常により2次止血障害が起こります。血小板栓子ができてもフィブリンによる安定化がなされないため栓子の崩壊・出血が起こります。典型的な出血の仕方は血腫・関節出血です。
検査：PT，APTT，TT，PIVKAなどの凝固因子テスト
응집 인자에 의한 혈소판 융합과 피브린(fibrin) 형성에 의한 혈전 안정화가 일어납니다. 응혈 인자 이상에 의해 2차 지혈 장애가 일어납니다. 혈소판 전자가 생겨도 피브린(fibrin)에 의한 안정화가 이루어지지 않기 때문에 전자의 붕괴·출혈이 일어납니다. 전형적

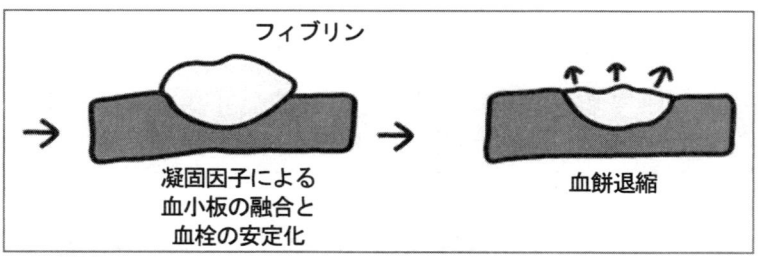

2차 지혈과정
〈출처〉http://nihon.matsu.net

---

14 혈액이 혈관 밖으로 나왔을 때 젤리 모양으로 굳어지는 현상을 말한다.
15 피하 또는 점막·장액막(漿液膜) 밑에 일어나는 작은 반상 출혈을 말한다.

인 출혈 방식은 혈종·관절출혈(hematoma and joint bleeding)입니다.
검사: PT, APTT, TT, PIVKA 등의 응혈 인자 테스트

- 3次止血 3차 지혈

線溶系が働き、血栓を溶かす過程です。通常止血がなされた後に働きますが、線溶系が亢進すると出血傾向となります。DICでは血液凝固と線溶系が同時に亢進し、微少血栓(microthrombus)が多発しながら出血傾向になります。

선용계(fibrinolytic system)가 작용하여 혈전을 녹이는 과정입니다. 보통 지혈이 이루어진 후에 작용하는데 선용계가 항진되면 출혈 경향이 됩니다. DIC(파종성혈관내응고)에서는 혈액응고와 선용계가 동시에 항진되고, 소량의 혈전이 많이 발생하면서 출혈 경향이 됩니다.

⑩ 骨・関節・筋肉の疾患
こつ・かんせつ・きんにくのしっかん
뼈·관절·근육 질환

> **(1) 変形性脊椎症　へんけいせきついしょう　spondylosis deformans　변형성척추증**

変形性脊椎症とは、年をとるにつれて脊椎骨が変形して、神経を圧迫することによりもたらされる知覚・運動機能障害の一種のことです。

변형성척추증이란 나이가 들어감에 따라 척추가 변형되어 신경을 압박함으로써 초래되는 지각·운동 기능 장애의 일종을 말합니다.

> **(2) 変形性関節症　へんけいせいかんせつしょう　arthritis deforman　변형성관절증**

変形性関節症は、「関節軟骨の変性・摩耗とその後の軟骨・骨の新生増殖、および二次性滑膜炎などに基づく進行性の変性関節疾患(degenerative joint disease)」と言われます。つまり、まず何らかの原因で関節の軟骨が傷み、すり減ると、人間の体はそれを修復しよう

とします。でも正常な状態に修復することは出来ず、周囲の負担のかかっていない部位に異常軟骨や骨棘として増殖します。こうして関節の変形が進みます。こうした変化に伴い、関節内の滑膜という組織が炎症を起こし異常に増殖して、関節内に水が貯まります。

변형성관절증은 관절 연골의 변성·마모와 그 후 연골·뼈의 신생 증식 및 이차성활막염(Synovitis secondary)에 의한 진행성변성관절 질환으로 알려져 있습니다. 즉, 어떠한 원인으로 관절의 연골이 손상되고 마모되면 인간의 몸은 이를 수복하려고 합니다. 그러나 정상인 상태로 수복될 수는 없고 주변 부위에 이상 연골이나 골극(osteophyte)으로 증식하게 되고 관절의 변형이 진행됩니다. 이러한 변화에 따라 관절 내의 활막이라는 조직이 염증을 일으키고 이상 증식하여 관절 내에 물이 고입니다.

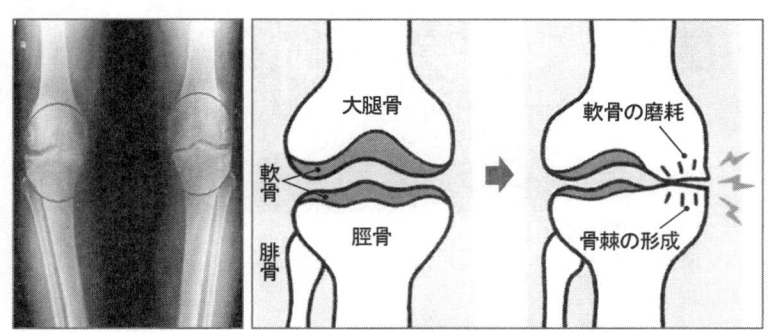

변형성관절증(무릎관절)
〈출처〉http://blogs.yahoo.co.jp/crazy_tombo/

(3) 椎間板ヘルニア ついかんばんへるにあ hernia of intervertebral discs 추간판헤르니아

椎間板ヘルニアとは、脊椎を形成している椎骨と椎骨の間にある「椎間板」と呼ばれる関節機能がなんらかの理由で破損し、髄核が出てくることにより神経根や脊髄を圧迫、刺激し様々な症状を引き起こす病気のことで、主に頸椎と腰椎に多い病気です。

추간판헤르니아란 척추를 형성하고 있는 추골과 추골 사이에 있는 '추간판'이라는 관절기능이 파손되어 수핵이 빠져나와 신경근과 척수를 압박하고 자극해서 여러 가지 증상을 일으키는 질환으로 주로 경추와 요추에 많이 나타나는 질환입니다.

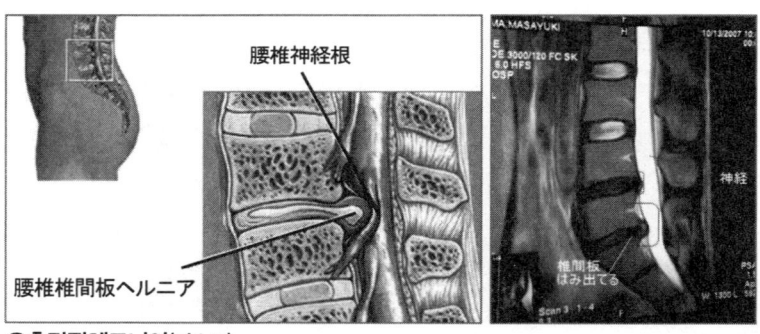

요추간판헤르니아(디스크)
〈출처〉http://www.o-q.jp/ldh.html(좌), http://blog.goo.ne.jp/heiun(우)

(4) 五十肩 ごじゅうかた frozen shoulder 오십견

五十肩とは、50歳を超える人が訴える肩の痛みと運動制限を一般に五十肩と呼びます(40代の方の場合には四十肩と呼ぶケースもありま

す)。女性に多く肩の関節を支持している腱や靭帯などの変性や損傷、老化などが原因であるとされています。

오십견이란 일반적으로 50세를 넘긴 사람이 호소하는 어깨 통증과 운동 제한을 말합니다(40대의 경우는 사십견). 오십견은 여성에게 많이 나타나고 어깨 관절을 지지하고 있는 힘줄(腱, tendon)[16]과 인대 등의 변성이나 손상, 노화 등이 원인으로 알려져 있습니다.

(5) 骨粗鬆症 こつそしょうしょう osteoporosis 골다공증

骨粗鬆症とは、骨にあるカルシウムが減少し骨が脆くなる病気で、老人性(70歳以上)の骨粗鬆症と、閉経後(50～60歳前後)に起こる進行性骨粗鬆症に分類されます。女性に特に多い病気とされています。

골다공증이란 뼈에 있는 칼슘이 감소하여 뼈가 약해지는 병으로 노인성(70세 이상)골다공증과 갱년기(50~60세 전후)에 일어나는 진행성 골다공증으로 분류됩니다. 여성에게 특히 많은 질병으로 알려져 있습니다.

---

16 건(腱)은 해부학에서 골격근이 뼈에 부착되는 부분의 근육 주체부에 있는 어떤 결합 조직의 하나로, 뼈와 뼈를 결합하고 있는 것은 인대라고 한다. 양서류, 파충류, 조류, 포유류의 골격근에 부속되어서 존재한다. 건(腱)은 대부분이 섬유질인 콜라겐으로 만들어지며 대표적인 건(腱)으로는 아킬레스건(Achilles' tendon)이 있다.

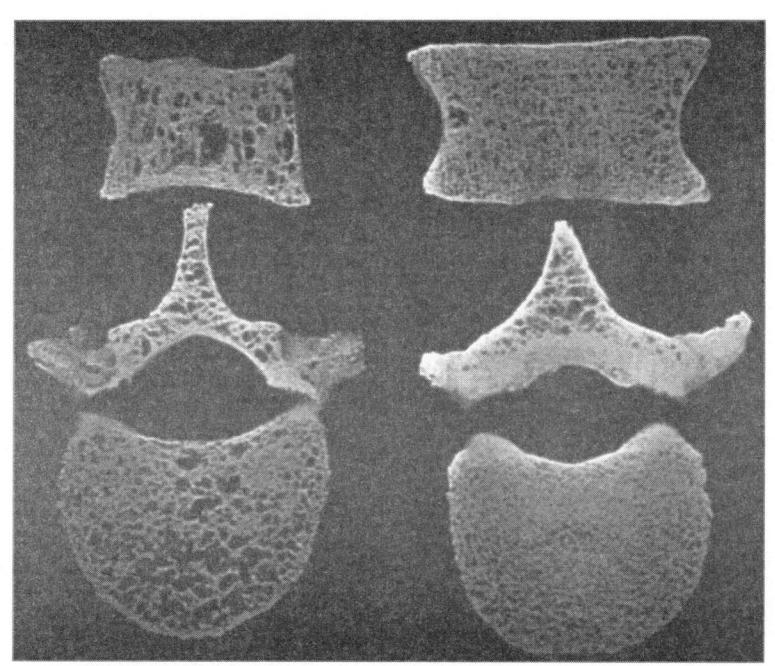

골다공증(좌)과 정상골밀도(우)
〈출처〉 http://www.healthymagination.jp

참고 **骨粗鬆症の種類** 골다공증의 종류

骨粗鬆症の種類は、大きく二つのタイプに分けられます。
골다공증의 종류는 크게 두 가지로 나누어진다.

● 原発性骨粗鬆症 : 원발성골다공증

　なかでも圧倒的に多いのは、閉経を迎えた50代から70代までの女性に多い閉経後骨粗鬆症、そしてそれ以降の高齢者に見られる老人性骨粗鬆症である。
　그중에서도 압도적으로 많은 것은 폐경을 맞이한 50대에서 70대까지의 여성에게 많이 나타나는 폐경후골다공증, 그리고 그 이후의 고령자에게 보이는 노인성골다공증이다.

● 続発性骨粗鬆症：속발성골다공증
原因としては、各種内分泌疾患、胃切除、ステロイド製剤の服用など知られています。
원인으로는 각종 내분비 질환, 위 절제, 스테로이드제의 복용 등이 알려져 있다.

(6) 進行性筋ジストロフィー しんこうせいきんじすとろふぃー
PMD(progressive muscular dystrophy) 진행성근디스트로피

進行性筋ジストロフィーとは、徐々に筋肉がやせてしまい力がなくなり運動ができきなくなる遺伝性の病気です。
진행성근디스트로피(dystrophy)란 서서히 근육이 쇠약해져 힘이 없고 운동을 할 수 없게 되는 유전성의 질환입니다.

- Duchenne型筋ジストロフィー でゅしぇんぬがたきんじすとろふぃー Duchenne muscular dystrophy(DMD) 뒤시엔느(Duchenne)근육퇴행위축
- Becker型筋ジストロフィー べっかーがたきんじすとろふぃー Becker muscular dystrophy(BMD) 베커(Becker)근육퇴행위축
- 肢帯型筋ジストロフィー したいがたきんじすとろふぃー Limb-Girdle type muscular dystrophy(LG) 지대형(limb-girdle, 사지 연결)근육퇴행위축

- 顔面肩甲上腕型筋ジストロフィーがんめんけんこうじょうわんがたきんじすとろふぃー facio-scaplo-humeral type muscular dystrophy(FSH) 안면견갑상완(facioscapulohumeral)근육퇴행위축

(7) 関節リウマチ　かんせつりうまち　RA(rheumatoid arthritis)
관절류머티즘

関節リウマチとは、自己免疫が主に手足の関節を侵し、このことにより関節痛や関節の変形が生じる自己免疫疾患の一つです。以前までは慢性関節リウマチと呼ばれていましたが、同義です。
관절류머티즘(RA)이란 자가면역(autoimmunity)이 주로 수족 관절을 침범하고, 이로 인해 관절통이나 관절의 변형이 생기는 자가면역 질환의 하나입니다. 이전까지는 만성관절류머티즘으로 불렸습니다.

⑪ 耳鼻咽喉の疾患
じびいんこうのしっかん
이비인후 질환

(1) 中耳炎 ちゅうじえん tympanitis 또는 otitis media 중이염

中耳炎とは、鼓膜と内耳の間の部分にある「中耳」という部分に細菌が感染して炎症を引き起こす病気です。主に4つの型がありそれぞれ「急性中耳炎」「慢性中耳炎」「滲出性中耳炎」「真珠腫性中耳炎」と呼ばれます。

중이염이란 고막(tympanic membrane)과 내이(inner ear) 사이에 있는 '중이(middle ear)'라는 부분이 세균에 감염되어 염증을 일으키는 질환입니다. 주로 급성중이염, 만성중이염, 삼출성중이염, 진주종성중이염 네 종류로 분류됩니다.

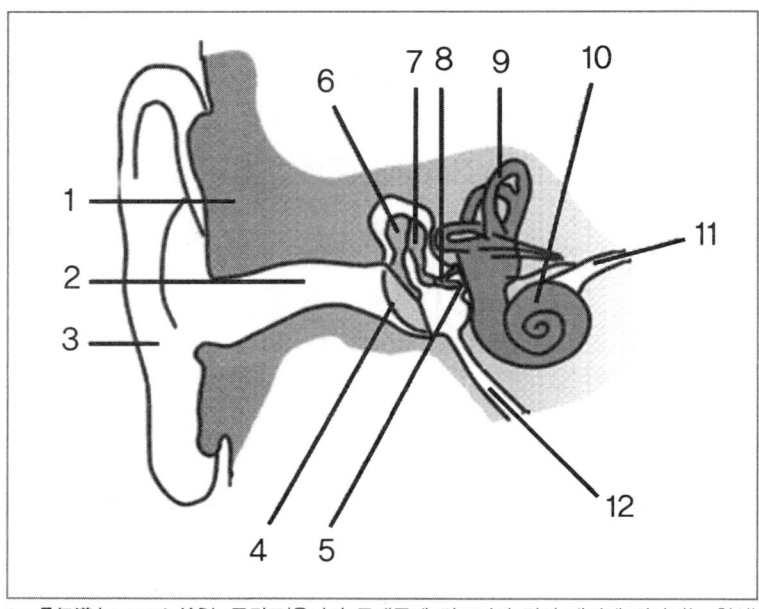

1 : 骨伝導（こつでんどう） 골전도(음파가 두개골에 전도되어 직접 내이에 전달되는 현상)
2 : 外耳道（がいじどう） 외이도
3 : 耳介（じかい） 귓바퀴
4 : 鼓膜（こまく） 고막
5 : 前庭窓（ぜんていそう） 전정기관
6 : 槌骨（つちこつ） 추골
7 : 砧骨（きぬたこつ；ちんこつ） 침골
8 : 鐙骨（あぶみこつ；とうこつ） 등골
9 : 三半規管（さんはんきかん） 반고리관
10 : 蝸牛（かぎゅう） 달팽이관
11 : 聴神経（ちょうしんけい） 청신경
12 : 耳管（じかん） 이관

귀의 구조
〈출처〉http://wiki.livedoor.jp

(2) 突発性難聴　とっぱつせいなんちょう　sudden sensory neural hearing loss 돌발성난청

突発性難聴とは、名前の通り、突然耳が聞こえなくなる聴神経に関する病気です。この病気の原因は不明でありますが、近年は

内耳の血流障害もしくはウイルスによる原因が有力とされています。

돌발성난청이란 갑자기 귀가 들리지 않게 되는 청신경(auditory nerve)과 관련된 질환입니다. 이 질환의 원인은 분명하지 않지만 최근 내이의 혈류장애 혹은 바이러스에 의해 발생하는 것으로 알려져 있습니다.

(3) メニエール病 めにえーるびょう Meniere's syndrome 메니에르병

メニエール病とは、耐えられないほどのめまいの発作が繰り返しておこる病気で、主にストレスなどに起因する病気といわれています。

메니에르병이란 견딜 수 없을 만큼의 현기증 발작이 반복해서 일어나는 질환으로 주로 스트레스 등에 기인한 것으로 알려져 있습니다.

(4) 副鼻腔炎 ふくびこうえん sinusitis 부비강염

副鼻腔炎とは、鼻の器官である鼻腔を取り巻くる副鼻腔が細菌によって炎症を引き起こす病気です。急性副鼻腔炎と、慢性副鼻腔炎の二つの症状があります。

부비강염이란 코의 기관인 비강을 둘러싼 부비강이 세균에 의해 염증을 일으키는 질환입니다. 급성부비강염과 만성부비강염 두 가지 증상이 있습니다.

(5) アレルギー性鼻炎 あれるぎーせいびえん allergic rhinitis
알레르기성비염

アレルギー性鼻炎とは、空気中に含まれている様々なアレルゲン(アレルギー反応を引き起こす抗原)によりアレルギー反応を指します。通年性(1年間に渡って症状が続くもの)と、季節性(特定の季節だけ発症する)鼻炎があります。

알레르기성비염이란 공기 중에 포함된 여러 가지 알레르겐(알레르기 반응을 일으키는 항원)에 의한 알레르기 반응을 말합니다. 크게 통년성(1년 동안 증상이 지속)과 계절성(특정 계절에만 발병) 비염으로 분류할 수 있습니다.

皮膚の疾患
ひふのしっかん
피부 질환

(1) アトピー性皮膚炎　あとぴーせいひふえん　atopic dermatitis
아토피피부염

アトピー性皮膚炎とは、激しいかゆみと共に発疹を繰り返す慢性的な皮膚病の一つで、以前は乳幼児に多い病気でしたが、近年では成人でもアトピー性皮膚炎を患う患者が増加傾向にあります。

아토피피부염이란 심한 가려움과 함께 발진을 반복하는 만성적 피부 질환의 하나로 예전에는 유아에게 많이 나타나는 질환이었으나 최근에는 성인도 아토피피부염을 앓는 환자가 증가하고 있습니다.

(2) 蕁麻疹　じんましん　hives　두드러기

蕁麻疹（じんましん）とは、急に体の様々な部分が痒くなり、その部分が赤くはれて盛り上がる皮膚病の一つです。この発疹を膨疹（ぼうしん）と言います。

두드러기란 갑자기 몸의 여러 부분이 가렵고 그곳이 빨갛게 부풀어 오르는 피부병의 하나로 이 발진을 팽진이라고 합니다.

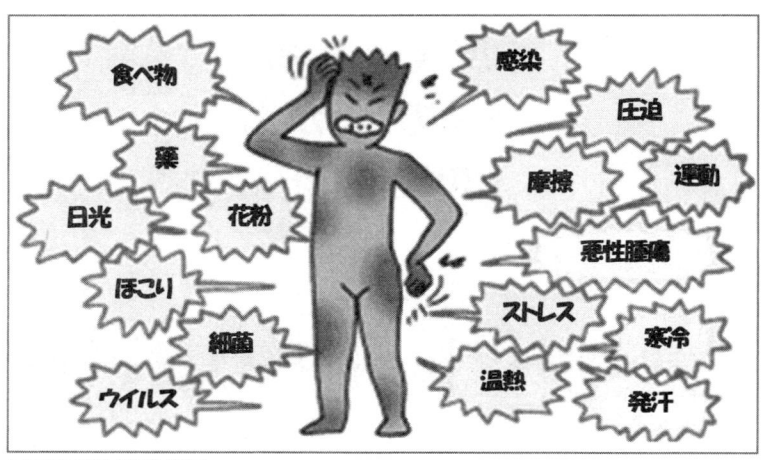

두드러기의 발생 원인
〈출처〉 http://www.4health.jp

(3) 薬疹 やくしん drug eruption 약진[17]

薬疹とは、名前の通り薬剤に反応して発疹が起こる皮膚病の一つです。薬疹では、薬疹を引き起こした薬剤の使用を停止することにより症状は改善し、服用を続けることで悪化するのが特徴です。

약진이란 약제에 반응하여 발진이 일어나는 피부병의 하나입니다. 약진을 일으킨 약제의 사용을 중지함으로써 증상은 개선되고 복용을 계속함으로써 악화되는 것이 특징입니다.

---

17 내복이나 주사에 의하여 체내로 투입된 약제가 원인이 되어 생기는 알레르기성발진이다.

13

内分泌系の疾患
ないぶんぴつけいのしっかん
내분비계 질환

(1) 甲状腺機能亢進症　こうじょうせんきのうこうしんしょう
バセドウ病 hyperthyroidism 갑상샘기능항진증[18]

甲状腺機能亢進症とは、バセドウ病または、グレヴス病と呼ばれ、血中に甲状腺ホルモンが過剰に存在する状態を指します。甲状腺の肥大や発汗、動悸などの症状が現れます。

갑상샘기능항진증이란 바제도병 또는 그레이브스병이라 불리며, 혈중에 갑상샘호르몬이 과다 존재하는 상태를 가리킵니다. 갑상샘의 비대나 발한, 심장 동계 등의 증상이 나타납니다.

---

[18] 바제도병(Basedow's disease)이란 갑상샘 자기항체에 의해 갑상샘이 심하게 붓거나, 장기(臟器)가 비정상적으로 비대해지는 자가면역 질환(V형 알레르기)을 말한다. 이는 바제도(독, Basedow-Krankheit)와 그레이브스(영, Graves' sdisease)라는 사람에 의해 각각 보고되었기 때문에 '바제도병'이라 명명한 것이다.

(2) 甲状腺機能低下症　こうじょうせんきのうていかしょう
hypothyroidism 갑상샘기능저하증

甲状腺機能低下症とは、バセドウ病（甲状腺機能亢進症）と反対に、血液中に甲状腺ホルモンが欠乏する疾患を言います。組織に対して甲状腺ホルモンが作用しなくなることにより全身的な症状を引き起こします。

갑상샘기능저하증이란 바제도병(갑상샘기능항진증)과 반대로 혈액 중에 갑상샘호르몬이 결핍되는 질환을 말합니다. 조직에 갑상샘호르몬이 작용하지 않게 되면서 온몸에 증상을 일으킵니다.

(3) 慢性甲状腺炎　まんせいこうじょうせんえん　chronic thyroiditis
만성갑상샘염[19]

橋本病とは、慢性甲状腺炎とも呼ばれ橋本策（はしもとはかる）博士が発見した病気で、世界的にも橋本病として通用する病気です。自己免疫性疾患の一種で原因は不明ですが、甲状腺に対して慢性のリンパ球の浸潤による炎症と甲状腺が肥大し、甲状腺機能に異常が起こる病気です。

하시모토(橋本)병이란 만성갑상샘염으로도 불리며 하시모토 하카루 박사가 발견한 질환으로 세계적으로 하시모토병으로 통용됩니다. 자가면역성 질환의 일종으로 원인은 알려져 있지 않으며, 갑상샘의 만성림프구침윤에 의한 염증과 갑상샘 비대 등 갑상샘 기능에 이상이 일어나는 질환입니다.

---

19 하시모토병(橋本病)이라고도 불린다.

(4) アルドステロン症　あるどすてろんしょう　aldosteronism　알도스테론증

アルドステロン症とは、副腎皮質球状層から分泌される代表的なミネラルコルチコイドであり、この分泌が過剰となることにより様々な症状を引き起こす病気です。原発性アルドステロン症と続発性アルドステロン症に分類されます。

알도스테론증은 부신피질의 구상층에서 분비되는 대표적인 미네랄 코르티코이드(mineral corticoid)로 과다 분비되면서 여러 가지 증상을 일으키는 질환입니다. 원발성알도스테론증(primary aldosteronism)과 속발성알도스테론증(secondary aldosteronism)으로 분류됩니다.

(5) クッシング症候群　くっしんぐしょうこうぐん　Cushing's syndrome　쿠싱증후군

クッシング症候群とは、副腎皮質からのコルチゾールの慢性的分泌過剰により発症する病気です。クッシング症候群には様々な原因がありますが、下垂体のコルチゾール過剰生産によるものが最も多くなっています。

쿠싱증후군이란 부신피질에서 코르티솔(cortisol)이 만성적으로 과잉 분비되어 발병하는 질환입니다. 쿠싱증후군에는 다양한 원인이 있는데 하수체의 코르티솔 과잉 생산에 의한 것이 가장 많은 것으로 알려져 있습니다.

(6) 褐色細胞腫　かっしょくさいぼうしゅ　pheochromocytoma
　　　갈색세포종

　褐色細胞腫とは、副腎髄質の病気で、血中および尿中のカテコールアミンの値が非常に大きくなります。主に高血圧をもたらす二次性抗血圧の原因として重要な疾患と言われています。人体はストレスにより、交感神経系が活性化すれば危急な状況に対処することができるように心搏動、呼吸速度の増加や血管収縮、筋肉膨張、胃・腸の動きの低下、膀胱弛緩などの反応が起きます。このような反応はカテコールアミン（ノルエピネフリン、エピネフリン、ドーパミンなど）が管掌をし、これは副腎または、副腎の外の交感神経節で合成されて分泌されますが、この位置に腫瘍ができれば茶色細胞種と言います。

　갈색세포종이란 부신수질과 관련된 질환으로 혈액과 소변의 카테콜아민(catecholamine) 수치가 상당히 높아집니다. 주로 고혈압을 초래하는 이차성항혈압의 원인으로서 중요한 질환으로 알려져 있습니다. 인체는 스트레스로 교감신경계가 활성화되면 위급한 상황에 대처할 수 있도록 심장 박동과 호흡 속도가 증가하고 혈관 수축, 근육 팽창, 위·장 활동의 저하, 방광 이완 등의 반응이 일어납니다. 이런 반응은 카테콜아민(노르에피네프린, 에피네프린, 도파민 등)이 관장 하며, 이는 부신 또는 부신 외의 교감신경절에서 합성되고 분비되는데, 이 위치에 종양이 생기게 되면 이를 갈색세포종이라고 합니다.

(7) 副腎性器症候群　ふくじんせいきしょうこうぐん　AGS
(adrenogenital syndrome) 부신성기증후군

副腎性器症候群とは、副腎皮質の網状層から分泌されているアンドロゲン、エストロゲン、プロゲステロンがありますが、副腎性のアンドロゲンが過剰分布により男性化される症状を指します。
부신성기증후군이란 부신피질의 망상층에서 안드로겐(androgen), 에스트로겐(estrogen), 프로게스테론(progesterone)이 분비되는데, 부신성 안드로겐이 과다 분비됨으로써 남성화되는 증상을 말합니다.

(8) 副腎機能不全　ふくじんきのうふぜん　adrenalism　부신기능부전

副腎機能不全とは、副腎におけるグルココルチコイドおよびミネラルコルチコイドの分泌量が減少すること病気です。原因が副腎にあるものは「アジソン病(原発性副腎不全)」と呼ばれ、下垂体の副腎皮質刺激ホルモンに原因があるものは「続発性副腎不全」と呼ばれます。
부신기능부전이란 부신의 글루코코티코이드(glucocorticoid) 및 미네랄코티코이드(mineralcorticoid)의 분비량이 감소하는 질환입니다. 원인이 부신에 있으면 '애디슨병(Addison's disease, 원발성부신부전)', 하수체의 부신피질자극호르몬에 있으면 '속발성부신부전'이라고 합니다.

14

代謝系の疾患
たいしゃけいのしっかん
대사계 질환

(1) 糖尿病 とうにょうびょう diabetes mellitus(DM) 당뇨병

糖尿病とは、膵臓から分泌されるホルモンの一種であるインスリンが不足することにより生じる疾患の一つです。
당뇨병이란 췌장에서 분비되는 호르몬의 일종인 인슐린이 부족하여 생기는 질환의 하나입니다.

(2) 脂質異常症 ししついじょうしょう dyslipidemia 이상지질혈증[20]

脂質異常症とは、血液中の総コレステロール、中性脂肪（トリグリセリド）が増加した状態を指し、生活習慣病における基礎を成す疾患です。なお、脂質異常症は、他の病気により二次的に起こる脂質異常症もありますが、代表的な疾患として肝臓・腎臓疾患、糖尿病、甲状腺機能低下症が挙げられます。

---
20 2007년 7월에 고지혈증(高脂血症, こうしけつしょう)에서 이상지질혈증(脂質異常症, ししついじょうしょう)으로 명칭이 바뀌었다.

이상지질혈증이란 혈중 총콜레스테롤과 중성지방(triglyceride)이 증가한 상태를 말하며 생활습관병의 근간이 되는 질환입니다. 한편, 이상지질혈증은 다른 질환에 의해 이차적으로 발생하는 경우도 있는데 그 대표적인 질환으로 간장·신장 질환, 당뇨병, 갑상샘기능저하증 등을 들 수 있습니다.

(3) 痛風 つうふう gout 통풍

痛風とは、血中の尿酸血が増加した状態（高尿酸血症）が長期化することにより、関節などに尿酸の結晶が沈着し、痛みを起す疾患で、生活習慣病の原因の一つであるとされています。

통풍이란 혈중 요산혈이 증가한 상태(고요산혈증)가 장기화되면서 관절 등에 요산 결정이 침착하여 통증을 일으키는 질환으로 생활습관병의 원인으로 알려져 있습니다.

⑮
女性特有の疾患
じょせいとくゆうのしっかん
여성 특유 질환

(1) 生理不順(=月経不順) せいりふじゅん menstrual irregularity
생리불순

生理不順とは、月経(生理)の周期や出血量が不順で、痛みがひどい場合などの症状を指します。生理不順は子宮に何らかの支障や変調をもたらす可能性がありますので注意が求められます。
생리불순이란 월경(생리) 주기나 출혈량이 불순하고 통증이 심한 경우 등의 증상을 가리킵니다. 생리불순은 자궁에 어떠한 지장이나 이상을 초래할 수 있으므로 주의해야 합니다.

(2) 生理痛 せいりつう dysmenorrhea 생리통[21]

生理痛とは、疾病というわけではありませんが、月経(生理)期間やその前後に起こる腹痛や腰痛、頭痛といった様々な痛みを指し

---
[21] 월경곤란증(月経困難症〔げっけいこんなんしょう〕)이라고도 한다.

ます。鎮痛剤で簡単に改善できることがありますが、鎮痛剤では対応できないほどの痛みを伴うこともあります。治療が必要な場合は月経困難症と呼ばれます。

생리통이란 질환이라고는 할 수 없지만, 월경(생리) 기간 또는 그 전후에 일어나는 복통이나 요통, 두통 등 여러 가지 통증을 가리킵니다. 진통제로 간단히 개선될 수도 있으나 진통제로 대응할 수 없을 만큼의 통증을 동반하는 경우도 있습니다. 치료가 필요한 경우는 월경곤란증이라고 합니다.

(3) 不妊 ふにん infertility 불임

不妊とは、産婦人科としては定期的な性生活を送っているにもかかわらず2年間以上妊娠しない場合を指します。女性に原因がある場合と男性に原因がある場合があります。

산부인과에서는 불임을 정기적인 성생활을 하고 있음에도 2년 이상 임신하지 않는 것을 가리킵니다. 원인이 여성에게 있는 경우와 남성에게 있는 경우가 있습니다.

(4) 月経前症候群 げっけいぜんしょうこうぐん premenstrual syndrome(PMS) 월경전증후군

月経前症候群とは、生理(月経)の2週間ほど前から起こる精神的・身体的な障害の総称を指します。ホルモンバランスが崩れるこ

とにより日常生活において問題となる症状を総称します。
월경전증후군이란 생리(월경) 2주일 정도 전부터 일어나는 정신적·신체적 장애를 총칭합니다. 호르몬의 균형이 깨지면서 일상생활에 문제가 되는 증상을 말합니다.

(5) 子宮内膜症　しきゅうないまくしょう　endometriosis　자궁내막증

子宮内膜症とは、本来子宮内膜が子宮内腔にあるべきですが、以外の場所にできてしまう病気のことを指します。子宮内膜症は大きな痛みを伴う場合もあり、様々な問題を引き起こす危険性もあります。また、不妊症の原因ともなります。
자궁내막증이란 원래 자궁내막이 자궁 내강에 있어야 하지만 그 이외의 장소에 생기는 질환을 가리킵니다. 자궁내막증은 심한 통증을 수반하는 경우도 있으며 여러 가지 문제를 일으킬 위험성도 있습니다. 또한 불임의 원인이 되기도 합니다.

(6) 子宮筋腫　しきゅうきんしゅ　myoma uteri　자궁근종

子宮筋腫とは、子宮内の平滑筋に発生する良性の腫瘍です。無症状の場合もありますが、場合によっては不正出血、月経困難症、圧迫症状などが現れる場合がありますので、この際には治療が必要です。また、不妊症の原因の一つでもあります。

자궁근종이란 자궁 내의 평활근에 발생하는 양성 종양입니다. 증상이 없을 수도 있으며 경우에 따라서는 부정출혈, 월경곤란증, 압박 증상 등이 나타날 수도 있으므로 치료가 필요합니다. 또한 불임의 원인이 되기도 합니다.

⑯

膠原病・免疫の疾患
こうげんびょう・めんえきのしっかん
교원병·면역 질환

(1) 関節リウマチ　かんせつりうまち　RA(rheumatoid arthritis)
관절류머티즘

関節リウマチとは、全身性の結合組織病における代表的な病気で多くは慢性化することから、慢性関節リウマチとされることも多い。原因が不明な病気であり自己免疫疾患の代表的な病気です。

관절류머티즘이란 전신성결합조직 질환과 관련된 대표적인 질환으로 대부분 만성화가 되기 때문에 만성관절류머티즘이라고도 합니다. 원인이 불분명하며 자가면역 질환의 대표적인 질환입니다.

(2) 全身性エリテマトーデス　ぜんしんせいえりてまとーです
SLE(systemic lupus erythematosus) 전신성에리테마토데스

全身性エリテマトーデスとは、全身性の炎症疾患の一種です。多臓器障害を引き起こし改善と悪化を繰り返す慢性の疾患です。

自己免疫が大きく関連していることは知られていますが、詳細な原因は現在でも不明です。

전신성에리테마토데스란 전신성염증 질환의 일종입니다. 다장기 장애를 일으키고 호전과 악화가 반복되는 만성 질환입니다. 자가면역과 깊은 관계가 있는 것으로 알려져 있으나 구체적인 원인은 현재까지도 불분명합니다.

(3) シェーグレン症候群　しぇーぐれんしょうこうぐん　Sjögren syndrome 쉐글렌증후군

シェーグレン症候群とは、スウェーデンの眼科医シェーグレンにより提唱された病気で、目と口の乾燥症候群を指します。現在では全身性の自己免疫疾患の一つとして分類されている病気です。

쉐글렌증후군이란 스웨덴의 안과 의사 쉐글렌에 의해 제창된 질환으로 눈과 입의 건조증후군을 가리킵니다. 현재는 전신성자가면역질환의 하나로 분류되는 질환입니다.

(4) 円形脱毛症 えんけいだつもうしょう alopecia areata 원형 탈모증[22]

円形脱毛症とは、とくに皮膚疾患や全身性の疾患もなく、痛みやかゆみもないのに、円形に毛が抜けることをいいます。頭髪がいちばん多いのですが、眉毛やひげ、陰毛、わき毛などにも脱毛が起る場合があります。自律神経や一部の血管の機能異常、精神的ストレスなどが原因とされていますが、はっきりしたことは知られていません。

원형탈모증이란 특별히 피부 질환이나 전신성 질환이 나타나지 않고 통증이나 가려움도 수반하지 않으면서 원형으로 털이 빠지는 현상을 말합니다. 두발에서 가장 많이 볼 수 있으며 눈썹이나 수염, 음모, 액모 등에서도 탈모가 발생할 수 있습니다. 자율 신경 또는 일부 혈관의 기능 이상, 정신적 스트레스 등이 원인으로 알려져 있으나 명확한 원인은 밝혀지지 않았습니다.

(5) ペーチェット病 べーちぇっとびょう Behçet's disease 베체트병

ペーチェット病とは、膠原病に類似した病気で特に若年層において発症することが多い自己免疫疾患の一種です。

베체트병이란 교원병과 유사한 질환으로 특히 젊은 층에서 많이 발병하는 자가면역 질환의 일종입니다.

---

[22] 체모에 대한 거부 반응으로 털이 빠지는 일종의 자가면역 질환을 말하며, 혈액 속 T 림프구가 자신의 체모를 몸의 일부로 인식하지 못하고 공격하여 모발 이탈을 유발하는 것으로 보고되고 있다.

(6) エイズ えいず AIDS(acquired immune deficiency syndrome) 에이즈

エイズ(AIDS)とは、後天性免疫不全症候群とも言われ、HIV(ヒト免疫不全ウイルス)による慢性の進行性感染症です。
에이즈(AIDS)란 후천성면역부전증후군으로 일컬어지며 HIV(인간면역부전바이러스)에 의한 만성 진행성 감염증입니다.

⑰ 精神の疾患
せいしんのしっかん
정신 질환

(1) 神経症 しんけいしょう neurosis 신경증

神経症とは、精神医学用語で、主に統合失調症や躁うつ病よりも軽症であり、病因が気質的なものによらない精神疾患のことを指します。軽度のパニック障害や強迫性障害などがこれにあたります。

신경증이란 정신 의학 용어로 대부분 정신분열증과 조울증보다 경증이며, 질환의 원인이 기질적인 것이 아닌 정신 질환을 가리킵니다. 가벼운 정도의 공황장애나 강박성장애 등이 이에 해당합니다.

(2) 自律神経失調症 じりつしんけいしっちょうしょ dysautonomia 자율신경실조증

自律神経失調症という病名は知っていても、自律神経がどのような神経なのかは、意外に知られていないようです。人間の体に

は、いたるところに神経が網の目のように張り巡らされています。これらの神経は、脳から出された情報を各器官や末端組織に伝達したり、また、身体各所からの情報を脳に伝える重要な働きを果たしています。これらの神経系によって、人間の体は統制されていると言えます。

자율신경실조증이라는 병명은 알고 있어도 자율 신경이 어떤 신경인지는 의외로 알려져 있지 않은 것 같습니다. 인체는 곳곳에 신경이 그물코처럼 둘러쳐져 있습니다. 이들 신경은 뇌에서 받은 정보를 각 기관이나 말단조직으로 전달하기도 하고, 인체 각 부분의 정보를 뇌로 전달하는 중요한 기능을 하고 있습니다. 이들 신경계에 의해 인체는 통제되고 있다고 할 수 있습니다.

(3) うつ病 うつびょう depression 우울증

うつ病は意欲低下と憂鬱感が主な症状として、多様な認知および精神的身体的症状を起こし、日常機能の低下をもたらしうる疾患を言います。うつ病は感情、考え、身体状態、そして行動などに変化を起こす深刻な疾患と言えます。

우울증은 의욕 저하와 우울감이 주된 증상이며, 다양한 인지 및 정신적, 신체적 증상을 일으켜 일상 기능 저하를 초래하는 질환입니다. 또한 감정, 사고, 신체 상태, 그리고 행동 등에 변화를 일으키는 심각한 질환이라 할 수 있습니다.

(4) 心身症 しんしんしょう psychosomatic disease 심신증

心身症とは、発病や症状の形成・経過に精神的な原因が関与して、身体的な障害を生じる疾患のすべてを言います。サイコソマティック(psychosomatic心身の)とは、ギリシャ語の2つの単語「プシュケー(心の意味)」と「ソーマ(体の意味)」から作られました。人間の精神的または感情的状態の直接の結果として肉体的症候をさすことです。発症や経過に心理的な要因が大きく関わっている病気を総称して心身症と言います。心身症により気管支喘息やアトピー性皮膚炎・狭心症・慢性関節リウマチなどストレスが強いと症状が悪化する傾向があると言われています。

심신증이란 발병이나 증상의 형성·경과에 정신적인 원인이 관여하여 신체적인 장애를 일으키는 질환을 총칭합니다. 사이코서매틱(psychosomatic)이란 그리스어 'psyche(마음의)'와 'soma (몸)'라는 두 개의 단어로 만들어졌습니다. 인간의 정신적 또는 감정적 상태의 직접적인 결과로서 육체적 증세를 가리키는 것입니다. 발병이나 경과에 심리적인 요인이 크게 작용하는 질환을 총칭해서 심신증이라고 합니다. 심신증으로 인한 기관지천식이나 아토피피부염·협심증·만성관절류머티즘 등의 질환은 스트레스가 심하면 증상이 악화되는 것으로 알려져 있습니다.

- 過敏性腸症候群 かびんせいちょうしょうこうぐん irritable bowel syndrome(IBS) 과민성대장증후군
- 胃潰瘍 いかいよう Gastric ulcer or Stomach ulcer 위궤양
- 狭心症 きょうしんしょう angina pectoris 협심증

- 月経不順　げっけいふじゅん　menstrual irregularity　월경불순(생리불순)
- 高血圧　こうけつあつ　hypertension　고혈압
- 気管支喘息　きかんしぜんそく　bronchial asthma　기관지천식
- 不整脈　ふせいみゃく　arrhythmia　부정맥
- 緊張性頭痛　きんちょうせいずつう　tension headache　긴장성두통
- 心気症　しんきしょう　hypochondriasis　건강염려증

18

その他の疾患
そのたのしっかん
그 밖의 질환

- 多臓器不全 たぞうきふぜん multiple organ failure(MOF) 복합장기부전
- 日射病 にっしゃびょう sun stroke 일사병
- 熱射病 ねっしゃびょう heat stroke 열사병
- 睡眠時無呼吸症候群 すいみんじむこきゅうしょうこうぐん sleep apnea syndrome(SAS) 수면무호흡증후군
- 敗血症 はいけつしょう sepsis 패혈증
- 風邪症候群 かぜしょうこうぐん common cold syndrome 감기증후군
- インフルエンザ いんふるえんざ influenza 인플루엔자
- 花粉症 かふんしょう pollinosis 화분증
- 代謝症候群 メタボリックシンドローム めたぼりっくしんどろーむ metabolic syndrome 대사증후군

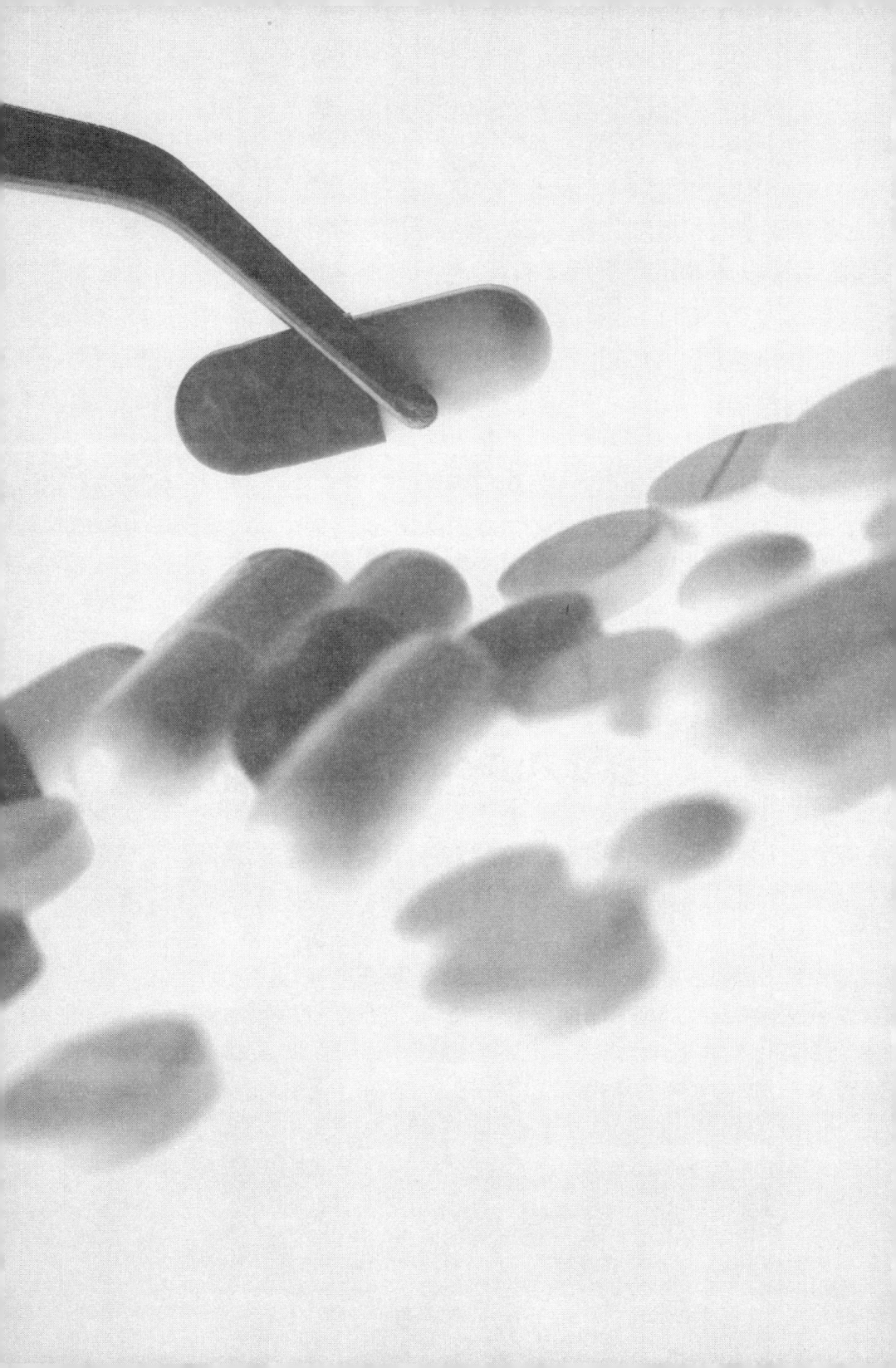

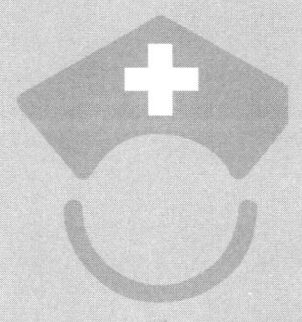

의료용어집
히라가나순(ひらがな順)

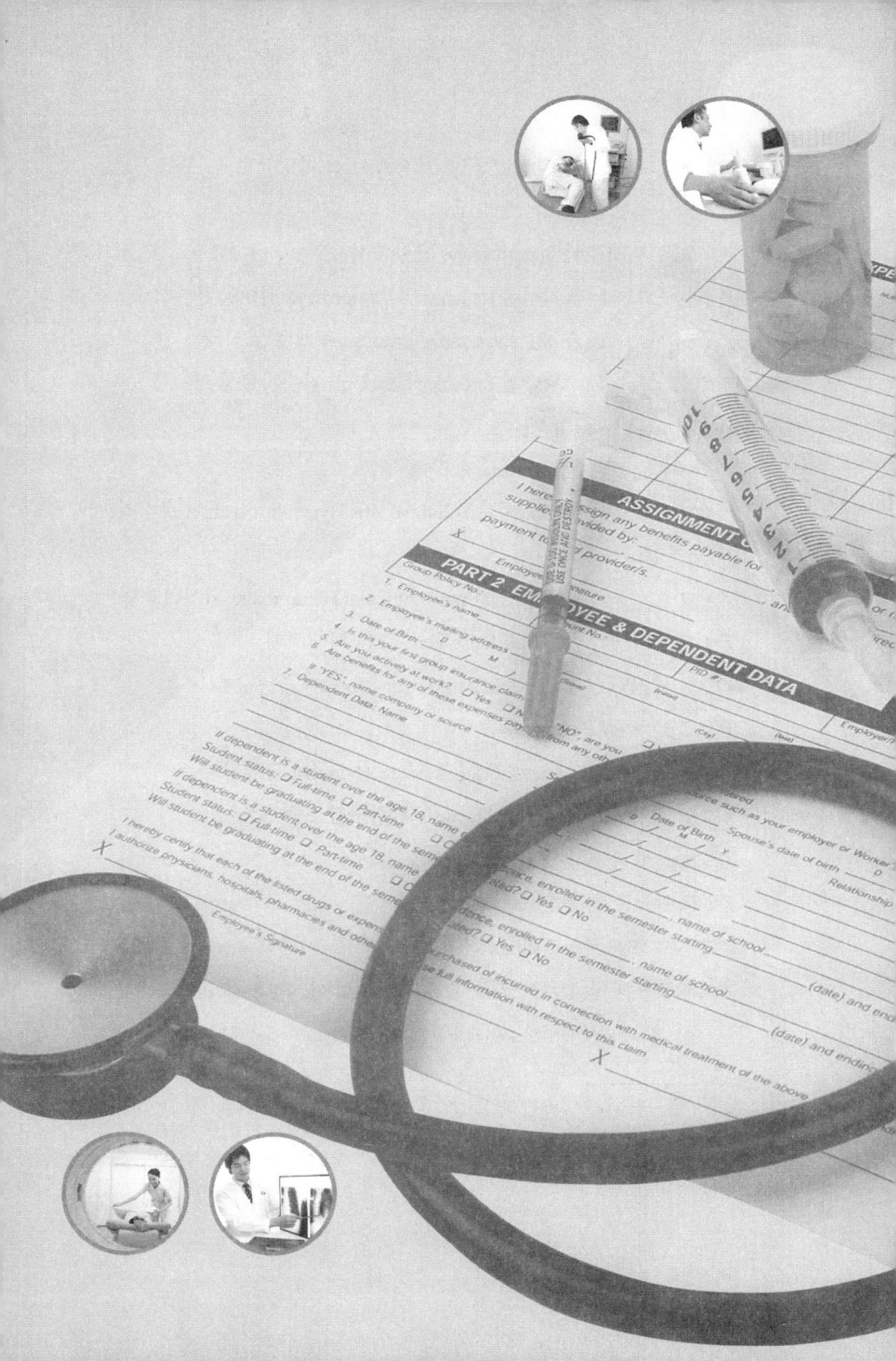

アーティファクト 機械的な修飾因子 Artifact 아티팩트[1]

アーテリー 動脈 Artery 동맥

アイエム 筋肉注射 Intramuscular 근육주사

アイシーエッチ 脳内出血 Intracranial Hemorrhage 뇌내출혈

アイシーピー 頭蓋内圧 Intracranial Pressure 두개내압

アイシーユー 集中治療室 Intensive Care Unit 집중치료실

アイテル 膿 Eiter(G) 농

アイブイ 静脈注射 Intravenous 정맥주사

アイブイエッチ 中心静脈栄養 Intravenous Hyperalimentation 중심정맥영양

アイブイエッチ 脳室内出血 Intraventricular Hemorrhage 뇌실내출혈

アイブイシー 下大静脈 Inferior Vena Cava 하대정맥

アウス 搔爬術(人工妊娠中絶) Auskratzung(G) 소파술(인공임신중절)

アオルタ 大動脈 Aorta 대동맥

アキュートアブドメン 急性腹症 Acute Abdomen 급성복통증

アグラ 無顆粒球症 Agranulocytosis 과립구감소증

アゴナール 下顎呼吸 Agonal 하악호흡

アシストーレ 心静止 Asystole 무수축

アストマ 喘息発作 Asthma 천식

アストラップ 血液ガス分析 혈액가스 분석(이 명칭은 검사방법을 개발한 코펜하겐대학의 임상검사 교수의 이름인 'Astrup'에서 유래)

---

[1] 아티팩트(artifact)는 화상(畫像)에 나타나는 인체정보 이외의 이차적 장애 음영으로 피검사체의 움직임, 장치의 흔들림 등에 의해 발생되는 화상이다. 즉 인공산물. 특히 조직표본이나 그림의 기록에 있어서 본래의 것이 아니고 사용한 기술에 의해 일어난 것을 말한다.

アスピレーション⑴ 吸引 Aspiration 흡인

アスピレーション⑵ 誤嚥 Aspiration 오연(사례)

アスピレーションニューモニア 吸引性肺炎 Aspiration Pneumonia 흡인성폐렴

アスフィキシア 窒息 Asphyxia 질식

アッパージーアイ 上部消化管(造影) Upper Gastrointestinal Tract 상부소화관

アッペ 虫垂炎 Appendicitis 충수염(맹장염)

アドヒージョン 癒着 Adhension 유착

アナトミー 解剖学 Anatomy 해부학

アナムネ 現病歴・既往歴 Anamnese(G) 현병력・기왕력

アナリーゼ 白血球分画 (WBC) Analyse 백혈구 분화

アニソコリー 瞳孔不同症 Anisocoria 동공부등

アネミー 貧血 Anemia 빈혈

アブセス 膿瘍 Abscess 농양

アプネア 無呼吸 Apnea 무호흡

アプラ 再生不良性貧血 Aplastic Anemia 재생불량성빈혈

アポ 脳卒中 Apoplexy 뇌졸중

アミトロ 筋萎縮性側索硬化症 Amyotrophic Lateral Sclerosis 근위축성측색경화증

アライメント 整合性・きちんと整列していること Alignment 정합성

アラート 意識清明 Alert 각성

アリスミー 不整脈 Arrythmia 부정맥

アリスミア 不整脈 Arrythmia 부정맥

アルサー 潰瘍 Ulcer 궤양

アレスト (心)停止 Arrest 정지

アロ(グラフト) 同種植皮(他人の皮膚を使う) Allograft 동종이식

アンギーナ 狭心症 Angina(Pectoris) 협심증

アンギオ 血管撮影 Angio(graphy) 혈관촬영

アンジャイナ 狭心症 Angina(Pectoris) 협심증

アンダーマイン 穴を開ける、剥離する Undermine 구멍을 뚫다, 박리하다

アンチバイオティックス 抗生物質 Antibiotics 항생물질

アンテリアー 前方(の)・前壁(の) Anterior 전방(의), 전벽(의)

アンテリオール 前方(の)・前壁(の) Anterior 전방(의), 전벽(의)

アンプタ (四肢の)切断 Amputation (사지의) 절단

イーアールエル 救急室開腹 Emergency Room Laparotomy 응급실 개복

イーアールティー 救急室開胸 Emergency Room Thoracotomy 응급실개흉

イーシージー 心電図 Electrocardiogram 심전도

イアトロジェニック 医原性(医療が原因の) Iatrogenic 의원성

イスケミック 虚血性の Ischemic 허혈성(의)

イムノコンプロマイズド 免疫抑制状態 Immunosuppression 면역억제상태

〔네이버 지식백과〕

インコンプリート 不完全な Incomplete 불완전한

インシジョン 切開(線) Incision 절개(선)

インチュベーション 挿管 Intubation 삽관법

インテンシティ MRIでの信号の強さ Intensity MRI에서의 신호 강도

インバギ 腸重積 Invagination 장(腸)중적(장폐색의 하나)＝소장의 일부가 대장 (주로 맹장)의 내공으로 들어가버려 통과장애·혈행장애를 일으킨 상태를 말한다. 2세까지의 유아에게 많으며 증상으로는 복통··구토(구토)·혈변 등이 나타난다.

インハレーション （熱い気体などの）吸入 Inhalation (뜨거운 기체 등의) 흡입

インファークション 梗塞 Infarction 경색

インフェクション 感染 Infection 감염

ウージング しみ出すような出血 Oozing 배어 나오는 듯한 출혈

ウイジング 喘鳴 Wheezing 천명

ウイニング （人工呼吸器からの）離脱 Wheezing (인공호흡기로부터의) 이탈

ウロ 泌尿器(科) Urology 비뇨기(과)

エー 動脈 Artery 동맥

エーアルエフ 急性腎不全 Acute Renal Failure 급성신부전

エーエムアイ 急性心筋梗塞 Acute Myocardial Infarction 급성심근경색

エーカーゲー 心電図 Elektrokardiogramm(G) 심전도

エーブイエム (脳)動静脈奇形 Arteriovenous Malformation (뇌)동정맥기형

エーライン 動脈ライン Arterial Line 동맥 라인

エイペックス⑴ 肺尖部 Apex 폐첨부

エイペックス⑵ 心尖部 Apex 심첨부

エクスチュベーション 抜管 Extubation 발관

エクトピー 子宮外妊娠 Ectopic Pregnancy 자궁외임신

エコー 超音波(検査) Echo 초음파(검사)

エスティー 胃管 Stomach Tube 위관

エスティメート 評価(する) Estimate 평가(하다)

エスビー ゼングスターケン・ブレークモアチューブ Sengstaken-Blakemore tube 젠그스타켄-블레이크모어-튜브

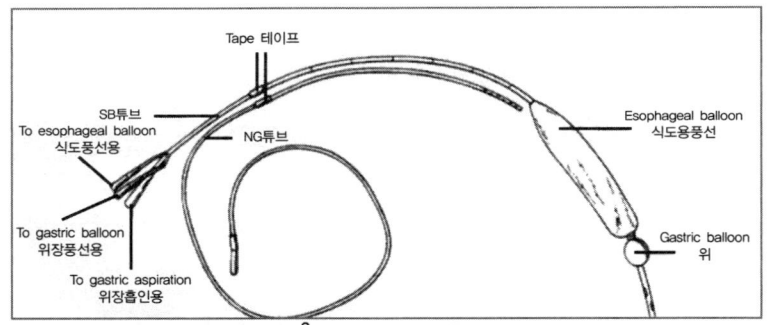

젠그스타켄-블레이크모어-튜브[2]
〈출처〉 http://blog.naver.com/mercury1025/140011035490

エスブイシー 上大静脈 Superior Vena Cava 상대정맥

エソファガス 食道 Esophagus 식도

エチオロジー 疫学・疾患の原因 Etiology 역학・질환의 원인

エッケ 端っこ Ecke(G) 구석

エッセン 食事 Essen(G) 식사

エッチシー C型肝炎 Hepatitis C C형 간염

---

[2] 식도정맥류 파열로 확인된 지속적인 출혈이나 제어할 수 없는 상부소화관 대량출혈로 식도정맥류 파열이 의심될 때 젠그스타켄-블레이크모어-튜브를 사용한다.

エッチシーシー 肝細胞癌 Hepatocellular Carcinoma 간세포암

エッチディー 血液透析 Hemodialysis 혈액투석

エッチビー B型肝炎 Hepatitis B B형 간염

エピ(1) 痙攣発作 Epilepsy 간질

エピ(2) 硬膜外麻酔 Epidural Anesthesia 경막외 마취

エピグロ 喉頭蓋 Epiglottis 후두개

エピドラ 急性硬膜外血腫 Acute Epidural Hematoma 급성경막외혈종

エフエフピー 新鮮凍結血漿 Fresh Frozen Plasma 신선동결혈장

エムディーエル 胃透視 Magen Durchleuchten(G) 위 투시

エル 腰椎 Lumbar Spine 요추

エルオーシー 意識消失 Loss of Consciousness 의식 소실

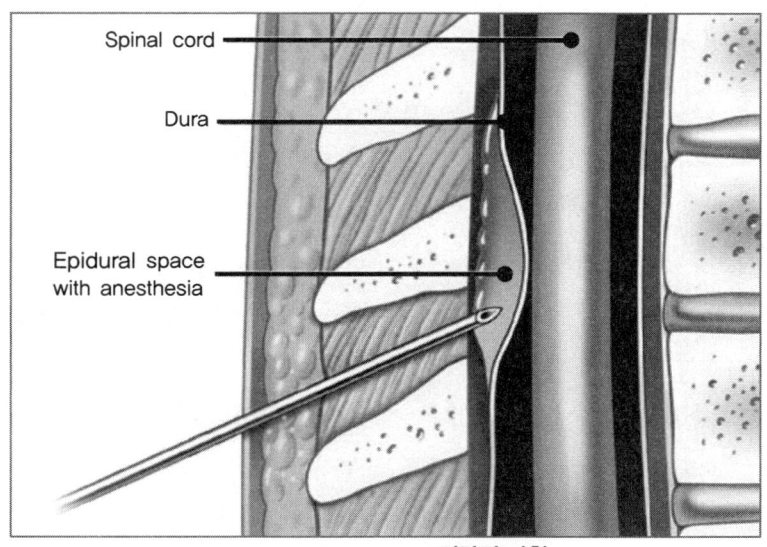

경막외 마취
〈출처〉http://ankylosisspondylitis.net

エント 退院 Entlassen 퇴원

エンドメトリオーシス 子宮内膜症 Endometriosis 자궁내막증

エントラッセン 退院 Entlassen 퇴원

エンハンス 造影 Enhance 조영

エンボリ 塞栓(治療) Embolism(Embolization) 색전(치료)

オーエムアイ 陳旧性心筋梗塞 Old Myocardial Infarction 진구성심근경색

オート(グラフト) 自家植皮 Autograft 자가이식

オートプシー 剖検・病理解剖 Autopsy 부검・병리해부

オープン 開放性 Open 개방성

オーベン 指導医 Oben(G) 지도의

オステオポローシス 骨粗鬆症 Osteoporosis 골다공증

オステオポローゼ 骨粗鬆症 Osteoporosis 골다공증

オペ 手術 Operation 수술

カーディアック 心臓 Cardiac 심장

カーディオジェニック 心原性 Cardiogenic 심장성

カイザー 帝王切開 Kaiserschnitt(G) 제왕절개

ガイニン 子宮外妊娠(日本語) 자궁외임신

ガストロ⑴ ガストログラフィン(消化管造影剤) Gastrographin 소화관 조영제

ガストロ⑵ ガストログラフィンを用いた消化管透視 Gastrographin 소화관 조영제를 이용한 소화관 투시

カダバー 死体 Cadavar 시체

カタラクタ 白内障 Cataract 백내장

カテ(カテーテル) Catheter 카테터 =체강(흉막강, 복막강), 관상 기관(기관, 식도, 위, 장, 방광, 요관, 혈관) 등에 삽입하는 중공 관상의 외과적 기구
カルシフィケーション 石灰化 Calcification 석탄화
カルチ 悪性腫瘍 Carcinoma 악성종양
カルチャー 培養 Culture 배양
ガレ 胆汁 Galle(G) 담즙
カンファレンス 打ち合わせ・会議(室) Conference 회의
キセツ 気管切開(日本語) 기관절개(일본어)
キドニー 腎臓 Kidney 신장
ギネ 産婦人科 Gynecology 산부인과
キャット CTのこと Computed Axial Tomography의 약자(CAT)로 CT를 의미
キャンサー 癌 Cancer 암
キョクマ 局所麻酔(日本語) 부분 마취(일본어)
キルシュナー 牽引用の鋼線 Kirschner 색인용 강선
キント 子ども Kind(G) 아이
グラウコーマ 緑内障 Glaucoma 녹내장
クラニオ(1) 頭蓋骨 Cranial Bone 두개골
クラニオ(2) 頭蓋形成術 Cranioplasty 두개성형술
グラニュレーション 肉芽(組織) Granulation 육아(조직)
グラフト(1) 植皮術 Graft 피부이식수술
グラフト(2) 移植する皮膚・臓器 Graft 이식할 피부·장기
クランケ 患者 Kranke(G) 환자

グランマル (てんかん)発作 Gland Mal(F) 발작

グル音 腸雑音・腸蠕動音 Gurren(G) 복명＝장관내의 가스와 액체 등의 내용물이 장관연동운동에 의해서 혼합되어서 생기는 꾸르륵꾸르륵하는 소리

クレブス 癌 Krebs(G) 암

クローズド 非開放性の Closed 비개방성의

ケーワイヤー 牽引用の鋼線 Kirshner Wire K강선

ゲシュール 潰瘍 Geschwur(G) 궤양

ケツガス 血液ガス Blood Gas 혈액가스

ケッサン 血球算定(日本語) 혈구산정(일본어)

ケッバイ 血液培養(日本語) 혈액배양(일본어)

ゲナウ 厳密、緻密 Genau(G) 엄밀, 치밀

ゲバルティッヒ 暴力的な・乱暴な Gewaltig(G) 폭력적인·난폭한

ゲフ 凍結迅速病理診断 Gefriel(G) 동결신속병리진단: ゲフリール의 약어. '게프(Gef)'란 수술 방법을 결정하기 위해서 수술 중에 하는 병리진단으로 채취한 조직을 신속하게 병리검사실로 옮겨 이를 동결시켜서 얇게 자른 후 염색하여 현미경으로 확인한 다음 진단 내용을 수술실에 연락한다.

ゲフェース 血管 Gefas(G) 혈관

ゲフリール 凍結迅速病理診断 Gefriel(G) 동결신속병리진단

ゲボルト 出産 Gebort 출산

ケミカル 化学的な Chemical 화학적인

ケミカルニューモナイティス 化学性肺炎 Chemical Pneumonitis 화학성폐렴

ケミカルバーン 化学熱傷 Chemical Burn 화학열상

ケモテラ 化学療法 Chemotherapy 화학요법

ゲル お金 Geld(G) 돈

コート 大便 Kot(G) 대변

コーマ 昏睡 Coma 혼수

ゴウト 痛風 Gout 통풍

コウマ 硬膜外麻酔(日本語) 경막외마취

コスメティック 美容的な・見た目の Cosmetic 미용상의, 외견상의

ゴノ 淋病・淋菌 Gonorrhea 임질, 임균

コロン 大腸 Colon 대장

コンカッション (脳)振盪 Concussion 뇌진탕

コンサバ 保存的(非手術的)療法 Conservative Therapy 보존적(비수술적) 요법

コンジェスチョン うっ血 Congestion 울혈

コンタミ 混入 Contamination 혼입

コンチュージョン 挫傷 Contusion 좌상(외부 상처가 없이 내부조직이나 장기가 손상을 받은 상태)

コンツール 輪郭 Kontur(G) 윤곽

コントラ 禁忌 Contraindication 금기

コンバルジョン 痙攣 Convulsion 경련

コンファレンス 打ち合わせ・会議(室) Conference 회의

コンプリート 完全な Complete 완전한

サー くも膜下出血 Subarachnoidal Hemorrhage 지주막하출혈

サーキュレーション 循環 Circulation 순환

サーボ 人工呼吸器の商品名 Servo (商品名)인공호흡기의 상품명

サイアノーシス チアノーゼ Cyanosis 청색병

サイナス⑴ 洞調律 Sinus Rhythm 동성리듬

サイナス⑵ 静脈洞 Sinus 정맥동

サイロイド 甲状腺 Thyroid 갑상샘

サクション 吸引 Suction 흡인

サチュレーション 酸素飽和度 Saturation 산소포화도

サブアラ 蜘蛛膜下出血(くもまくかしゅっけつ) Subarachnoidal Hemorrhage 지주막하출혈

サブクラビアン 鎖骨下 Subclavian 쇄골하

サブドラ 急性硬膜下血腫 Acute Subdural Hemorrhage 급성경막하혈종

サマリー (病歴の)要約 Summary (병력의) 요약

サラムス 視床 Thalamus 시상

シー 頸椎 Cervical Spine 경추

シーアールエフ 慢性腎不全 Chronic Renal Failure 만성신부전

シーアールシー 濃厚赤血球 Condenced Red Cell 농후적혈구

シーエッチエフ⑴ 鬱血性心不全 Congestive Heart Failure 울혈성심부전

シーエッチエフ⑵ 持続血液濾過 Continuous Hemofiltration 지속혈액여과

シーカン C型肝炎 Hepatitis C C형 간염

シート(グラフト) 皮をそのまま使う植皮 Sheetgraft 피부를 그대로 사용하는 피부이식

シーネ 副木 Schienenverband(G) 부목

シーピーアール 心肺蘇生 Cardiopulmonary Resuscitation 심폐소생

シーピーエー 心肺停止 Cardiopulmonary Arrest 심폐정지

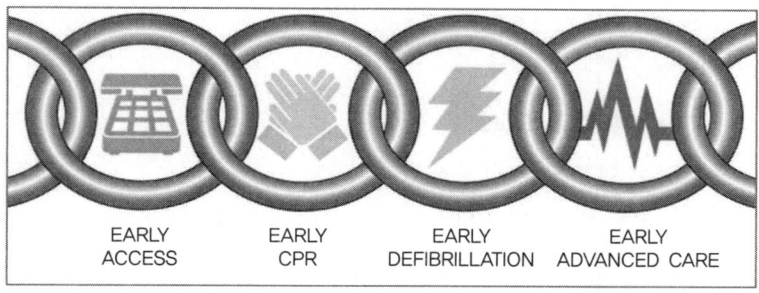

생명의 고리(Chain of Survival)
〈출처〉 http://nursing411.org

シーブイ 中心静脈(ライン) Central Venous(line) 중심정맥

シェーマ 図表 Schema 또는 Scheme 도표

ジェネラル 全身麻酔 General 전신마취

ジギ(1) ジギタリス Digitalis 디기탈리스(디기탈리스의 씨와 잎으로 만든 강심제)

ジギ(2) 直腸指診 Digital Examination 직장지진(손가락을 항문으로 삽입하여 직장하부까지 이르고, 이 부분의 병변을 촉지하는 항문 및 직장의 검진법이다.)

ジギタール 直腸指診 Digital Examination 직장지진

シゾ 精神分裂病 Schizophrenia 정신분열증

ジフィリス 梅毒 Syphilis 매독

シャーカステン レントゲンを見る台 Schaukasten 샤우카스텐(필름 관찰기)

シャッテン レントゲン上の陰影 Schatten(G) X-레이상의 음영

シュード 緑膿菌 Pseudomonas Aeruginosa 녹농균(패혈증, 전신감염, 만성기도 감염증 및 췌낭포성 섬유증 환자에게 난치성 감염을 일으키는 병원성 세균)

シュニット 切開線 Schnitt(G) 절개선

シリンジ 注射器 Syringe 주사기

シリンジポンプ 注射器用ポンプ Syringe Pump 주사기용 펌프

シンカテ 心臓のカテーテル検査 Catheter 심장의 카테터 검사

スーチャー 縫合 Suture 봉합

スーパイン 仰臥位 Supine 앙와위(등을 침대에 붙여 수평으로 눕고 얼굴을 위로 향한다. 다리는 좌우로 조금 벌려 자연스럽게 뻗고, 팔은 자연스럽게 몸쪽으로 뻗는다)

スイサイド 自殺 Suicide 자살

スカプラ 肩胛骨 Scapula 어깨뼈

スカル 頭蓋骨 Skull 두개골

スコールド(バーン) 高温の液体による熱傷 Scald Burn 고온의 액체에 의해 열상

スコリオーシス 側弯症 Scoliosis 척추 측만증(척추가 정면에서 봤을 때 옆으로 굽은 것)

スタトゥス 重積 Status 중적

スタブ(1) 桿状球 Stab 간상구

スタブ(2) 刺傷 Stab 자상(칼날 등 날카로운 물건에 의해 찔린 상해)

スタンドスティル 心静止 Cardiac Standstill 심정지

ズッポ 坐薬 Suppository 좌약

ステト 聴診器 Stethoscope 청진기

ステル 死ぬ Sterben(G) 사망하다

ステルベン 死亡 Sterben(G) 사망

ステレオ 定位脳手術 Stereotactic Operation 정위뇌수술

ストマ 人工肛門 Stoma 인공항문

ストマック 胃・胃管 Stomach 위・위관

ストマックチューブ 胃管 Stomach Tube 위관

スパイナル 脊髄の・脊髄麻酔 Spinal 척수의, 척수마취

スパイン 脊椎 Spine 척추

スプータ 喀痰 Sputum 가래

ズブアラ クモ膜下出血 Subarachnoidal Hemorrhage 지주막하출혈

スプリーン 脾臓 Spleen 비장

ズポ 坐薬 Supository 좌약

スポンターン 自発呼吸 Spontaneous Breathing 자발호흡

スワンガンツカテーテル Swan-Gantz Catheter 스완-간도관

セイカ 生化学検査 (日本語)생화학검사

セグ 白血球の分葉球 Segmental Cell 백혈구의 분엽구

ゼク 剖検・病理解剖 Sektion(G) 부검・병리해부

ゼクチオン 剖検・病理解剖 Sektion(G) 부검

ゼネラル 全身麻酔 General Anesthesia 전신마취

ゼノ(グラフト) 異種植皮(動物の皮膚を用いる) Xenograft 이종 이식(동물 피부를 이용)

セプシス 敗血症 Sepsis 패혈증

セプティック 敗血症の Septic 패혈증의

セレブラル 大脳の、脳の Cerebral 대뇌의, 뇌의

センター 中心静脈ライン Central Venous Line 중심정맥라인

ゼンマ 全身麻酔 (日本語)전신마취

ソセチュウ ペンタジン(=ソセゴン)中毒 중독

ソディウム ナトリウム Sodium 나트륨

ゾンデ 管の総称 Sonde(G) 관의 총칭

タイコウ 体位交換 (日本語)체위교환

タイコウ 対光反射 (日本語)대광반사(동공의 크기가 눈에 들어오는 빛의 강도 변화에 의해 변화하는 것)

タキプネア 頻呼吸 Tachypnea 빈호흡(호흡수가 현저히 많은 상태)

タキル Tachy- (호흡·맥이) 빨라지다

タッピング Tapping 가슴을 두드려 담을 쉽게 나오게 함을 뜻한다.

タラムス 視床 Thalamus 시상

ダルム 腸管 Darm(G) 장관

チューマー 腫瘍 Tumor 종양

チュウケン 中央検査室 (日本語)중앙검사실

チュウチョウ 注腸造影 (日本語)주사조영

ツェーア 悪性腫瘍 Carcinoma 악성종양

ツッカー ブドウ糖 Traubenzucker(G) 포도당

ツモール 腫瘍 Tumor 종양

テーハー 胸椎(の) Thoracic Spine 흉추

デプレ 鬱病・鬱状態 Depression 우울증

デューティ 義務 Duty 의무

デュラ 硬膜 Dural 경막

デルマ 皮膚(科) Dermatology 피부(과)

デンシティ (骨やレントゲン写真などの)濃度 Density (뼈나 X-ray사진 등의) 농도

テンション 緊張 Tension 긴장

テンションニューモソラックス 緊張性気胸 Tension Pneumothorax 긴장성기흉

テンダネス 圧痛 Tenderness 압통

トイレッティング (気管内)洗浄 Toiletting (기관 내) 세정

ドゥルック 血圧 Blutdruck(G) 혈압

ドッペル 二重の、重複した Doppel(G) 이중으로 중복됨

ドナー 臓器を提供する人・部位 Donor 장기를 제공하는 사람・부위

トモ 断層撮影 Tomography 단층촬영

ドラ 硬膜 Dural 경막

トラウマ 外傷 Trauma 외상

トラカール 胸腔ドレーン(トロッカー, トラッカール) Trocar 수술 시 흉강 내에 저류한 기흉이나 흉수, 농흉(膿胸) 등을 체외로 배출시키기 위해 사용되는 관(drain)

トラクション 牽引 Traction 트랙션(견인치료기)

トラヘオ 気管切開 Tracheostomy 기관절개

トランスファー 移す・転院 Transfer 옮기다, 병원을 옮기다

ドレナージ 体内の液体を体外に出すこと Drainage 체내의 액체를 체외로 내보냄

ドレン 廃液を体外に出す管 Drain 폐액을 체외로 내보내는 관

トロッカー 胸腔ドレン Trocar 트로카(수술시 체강내로 삽입하는 관)

トロンボーシス 血栓症 Thrombosis 혈전증

ナート 縫合(する) Naht(G) 봉합

ナルベ 瘢痕 Narbe(G) 반흔(외상이 치유된 후 그 자리의 피부 위에 남는 변성 부분)

ニーレ 腎臓 Niere(G) 신장

ニッシェ 陰影欠損 Nische(G) 음영결손

ニボー 鏡面像(空気と液体の境界) Niveau(F) 경면상(공기와 액체의 경계)

ニューモソラックス 気胸 Pneumothorax 기흉

ニューモニア 肺炎 Pneumonia 폐렴

ニューロジェニック 神経原性 Neurogenic 신경원성

ネーベル 臍(へそ) Nabel(G) 배꼽

ネーベン⑴ 下位の医師 Neben(G) 하위의 의사

ネーベン⑵ 当直 Neben(G) 당직

ネクる 壊死する Necrosis 괴사하다

ネクローシス 壊死 Necrosis 괴사

ネクローゼ 壊死 Necrosis 괴사

ネッツ 大網 Grosses Netz(G) 대망

ノイエ 新人・研修医 Neuer(G) 신인・연수의

ノイエス (特に学会・論文などで)新説 Neues(G)

ノンケトハイパー 非ケトン性高浸透圧性昏睡 Nonketotic Hyperosmolar Coma 비케톤고삼투압성혼수

ハーニエーション ヘルニア(特に脳幹) Herniation 헤르니아(특히 뇌간)

パーフォレーション (消化管)穿孔 Perforation 소화관 천공

ハーベ ヘモグロビン Hb(Hemoglobin) 헤모글로빈

バーン 熱傷 Burn 열상

バイオプシー 生検(生体から検体をとること) Biopsy 생체검사

バイジェミニ 二段脈 Bigemini 2단맥

ハイデンシティ 高吸収域 High density area (CT에서) 고흡수역(CT촬영 시 하얗게 보이는 부분)

ハイパー 「高い」意味の接頭辞 Hyper 높음을 나타내는 접두어

ハイパーテンション 高血圧 Hypertension 고혈압

ハイパーベンチレーション 過呼吸症候群 Hyperventilation 과호흡 증후군

ハイポ 「低い」意味の接頭辞 Hypo 낮음을 나타내는 접두어

ハイポボレミー 循環血液量減少 Hypovolemia 순환혈액량감소

ハイポボレミア 循環血液量減少 Hypovolemia 순환혈액량감소

バイラス ウイルス Virus 바이러스

バイラル ウイルス性の Viral 바이러스성의

バイル 胆汁 Bile 담즙

バイルダクト 胆管 Bile Duct 담관

バウフ 腹部・腹部X線写真 Bauch(G) 복부・복부X선사진

パス 膿 Pus 농

バッキング (人工呼吸中の)咳込み Bucking 버킹(기관 내 삽관, 기관절개 흡

입관(Kanule) 자체의 자극이나 인공호흡기와의 호흡 리듬이 맞지 않게 되어 환자에게 기침 운동을 유발하는 상)

パッチ(グラフト) 小片にしての植皮 Patch graft 작은 조각으로 한 피부이식

パラセン 腹腔穿刺 paracentesis 복부천자

パラプレジー 片麻痺 Paraplegia 편측 마비

パルシー 麻痺 Palsy 마비, 중풍

パルピテーション 動悸 Palpitation 동계

ハルン 尿 Harn(G) 요, 소변

バルン 膀胱留置カテーテル Balloon Catheter 방광유치도관

パンク 穿刺 Puncture 천자

バンクレ BUN・クレアチニン(creatinine)の略 (日本語)크레아티닌의 약어

パンクレアス 膵臓 Pancreas 췌장

パンペリ 汎発性腹膜炎 Panperitonitis 범발성 복막염

ピーイー 血漿交換 Plasma Exchange 혈장교환

ビーエスティー 臨床実習 Bedside Teaching 임상실습

ピーディー 膵頭十二指腸切除術 Pancreatoduodenectomy 췌두십이지장절제술(췌두부 및 이에 접하는 십이지장을 절제하는 수술방법)

ビーナス 静脈の Venous 정맥의

ピオ 膿・緑膿菌 Pyogen 농・녹농균

ヒストリー 現病歴・既往歴 History 현병역・기왕력

ヒドロ 水頭症 Hydrocephalus 수두증

ピューピル 瞳孔 Pupil 동공

ヒョレ 胆嚢・胆石 Cholecyst, Cholelithiasis 담낭·담석

ビルベル 脊椎 Wirbel(G) 척추

ヒルン 脳 Hirn(G) 뇌

ピロステ 幽門狭窄 Pyloric Stenosis 유문협착

ファイティング Fighting 환자의 호흡과 호흡기가 맞지 않는 것

ファイバー (気管支)ファイバースコープ Fiberscope 파이버스코프

ファミリー 患者の家族 Family 환자 가족

ファンクショナル 機能的な Functional 기능적인

ブイ 静脈 Vein 정맥

フィスツーラ 瘻孔 Fistula 누공(체표에 병적으로 작은 구멍이 생긴 병증)

フィステル 瘻孔 Fistula 누공

ブイピーシー 心室性期外収縮 Ventricular Premature Contraction 심실성기외수축

フェモラール 大腿(の)・大腿動脈・静脈 대퇴의·대퇴동맥·정맥

フォール 墜落 Fall 추락

フォーレ 膀胱留置カテーテル Foley Catheter 폴리 카테터(방광유치도관)

ブジー 肛門・尿道などを拡張する(道具) Bougie 항문·요도 등을 확장하는 도구

プシコ 精神科・精神病 Psychiatry 정신과·정신병

プターメン 被殻 Putamen 피각(핵과의 딱딱한 내과피 혹은 석세포를 말함)

プチマル (てんかん)小発作 Petit Mal(F) 소발작

フラウ 婦人・女性 Frau(G) 부인·여성

フラクチャー 骨折 Fracture 골절

プラセボ 偽薬 Placebo 위약(효능이 있는 약과 동일하게 보이도록 만들어졌거나 효능이 있는 약처럼 환자에게 제공되지만 효과가 없는 약을 의미)

フラッシュ(バーン) 爆発による熱傷 Flash Burn 폭발에 의한 열상

ブラディ 徐脈 Bradycardia 서맥

ブルート 血液・輸血 Blut(G) 혈액・수혈

ブルスト 胸部・胸部X線写真 Brust(G) 흉부・흉부X선사진

フレーム(バーン) 火炎による熱傷 Flame Burn 화염에 의한 열상

プレーン 造影していない Plain 조영되지 않는다

プレグナンシー 妊娠 Pregnancy 임신

プレジー 麻痺 Plegia 마비

ブレンデス 脳死 Brain Death 뇌사

プロ ％ Prozent(G) 퍼센트

プローベ 試験的な手術・標本採取 Probe Operation 시험적인 수술・표본채취

プローン 腹臥位 Prone 복와위

ブロンコ 気管支ファイバースコープ Bronchoscopy 기관지경 검사

フンガス 真菌 Fungus 진균

プンク 穿刺 Puncture 천자

ペーハー ピーエッチ pH

ヘーレ 瘻孔・穴 Hohle(G) 누공, 구멍

ベイン 静脈 Vein 정맥

ペイン 痛み Pain 통증

ベッケン 骨盤 Becken(G) 골반

ベナイン 良性 Benign 양성

ペネトレート 穿通(する)穿通性の Penetrate 침투하다, 침투성의

ヘパトーマ 肝細胞癌 Hepatoma 간세포암

ヘマト ヘマトクリット Hematocrit 헤마토크릿

ヘモ 痔 Hemorrhoid 치핵(문 주변의 혈관과 결합 조직이 덩어리를 이루어 돌출되거나 출혈이 되는 현상)

ヘモソラックス 血胸 Hemothorax 혈흉

ヘモラージック 出血性 Hemorrhagic 출혈성

ペルオス 経口 Per Os(L) 경구

ヘルツ 心臓 Herz(G) 심장

ペルフォラ (消化管が)穿孔する Perforation (소화기가) 천공되다

ペンアタ ペンタジンとアタラックスP (薬品名)펜타진과 아타락스 P(약품명)

ベンチレーター 人工呼吸器 Ventilator 인공호흡기

ポータルベイン 門脈 Portal Vein 간 문맥

ボウケン 剖検(病理解剖)(日本語) 부검(병리해부)(일본어)

ホウコウ 包帯交換(日本語) 붕대교환(일본어)

ポステリアー 後部(の)・後壁(の) Posterior 외벽(의)・후벽(의)

ポステリオール 後部(の)・後壁(の) Posterior 외벽(의)・후벽(의)

ボスミン アドレナリン製剤(商品名) 아드레날린제(상품명)

ポタシウム カリウムのこと Potassium 칼륨

ボビー 電気メス(商品名) Bovie 전기메스(상품명)

ポリクリ 臨床実習 Poliklinik(G)本来は外来の意味 임상실습(본래는 외래의 의미)

ポルト 門脈 Portal Vein 간 문맥

ポンス 橋 Pons 교(뇌간의 커다란 융기로서, 소뇌 복측의 중뇌와 연수 사이에 위치한다.)

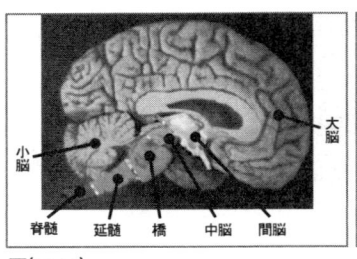 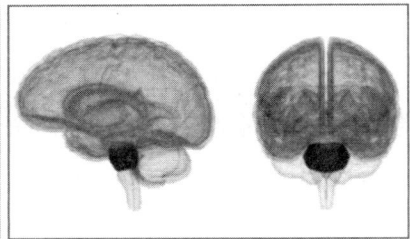

교(pons)
〈출처〉http://ja.wikipedia.org

ポンヘモ 橋出血 Pontine Homorrhage 교출혈

マーゲン 胃 Magen(G) 위

マーゲンゾンデ 胃管 Magen Sonde(G) 위관

マーゲンミッテル 胃薬 Magen Milttel(G) 위약

マーマー 心雑音 Murmur 심잡음

マニー 躁状態 Manic 조상태(기분상쾌, 관념분일(亂念奔逸), 과대망상, 다변, 다동(多動)의 조상태(躁狀態)를 주요 증상으로 하는 질병)

マリグナンシー 悪性腫瘍 Malignancy 악성종양

マリグナント 悪性の Malignant 악성의

マルク 骨髄(検査) Mark(G) 골수(검사)

マンコウ 慢性硬膜下血腫(日本語) Chronic subdural hematoma 만성경막하출종

マンマ 乳房・乳癌 Mamma, Mammary Cancer 유방・유방암

ミオーマ 子宮筋腫 Myoma Uteri 자궁근종

ミッテル 薬剤(特に経口薬) Mittel(G) 약제(특히 경구약)

ミニラップ 小開腹・試験開腹 Mini-laparotomy 소개복・시험개복

ミルツ 脾臓 Milz(G) 비장

ムンテラ 患者・家族への説明 Mund Therapie(G) 환자・가족에게 설명

メタ 転移 Metastasis 전이

メッサー 執刀者 Messer(G) 집도자

メッシュ グラフト 皮膚移植 Meshgraft 메쉬그래프트(피부이식)

メニンジャイティス 髄膜炎 Meningitis 수막염

メレナ 下血 Melena 하혈

ヨウマ 腰椎麻酔(日本語) 요추 마취(일본어)

ライへ 死体 Leiche(G) 시체

ラウンド 廻診 Round 회진

ラテ 側臥位 Lateral 측와위

ラテラール 側臥位・側壁(の) Lateral 측와위・측벽(의)

ラパ 開腹 Laparotomy 개복술

ラパタン 腹腔鏡下胆嚢摘出術 Laparoscopic Cholecystectomy 복강경 담낭절제술

ラプチャー 破裂 Rupture 파열

ラポール 意思の疎通 Rapport(F) 의사소통

ラング 肺 Lung 폐

リーナル 腎臓の Renal 신장의

リッペ 肋骨 Rippe(G) 늑골

リバー 肝臓 Liver 간장

リブ 肋骨 Rib 늑골

リューケミー 白血病 Leukemia 백혈병

リュウアト 硫酸アトロピン(商品名) 유산아트로피(식품명)

ルフト 空気 Luft(G) 공기

ルンゲ 肺 Lunge(G) 폐

ルンバール⑴ 腰椎麻酔 Lumbar Anesthesia 요추마취

ルンバール⑵ 腰椎穿刺 Lumbar Puncture 요추천자

レーゲル 生理 Regel(G) 생리

レーベル 肝臓 Leber(G) 간장

レシピエント 臓器をもらう人・部位 Recipient 장기를 기증 받는 사람・부위

レスピレーター 人工呼吸器 Respirator 인공호흡기

レトロ 後腹膜 Retroperitoneum 복막후강

レポ 整復 Repositioning 정복, 골절이나 탈구(脫臼) 시에, 전위(転位)된 골편(骨片)이나 탈구된 골두(骨頭)를 원위치로 되돌리는 조작

ロー 低い、特にCTの低吸収域 Low(Density Area) 낮다, 특히 CT의 저흡수역

ローカル 局所麻酔 Local Anesthesia 부분 마취

ローテ 赤血球 rote Blutkörperchen(G) 적혈구

ローデンシティ CTの低吸収域 Low Density Area CT의 저흡수역

ロイケ 白血病 Leukemia 백혈병

ロイケミー 白血病 Leukemia 백혈병

ロイケミア 白血病 Leukemia 백혈병

ロカール 局所麻酔 Local Anesthesia 부분 마취

ワイセ 白血球 Weißen Blutkörperchen(G) 백혈구

의료 관련 단위

	単位の略号と読み方	意味・内容
重量	g(グラム)	1g
	mg(ミリグラム)	1000分の1g
	μg(マイクログラム)	100万分の1g
	ng(ナノグラム)	10億分の1g
	pg(ピコグラム)	1兆分の1g
容量	L(リットル)	1L
	dL(デシリットル)	10分の1L
	mL(ミリリットル)	1000分の1L
	μL(マイクロリットル)	100万分の1L
	fL(フェムトリットル)	1000兆分の1L
濃度・割合	g/dL(グラム・パー・デシリットル)	液体1dL中の物質の重さ(g)
	mg/dL(ミリグラム・パー・デシリットル)	液体1dL中の物質の重さ(mg)
	μg/dL(マイクログラム・パー・デシリットル)	液体1dL中の物質の重さ(μg)
	μg/mL(マイクログラム・パー・ミリリットル)	液体1mL中の物質の重さ(μg)
	ng/mL(ナノグラム・パー・ミリリットル)	液体1mL中の物質の重さ(ng)
	pg/mL(ピコグラム・パー・ミリリットル)	液体1mL中の物質の重さ(pg)
	U/L(ユニット・パー・リットル)	液体1L中の物質の量(慣用単位)
	U/mL(ユニット・パー・ミリリットル)	液体1mL中の物質の量(慣用単位)
	IU/L(国際単位・パー・リットル)	液体1L中の物質の量(国際単位)
	mIU/mL(ミリ国際単位・パー・ミリリットル)	液体1mL中の物質の量(ミリ国際単位)
	mEq/L(ミリ当量・パー・リットル)	液体1L中の物質の量(ミリ当量)
	mEq/dL(ミリ当量・パー・デシリットル)	液体1dL中の物質の量(ミリ当量)
	%(パーセント)	含まれる物質の割合(百分率)
	ppm(パート・パー・ミリオン/ピーピーエム)	含まれる物質の割合(百万分率)
その他	mmHg(ミリメートル水銀柱)	水銀柱を押し上げる圧力
	dB(デシベル)	音の強さ
	pH(ペーハー/ピーエイチ)	水素イオン指数(酸性度)

색인

ㄱ

가돌리늄 222
가수분해 37
가슴막염 323
각블록 274
간경변증 13, 306
간 기능 장애 28
간내 담관폐색 47
간세포성황달 46
간암 25, 200, 286
간염 25
간접빌리루빈 46
간질 283
간헐성파행증 72
갈색세포종 101, 346
감기증후군 362
γ-글로불린 155
γ-글루타밀기 37
감마글루타밀트랜스펩티다아제 37
감마선 234
감염증 19
갑상샘기능검사 190
갑상샘기능결절 195
갑상샘기능저하증 344

갑상샘기능항진증 19, 343
갑상샘자극호르몬 190
갑상샘호르몬 190
거적아구성빈혈 117, 326
거핵구 141
건강염려증 361
결막염 299
경구섭취량 90
고나트륨혈증 96
고단백혈증 12
고분자 유기물 11
고비중리포단백질 78
고칼슘혈청 85
고콜레스테롤혈증 67
고혈압 312, 361
골다공증 333
골대사 이상 100, 105
골수염 161
골수이형성증후군 145
과립구 124
과민성대장증후군 360
관절류머티즘 315, 354
관절염 166
관절출혈 329
교원병 123
교질삼투압 21
구토 85
궤양성대장염 304
근육세포 170
근육퇴행위축 32, 335

글로불린 17
글루코오스 180
글루타싸이온 37
글루탐산 31
글루탐산옥살아세트산 30
글리코알부민 179, 189
글리코헤모글로빈 176
급성간염 18, 48
급성백혈병 289
급성사구체신염 59, 293
급성신장염 245
급성심근경색 31
급성위염 300
급성중이염 337
급성췌장염 54, 172, 309
기관지 218
기관지염 320
기관지천식 321, 361
기관지폐렴 161
기관지확장 212
기관지확장증 321
기초 분비 174
기흉 212
긴장성두통 361

네프로시스증후군 18, 20, 25, 246, 260, 293
노인성황반변성증 297
녹내장 296
뇌경색 80, 280
뇌색전증 281
뇌졸중 70
뇌출혈 281
뇌혈관장애 236
뇌혈관 질환 75
뇌혈전증 280
뉴클레아도메인 110
뉴클레오티드삼인산 109

ㄷ

다발성골수종 12, 19, 101, 290
다클론성 19, 20
다혈증 113
단구 124
단백뇨 12
단백질누출성위장병 18
단순 CT 216
단클론성 20
담관염 309
담낭염 48, 309
담낭 장애 38

ㄴ

나트륨 84
내분비 질환 100

담도성간경변증 42
담도암 42
담석 308
담석증 48
담즙산대사이상증 39
당뇨병 68, 183, 348
당뇨병망막증 297
당뇨병성신장염 247
당부하시험 186
대동맥 218
대동맥류 72, 316
대동맥판막폐쇄부전증 313
대동맥판막협착증 313
대사성산증 91
대사성알칼리혈증 92
대사증후군 362
대사항진성 19
대장암 199, 285
대장폴립 302
더위 민감증 196
돌발성난청 338
동계 269
동맥경화 70
동물성 지방 81
동질효소 65
동통 295
두드러기 341
D-글루코오스 169

ㄹ

뢴트겐검사 207
류머티즘인자 165
리파아제 56, 309
리포단백질 77
림프구 124
림프성백혈병 122, 289

ㅁ

마스터 2단계 테스트 270
만성간염 13, 48
만성골수성백혈병 143
만성관절류머티즘 161, 165, 166
만성기관지염 96
만성백혈병 290
만성사구체신염 59, 294
만성신부전 59
만성신장염 246
만성염증성 질환 19
만성위염 301
만성중이염 337
만성췌장염 54
말단비대증 59
말초동맥경화증 80
망상적혈구 수 146

매크로글로불린혈증 19
메니에르병 339
면역글로불린 10
면역반응 121
무기인 105
무뇨 87
무통성갑상샘염 195
미네랄 균형 90

ㅂ

바이러스 감염 123
바제도병 195
방사능 211
방사선 211
백내장 296
백혈구 121
밴드3 128
베체트병 356
변형성관절증 330
변형성척추증 330
병원균 121
복합장기부전 362
본태성저혈압 317
부갑상샘기능항진증 101
부비강염 339
부신기능부전 347

부신성기증후군 347
부신피질기능저하증 172, 177
부정맥 91, 312, 361
부종 25
불임 351
불포화철결합능 116
비감염증심근염 315
비타민 B12 130
비타민 D 결핍증 101
B형간염 307
B형간염 바이러스 307
빈혈 324
빌리루빈 46

ㅅ

사르코이도시스 101
산·염기평형 95
삼첨판막폐쇄부전증 314
삼첨판막폐쇄증 314
삼첨판막협착증 314
삼출성중이염 337
상악암 287
상인두암 288
색소 담석 308
생리불순 350
생리통 350

생활습관병 70
설사 85
세균감염증 161
소마토메딘 110
소화기 세포 198
속발성자연기흉 322
수면무호흡증후군 362
수분대사 84
수분전해질대사 86
수소원자핵 221
수용성빌리루빈 46
쉐글렌증후군 355
스크리닝검사 198
승모판막폐쇄부전증 314
승모판막협착증 314
식도암 284
식욕부진 91
식중독 305
신경증 358
신경통 283
신부전 292
신부전 이뇨기 260
신소체 253
신우염 59
신장 106
신장사구체 12
신틸레이션 카메라 236
심근경색 28, 70, 310

심근염 315
심방중격결손증 274
심부전 59, 311
심신증 360
심장박동 272
심장병 70
심장전위 274
심장판막증 274, 313
심전도검사 265
12유도심전도 267
십이지장궤양 303
CRP항혈청 160
C형간염 307

ㅇ

아급성갑상샘염 195
아미노산 11
아밀라아제 54, 309
아밀로이드증 101
아세틸콜린 24
아스파라긴산 30
아이소자임 44
IgA 신증 294
아토피피부염 341
악성관절류머티즘 165, 166
악성림프종 229, 291
악성빈혈 123

악성종양 12, 19
안구건조증 298
안정피로 298
알도스테론증 345
알레르기 91
알레르기성비염 340
알부민 10, 17
알부민/글로불린비 18
RNA 합성기질 109
알칼리포스파타아제 42
알코올성지방간 40
α 케토글루타루산 31
알파태아단백질 199
애디슨병 96
약진 342
양전자방사단층촬영법 228
ALT 200
에이즈 357
HDL 콜레스테롤 74
A형간염 306
LDL 콜레스테롤 78
염색체 분석 20
염소 84, 95
엽산 130
오십견 332
오픈형 MRI 225
옥살로초산 31
요 pH 241

요검사 241
요농축 능력 259
요단백 242
요당 252
요독증 59
요로감염증 161, 247
요로결석 247, 295
요붕증 96, 260
요비중 259
요세관 252
요우로빌리노겐 257
요잠혈반응 255
용혈 28
용혈빈혈 113, 326
용혈황달 46
우각블록 274
우로비리노겐 241
우울증 359
운동부하심전도검사 270
울혈성심부전 59
원발성간암 26
원발성담즙성간경변증 47
원발성알도스테론증 92
원발성이상지질혈증 68
원발성자연기흉 322
원형탈모증 356
월경전증후군 351
위궤양 302, 360

위암 199, 285
위폴립 301
위하수 300
유리트리요오드타이로닌 190, 191
유리티록신 190, 191
유방암 199
유산탈수소효소 27
응고 작용 145
이뇨 작용 91
이상지질혈증 11, 25, 348
Enpp1 단백질 109
이차성당뇨병 177
이차성빈혈 324
이차성저혈압 317
이하선염 161
인 105
인공박동기 268
인공투석 247
인두암 288
인슐린 170
인슐린노마 172, 177
인체면역결핍바이러스 123
인플루엔자 362
일과성뇌허혈발작 236
일사병 362
일탈효소 62

ㅈ

자가면역 336
자가면역질환 19
자궁근종 352
자궁내막증 352
자기공명영상법 220
자연기흉 322
자율신경실조증 358
잔뇨감 247
장폐색 210, 304
재생불량성빈혈 113, 117, 325
저단백증 180
저단백혈증 12, 21
저비중리포단백질 78
저알도스테론증 91
저알부민증 19
저혈당 91
저혈압증 317
적혈구증다증 128
적혈구 침강 속도 154
전립선비대증 201, 248
전립선암 200
전립선특이항원 200
전신성강피증 315
전신성에리테마토데스 315, 354
전해질 95
정기건강진단 209

정량검사 249
정성검사 249
조영 MRI 221
조영제 216
조혈간세포 145
조혈 능력 149
종양마커 197
좌각블록 274
중간비중리포단백 78
중성지방 70
중이염 337
중인두암 288
중추신경계 질환 62
지방간 25, 308
지주막하출혈 282
직접빌리루빈 46
진성다혈증 143
진주종성중이염 337
진통해열제 262

총단백질 10
총담관결석 47
총빌리루빈 46
총콜레스테롤 65
추간판헤르니아 332
추위 민감증 196
출혈 경향 327
충수염 123, 303
췌장암 48, 199, 286
췌장염 54

ㅊ

철결핍성빈혈 113, 118, 132, 325
초상자성산화철 222
초저비중리포단백질 78
촉매도메인 110
촉매물질 11

ㅋ

칼륨 90
칼슘 100
컴퓨터단층촬영 214
콜레스테롤 담석 308
콜린에스테라아제 24
콜린에스테르 24
쿠싱증후군 85, 345
쿠퍼세포 50
크레아티닌 57
크레아티닌 혈액검사 60
크레아틴키나아제 62
클라미디아 160
킬로미크론 78

ㅌ

타닌 115
탈라세미아 113
탈수증 13, 59
터널형 MRI 225
통풍 349
트랜스페린 117
트레드밀 270
트립신 56, 309

ㅍ

파킨슨병 282
패혈증 48, 101, 123, 362
펩타이드 37
편도선염 123
폐결핵 320
폐기종 96, 212, 322
폐동맥판막폐쇄부전증 313
폐동맥판막협착증 313
폐렴 123, 319
폐색성담도 질환 42
폐색성동맥경화증 316
폐색성황달 46
폐암 284
포도당부하시험 187

프럭토사민 189
프로톤 222
피로인산 109
피루브산 27
피부암 289
피브리노젠 155
피브린 328
필수아미노산 11
핍뇨 87

ㅎ

하시모토병 195
하이드록시아파타이트 109
하인두암 288
항부정맥 268
항상성 89
허혈 영역 237
헤마토크릿 136
헤모글로빈 46
헤모글로빈 A1c 175
헤모글로빈양 136
혈관 벽 78
혈구검사 14
혈뇨 295
혈당 169
혈소판 127

혈소판감소성자반병 142, 146
혈액검사 10
혈액상 150
혈액응고 100
혈장삼투압 89
혈중 지질 14
혈청철 112
혈청크레아티닌 58
협심증 72, 311, 360
호산구 124
호염기구 124
호중구 124
홀터검사 267
화분증 362
확장성심근증(확장형심근증) 314
환원당 182
횡단상 214
효과기 90
후두암 287
흉막염 323
흉부X선검사 209
흉수 212
희석 능력 259

의료관광 일본어 통역·번역을 위한 필수 참고서
메디컬 일본어

초판 1쇄 발행일 2013년 7월 19일

지은이 김수성·윤연숙
감수자 김풍택
펴낸이 박영희
편집 배정옥·유태선·김미령·박희경
인쇄·제본 태광인쇄
펴낸곳 도서출판 어문학사
　　　서울특별시 도봉구 쌍문동 523-21 나너울 카운티 1층
　　　대표전화: 02-998-0094/편집부1: 02-998-2267, 편집부2: 02-998-2269
　　　홈페이지: www.amhbook.com
　　　트위터: @with_amhbook
　　　블로그: 네이버 http://blog.naver.com/amhbook
　　　　　　 다음 http://blog.daum.net/amhbook
　　　e-mail: am@amhbook.com
　　　등록: 2004년 4월 6일 제7-276호

ISBN 978-89-6184-305-8 13730
정가 20,000원

이 도서의 국립중앙도서관 출판시도서목록(CIP)은 e-CIP홈페이지(http://www.nl.go.kr/ecip)와
국가자료공동목록시스템(http://www.nl.go.kr/kolisnet)에서 이용하실 수 있습니다.
(CIP제어번호: CIP2013010194)

※잘못 만들어진 책은 교환해 드립니다.